JIZHENKE
YISHI SHOUCE

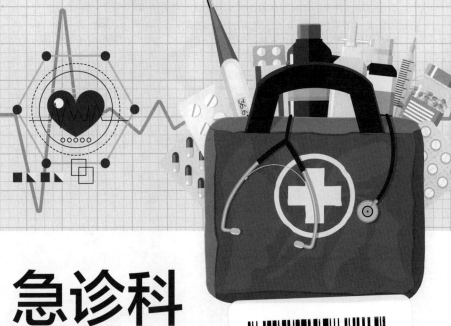

急诊科
医师手册

唐华民　滕红丽　刘　斯　主编

 化学工业出版社
·北京·

内容简介

本书内容共分为三部分，第一部分为急诊常见症状，详细介绍了14种症状的病因、发生机制及鉴别诊断；第二部分为急诊常见各种急症，包括呼吸、消化、循环、神经、泌尿等各系统常见急症及创伤性疾病、急性中毒、理化因素损伤及动物致伤、传染性疾病等急症，详细介绍了各种急症的临床表现、诊断、治疗方法等内容；第三部分为急诊常用操作，详细介绍了30多种常用操作的适应证、禁忌证、操作前准备、操作方法和步骤及注意事项等内容。本书内容系统全面，具有较高的实用性和参考性，可供急诊科医师、内科医师、外科医师、全科医师、社区医师及规培医师、医学研究生参考阅读。

图书在版编目（CIP）数据

急诊科医师手册 / 唐华民，滕红丽，刘斯主编．

北京：化学工业出版社，2024. 10. -- ISBN 978-7-122-46036-3

I．R459.7-62

中国国家版本馆 CIP 数据核字第 202469NG78 号

责任编辑：赵兰江　　　　　　　　　文字编辑：何　芳
责任校对：边　涛　　　　　　　　　装帧设计：张　辉

出版发行：化学工业出版社（北京市东城区青年湖南街13号　邮政编码100011）
印　　刷：北京云浩印刷有限责任公司
装　　订：三河市振勇印装有限公司
850mm×1168mm　1/32　印张15$\frac{1}{2}$　字数377千字　2024年11月北京第1版第1次印刷

购书咨询：010-64518888　　　　　　售后服务：010-64518899
网　　址：http://www.cip.com.cn
凡购买本书，如有缺损质量问题，本社销售中心负责调换。

定　　价：78.00元　　　　　　　　　　　　版权所有　违者必究

编写人员

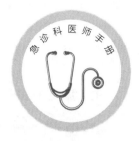

序

　　随着我国经济的快速发展，人民群众的健康意识不断增强。近年来，国家对急诊急救领域的发展高度重视，以"五大中心"建设为抓手，快速推进相关软硬件建设和过程质量管理，各项新技术从提出到应用乃至普及的周期不断缩短，急诊急救领域迎来良好发展机遇。然而我国不同地区、不同级别医疗机构的急诊医学专业发展尚不平衡，人才培养存在不同程度的困难和挑战。

　　本书编委会在广西国际壮医医院唐华民教授的组织下，基于当前急诊急救领域的发展现状，结合国内外该领域的研究进展，深入思考，依照"传承创新、实用性强、言简意赅"的编写理念，力求将专业理论知识与实际操作相结合，组织包括基层医师在内的业内专家编写本书，力求适用于不同级别的医疗机构和从业人员。本书特色鲜明，有以下特点：①传承创新。本书分为三大部分，即急诊常见症状的临床特点、常见急症的诊疗要点和急诊常用操作技能。在常见急诊疾病病种中，纳入新型冠状病毒感染的相关内容。在技能操作中，除传统的"五机八包"，还纳入了床旁超声快速诊断及人工膜肺等技术内容。②实用性强。本书在内容设计上，重点聚焦急诊急救常见临床情况如何在短时间内精准决策，减少误诊、漏诊，切实解决临床工作中的痛点和难点。③言简意赅。本书内容虽然涵盖面广、跨度大，但浓缩和提炼精髓性知识点，惜字如金，力求通俗易懂，使临床医生在有限的阅读时间内掌握急诊临床工作的关键要领。

　　唐华民教授长期工作在教学医院的临床一线，曾在国内外多所知名大学研修，医、教、研经验丰富。在国内，其在学术研究领域提出的 E-MDT 模式在急危重症及多发伤群体伤的抢救、损伤控制神经外科理念、动物致伤学科建设等具有先进性。期望《急诊科医师手册》一书能给广大临床一线工作者、科研人员带来有益的启示，助力我国急诊急救水平的提高，为人民群众的健康提供有力保障。

中国医师协会急诊分会会长

2023 年 12 月

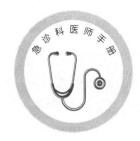

前言

我国急诊医学历经 40 余年的发展,现已成为临床二级学科。其覆盖院前急救、院内急诊、急诊危重症等诸多环节,疾病涵盖心脑血管系统、呼吸系统、消化系统等系统的急症,还有学科特有的各种中毒性疾病及医学救援等工作,知识内涵丰富,临床决策分秒必争,对医务人员的基本功和综合素质要求高。

在医学领域中,急诊急救无疑是最具挑战性的一环,它要求医师能在短暂的时间里做出准确的判断和处置,以最大限度地保障患者的生命安全。随着医学技术的不断发展,这一领域的知识也在不断更新和深化。为了更好地满足临床医生的需求,我们编写了本书。

本书内容包括急诊常见症状的鉴别、急诊常见急症的诊疗知识以及急诊常用操作。本书的编写始终坚持"实用至上"的原则,力求在短时间内帮助医务人员做出精准的决策,减少误诊、漏诊的可能。由于篇幅所限,本书无法涵盖所有的急诊急救知识,但我们将本书内容浓缩和提炼成了精髓性知识点,以言简意赅的方式呈现给读者,希望读者在有限的阅读时间内能快速掌握急诊临床工作的要领。

本书编写过程中得到了编者所在医院、出版社领导和专家的支持与帮助，在此深表感谢！因编写时间仓促，编者水平所限，本书内容难免存在疏漏之处，敬请读者不吝指教，以期更新提高。

编者

2023 年 12 月

目录

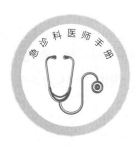

第十三章 急诊常用操作

第一章
急诊常见症状

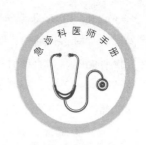

第一节　急性胸痛

　　急性胸痛指突发性胸痛，是严重的突发性疾病，甚至会造成死亡。以急性胸痛为主诉的患者占三甲医院急诊内科就诊人数的20%～30%。随着社会现代化和人口逐渐老龄化，在急诊科因胸痛就诊的患者数量也有逐年增加的趋势。对于急性胸痛，往往首先想到急性冠脉综合征（acute coronary syndrome，ACS），然而事实上仅15%～25%的急性胸痛患者被明确诊断为ACS。另一小部分胸痛患者则是由于其他一些危及生命的疾病所致，如急性肺栓塞或主动脉夹层等，还有很大一部分患者不能明确诊断或确诊为非心因性胸痛，包括其他一些脏器或系统的疾病。早期诊断和处理对于急性胸痛患者的治疗具有重要价值。近年来，尽管急性胸痛的诊断和治疗已有很大的进展，但是对于急性胸痛的评估，仍然属于急诊医生的重大挑战之一。

一、病因及发生机制

　　引起胸痛的病因较多，表现各异，病情经常非常复杂，危险性较大。主要为胸部疾病，10%～20%的胸痛是由于心脏以外的原因所致。

　　（1）胸壁疾病　皮下蜂窝织炎、带状疱疹、流行性胸痛

1

（Bornholm 病）、非特异性肋软骨炎（Tietze 病）、胸腹壁血栓性浅静脉炎（Mondor 病）、肋间神经炎、肋骨骨折、急性白血病、多发性骨髓瘤、强直性脊柱炎、颈椎病等。强直性脊柱炎累及胸肋关节、胸锁关节、脊肋关节时，可导致胸痛；颈椎病时可导致心前区痛，称"颈源性心绞痛"。

（2）心血管疾病　心绞痛、急性冠脉综合征（ACS）、心肌炎、急性心包炎、二尖瓣或主动脉瓣病变、主动脉瘤、主动脉窦瘤破裂、主动脉夹层动脉瘤、梅毒性心血管病、肺栓塞、肺动脉高压、梗阻性肥厚型心肌病和心血管神经症等。

（3）呼吸系统疾病　胸膜炎、胸膜肿瘤、自发性气胸、血胸、血气胸、肺炎、急性气管 - 支气管炎、肺癌、衣原体肺炎等。

（4）纵隔疾病　纵隔炎、纵隔气肿、纵隔肿瘤、反流性食管炎、食管裂孔疝、食管癌等。

（5）其他　膈下脓肿、肝脓肿、脾梗死、肝癌等。

各种刺激因子如缺氧、炎症、肌张力改变、肿瘤浸润、组织坏死以及物理、化学因子都可刺激胸部的感觉神经纤维产生痛觉冲动，并传至大脑皮质的痛觉中枢引起胸痛。非胸部内脏疾病也可引起胸痛，这是因为病变内脏与分布于体表的传入神经进入脊髓同一节段并在后角发生联系，故来自内脏的痛觉冲动直接激发脊髓体表感觉神经元，引起相应体表区域的痛感，称放射痛（radiating pain）或牵涉痛。如心绞痛时除出现心前区、胸骨后疼痛外，尚可放射至左肩、左臂内侧或左颈、左侧面颊与咽部。

二、鉴别诊断

（1）急性心肌梗死　常有高血压、高血脂、糖尿病、吸烟、肥胖、冠心病家族史等危险因素，在劳累、情绪激动或寒冷刺激等诱因下，发作性胸骨后闷痛、紧缩压榨感或压迫感等，严重者胸痛往往超过 30 分钟，伴大汗、胸闷甚至有濒死感，可放射至下颌、咽部、背部、上肢等，含服硝酸甘油通常无效。部分不典型症状表现为牙痛、下颌痛、颈部不适，左肩背疼痛或腹痛。常规心电图检查或血清肌钙蛋白测定、心肌酶谱测定可以提示本病。

（2）主动脉夹层 80%以上患者都患有高血压病，突发的胸骨后撕裂样、刀割样疼痛，可向胸背部甚至腹部放射，伴高血压，疼痛一般起病即达高峰，呈持续性，剧烈且难以忍受，因疼痛呈休克貌，伴大汗淋漓。主动脉CTA扫描可确诊，CTA可显示主动脉腔内膜片、假腔及主动脉内膜和中层之间夹层等征象，从而确诊主动脉夹层的存在。

（3）肺栓塞 常见重大创伤、外科手术、下肢骨折、关节置换、长期卧床少动、慢性心肺疾病、心衰、恶性肿瘤、肥胖症、妊娠及口服避孕药等诱因，可突然起病，轻微者胸痛症状可不明显，或表现为不典型的肩颈及上腹疼痛等，严重者表现为不明原因的虚脱、面色苍白、出冷汗、呼吸困难、咳嗽、晕厥、咯血。某些患者极度焦虑不安、恐惧、恶心、抽搐和昏迷。大多数病人会出现血压下降，以及呼吸、心率增快等体征，伴休克、发绀、颈静脉怒张等。大的动脉栓塞可出现急性右心衰，严重者猝死。心电图可呈急性右心室负荷增大的特征性改变，D-二聚体可协助诊断。UCG及CTPA可提供诊断依据。

（4）张力性气胸 常见于有肺大疱、肺气肿等基础疾病的病人，或在剧烈运动、咳嗽时出现。表现为突发一侧胸痛、呼吸困难、端坐呼吸，严重者可出现烦躁、发绀、昏迷甚至窒息。胸部X线检查及胸部CT确诊。

（5）急性心包炎 一般为稳定、挤压性的胸骨后疼痛，常常伴有胸膜炎表现，咳嗽、深吸气、仰卧可使疼痛加重，坐起则使疼痛减轻，部分可闻及心包摩擦音。

（6）病毒性心肌炎 发病前1～3周有病毒感染前驱症状，随后可有心悸、胸痛、呼吸困难、水肿，甚至晕厥、猝死。检查多有心律失常、心音低钝及第三、第四心音奔马律，心衰患者可有颈静脉怒张、肺部湿啰音、肝大等体征。

（7）胸膜炎 由致病因素（通常为病毒或细菌）刺激胸膜所致的胸膜炎症，又称"肋膜炎"。诱因表现与肺炎类似。年轻人居多，发病急，胸痛多伴有发热或与呼吸相关，胸痛多为刺痛，偶可听到胸膜摩擦音，胸部 X 线片可有少量胸腔积液，伴或不伴小片的肺渗出影。

（8）肺炎 多有上呼吸道感染病史，胸痛以咳嗽或深吸气时为著，多伴有发热、咳嗽、咳痰，甚至胸闷、气短。应用抗感染药物后上述症状可减轻。

（9）肋间神经痛 胸部或背部针刺样痛，瞬间即逝，但反复发作，持续数秒或数分钟，可自行缓解，疼痛范围为局部一个点或无固定部位，呈环状分布，可单侧、双侧受累。

（10）肋软骨炎 疼痛部位多发生在胸骨旁第 2～4 肋软骨，以第 2 肋软骨最常见，多见单根肋骨受累，偶见双侧或多根肋骨受累，受累的肋软骨局部可肿大隆起，疼痛为钝痛或锐痛，局部有明显压痛，皮肤无红肿改变，严重者疼痛向肩胛、上臂、腋窝放射，可因上肢活动、深呼吸或咳嗽等动作使胸痛加重，胸痛持续时间较长，可达数小时甚至几天。感染性肋软骨炎患者皮肤局部出现红肿热痛，以胸痛为主，多有全身感染症状。

（11）带状疱疹 常骤然起病，呈刀割样剧痛或灼痛，沿肋间神经分布，呈粟粒至绿豆大丘疹，继而变为水疱，出疹前难以诊断，常发生在胸部一侧，不越过中线，受损皮肤有节段性感觉减退。

（12）纵隔气肿 胸骨后剧烈锐痛，向肩部放射，伴有呼吸困难，发绀，颈、前胸甚至面部皮下气肿，有捻发感。X 线检查示纵隔增宽。本病常为食管穿孔所致。

第二节　急性腹痛

急性腹痛（acute abdominal pain）是指发生于 1 周内、由各种原因引起的腹腔内外脏器病变而导致的腹部疼痛。腹痛是急诊患者常见的主诉之一，该病具有发病率高、发病快、发展迅速、病情严重的特点。约 7% 的腹痛患者生命体征不稳定或存在威胁生命的疾病，其中老年患者患严重疾病导致腹痛的风险较高。急性腹痛发病原因多而复杂，可能包括外科、内科和妇科等诸多因素，所以临床诊疗存在一定的误诊及漏诊率，容易延误患者病情，甚至危及患者生命。另外，并非所有急性腹痛均能查清其病因，约 30% 的急性腹痛患者不能作出明确的病因诊断。因此，对急性腹痛患者进行准确和及时的诊疗意义重大。

一、病因及发生机制

1. 病因

急性腹痛常见病因如下。

（1）腹腔器官急性炎症　如急性胃炎、急性肠炎、急性胰腺炎、急性出血坏死性肠炎、急性胆囊炎等。

（2）空腔脏器阻塞或扩张　如肠梗阻、胆道结石、胆道蛔虫病、泌尿系结石梗阻等。

（3）脏器扭转或破裂　如肠扭转、肠绞窄、肠系膜或大网膜扭转、卵巢扭转、肝破裂、脾破裂、异位妊娠破裂等。

（4）腹膜炎症　多由胃肠穿孔或炎症波及，少部分为自发性腹膜炎。

（5）腹腔内血管阻塞　如缺血性肠病、腹主动脉瘤夹层动脉等。

（6）腹壁疾病　如腹壁挫伤、脓肿及腹壁带状疱疹等。

（7）胸部疾病所致的牵涉性疼痛　如肺炎、肺梗死、心绞痛、心肌梗死、急性心包炎、胸膜炎、食管裂孔疝、胸椎结核或肿瘤等。

（8）全身性疾病所致的腹痛　如腹型过敏性紫癜、尿毒症、铅中毒、血卟啉病等。

2. 发生机制

腹痛发生基本机制可分为三种，即内脏性腹痛、躯体性腹痛和牵涉痛。

（1）内脏痛（visceral pain）　是腹部某一器官受到刺激，信号经交感神经通路传入脊髓，其疼痛特点为：① 疼痛部位不准确，接近腹中线；② 疼痛感觉模糊，多为痉挛、不适、钝痛、灼痛；③ 常伴恶心、呕吐、出汗等其他迷走神经兴奋症状。

（2）躯体痛（somatic pain）　是来自腹膜壁层及腹壁的痛觉信号，经体神经传至脊神经根，反映到相应脊髓节段所支配的皮肤。其特点是：① 定位准确，可在腹部一侧；② 程度剧烈而持续；③ 可有局部腹肌强直；④ 腹痛可因咳嗽、体位变化而加重。

（3）牵涉痛（referred pain）　也称感应痛，是腹部脏器引起的疼痛，刺激经内脏神经传入，影响相应脊髓节段而定位于体表，即更多具有体神经传导特点，疼痛程度剧烈，部位明确，局部有压痛、肌紧张及感觉过敏等。

理解牵涉痛的机制对判断疼痛的临床意义很有价值。如消化不良患者的上腹疼痛可以累及背部，可能与第7～8胸脊节的感知有关；心肌缺血时由于上胸段与左臂丛神经均有感知，使心绞痛不限于心前区，还可牵涉到左臂尺侧；膈肌中央部与脾包膜受膈神经支配，而该神经可传递冲动至第4颈脊节，脾破裂时可出现左颈部和肩部的疼痛，称 Saegesser 征；胆囊炎时，疼痛可累及肩胛下角。因此通过这些症状可深入分析其临床意义。

临床上不少疾病的腹痛涉及多种发生机制，如阑尾炎早期疼痛感觉模糊，多在脐周，常有恶心、呕吐，为内脏性疼痛；持续而强烈的炎症刺激影响相应脊髓节段的躯体传入纤维，出现牵涉性疼痛，疼痛转移至右下腹麦氏点（McBurney point），疼痛定位明确且有压痛；当炎症发展波及腹膜壁层，则出现躯体性疼痛，程度剧烈，伴以压痛、肌紧张及反跳痛。

二、鉴别诊断

（1）腹主动脉瘤破裂 常见于 60～70 岁的老年病人，男性病人有吸烟史、糖尿病或高脂血症等是该病的危险因素。典型临床表现为三联征：① 腹部和腰背部持续性剧烈疼痛；② 腹部可触及搏动性肿块；③ 低血压或休克。诊断的关键在于对该病提高警惕，B 超检查、腹部增强 CT、血管造影或腹部磁共振血管成像检查均可做出诊断。

（2）胃、十二指肠溃疡穿孔 常有溃疡病史，突发上腹部剧烈疼痛，如刀割样，持续性，并在短期内迅速扩散至全腹，可有恶心、呕吐，发热。伴有出血时可有呕血或黑便。幽门梗阻者可呕吐大量隔夜宿食。穿孔后可全腹压痛，腹肌紧张呈"木板样强直"，反跳痛，肠鸣音消失，可出现气腹征和移动性浊音，肝浊音区缩小或消失。腹部 X 线平片可发现膈下游离气体，腹腔穿刺有助于诊断。

（3）急性胆囊炎 起病常在进油腻食物后，右上腹部剧烈绞痛，放射至右肩及右背部。体检时右上腹部有压痛和肌紧张，墨菲征阳性。多伴有发热、恶心、呕吐，但一般无黄疸。伴有胆道梗阻者可有黄疸。

（4）急性胆管炎 常有右上腹痛反复发作史。典型者常有沙尔科（Charcot）三联征即腹痛、寒战高热、黄疸，可伴有恶心、呕吐。重症急性胆管炎表现为雷诺（Reynolds）五联征即腹痛、寒战高热、黄疸、中毒性休克和意识障碍。皮肤巩膜黄染，右上腹肌紧张、压痛或有反跳痛。实验室检查：血白细胞计数升高，中性粒细胞升高。肝功能检查有异常变化。B超、CT、MRCP等均有助于诊断。

（5）急性胰腺炎　常于暴饮暴食或饮酒后发病，化验血或尿淀粉酶明显升高。胰腺CT薄扫可见弥漫性肿大，密度不均，胰腺坏死时呈皂泡征，胰周积液，可确诊。

（6）小肠梗阻　首发症状为突然剧烈的腹部绞痛，腹痛时有高调肠鸣音及气过水声，呕吐后腹痛可减轻。高位梗阻呕吐出现早且频繁，无明显腹胀；低位梗阻呕吐出现晚或无呕吐，腹胀明显，梗阻发生后经肛门排气、排便停止。腹部X线立位片显示小肠扩张充气并见明显的液气平面，即可确诊。B超对肠套叠造成的肠梗阻具有诊断作用。

（7）肠系膜血栓形成　多有心肌梗死或房颤病史，而血栓形成往往发生在术后，尤其是门静脉高压症行断流和脾切除术后或恶性肿瘤术后，或病人存在血液高凝状态。突发性腹部剧烈疼痛，伴恶心、呕吐。发病开始时腹痛程度与腹部体征不成比例，腹部压痛轻，肠鸣音活跃，随着病变的进展，腹胀逐渐加剧，出现腹膜炎体征，肠鸣音消失，可有血便，并迅速出现休克。X线腹部平片可见肠管扩张、气液平面，但X线腹部平片也可无异常发现。凝血功能检测、彩色多普勒检查、磁共振血管成像或血管造影可明确诊断。

（8）急性阑尾炎　大多数病人起病时先有中上腹持续性隐痛，数小时后腹痛转移至右下腹，呈持续性隐痛，伴阵发性加剧。中上腹隐痛经数小时后转移至右下腹痛是急性阑尾炎腹痛的特点，可伴恶心、呕吐或腹泻。重者可有发热、乏力、精神差。右下腹固定压痛点是诊断急性阑尾炎的最重要体征，典型的是麦氏点（McBunery point）压痛或伴有肌紧张、反跳痛；结肠充气试验、腰大肌试验或闭孔内肌试验阳性不仅有助于诊断，还有助于术前阑尾定位。

（9）憩室炎　急性单纯性憩室炎的典型症状为发热、厌食、左下腹疼痛、顽固性便秘。少数病例可出现肠穿孔、出血、梗阻及瘘管形成。腹盆 CT 对可疑憩室炎进行确诊。

（10）异位妊娠破裂　育龄妇女停经超过 6 周或数月者，突发性下腹剧痛，常呈持续性痛，阴道少量流血。下腹部肌紧张，压痛、反跳痛，移动性浊音阳性，常有休克表现，腹腔穿刺抽出不凝固血液，腹腔血人绒毛膜促性腺素（HCG）测定明显升高。妇科检查：一侧附件不规则，可扪及触痛包块，宫颈举痛，后穹隆饱满和触痛。妊娠试验阳性。妇科检查、血清甲胎蛋白（AFP）或 HCG 测定、B 超检查、CT 检查、腹腔镜检查等有助于与常见实质性腹腔脏器破裂的鉴别诊断。

（11）卵巢囊肿蒂扭转　有盆腔或附件包块史的患者突发一侧下腹剧痛，常伴恶心、呕吐甚至休克。当扭转蒂部自然复位或肿瘤完全坏死时，腹痛可减轻。盆腔检查宫颈有举痛和摇摆痛，子宫正常大小，一侧附件区扪及肿物，张力高，有压痛，以蒂部最明显。卵巢囊肿超声检查对卵巢肿瘤的诊断有重要意义。

（12）尿石症　腹痛常突然发生，多在左侧或右侧腹部，呈阵发性绞痛，可向会阴部放射，常伴有腰痛。输尿管结石起初是腰痛，当结石向远端输尿管移动时，疼痛也会移到下腹部，男性病人可有睾丸反射痛。腹部压痛不明显，但常有肾区叩击痛。疼痛发作时伴有血尿为本病的特征。多有类似疼痛发作史。其特点是症状重、体征轻。腹部多无明显压痛，或仅在上、中输尿管点有压痛，或肾区叩击痛。尿常规检查有助于诊断，尿红细胞阳性，也可检到细菌和蛋白尿。腹部 X 线平片可看到阳性结石，静脉肾盂造影可观察结石及其阻塞部位，结石阻塞侧的肾盂往往延迟显影。

（13）急性肾盂肾炎　好发于育龄妇女、老年人、免疫力低下人群，主要表现为突发性尿频、尿急、尿痛等尿路刺激症状，常伴腰痛及畏寒、发热等症状，体检有肾区叩击痛。尿液常规检查有脓细胞，尿培养可有阳性发现。

（14）急性膀胱炎　主要表现为尿频、尿急、尿痛等膀胱刺激症状。主要以排尿终末疼痛为主，中段尿培养有细菌生长。一般无明显的全身感染症状，少数患者可有腰痛、低热等。血白细胞计数多不增高。

第三节　呼吸困难

呼吸困难是指各种原因引起的病人主观上感到有呼吸气量不足或呼吸费力的感觉；客观上表现为呼吸频率、深度与节律的异常，严重时可出现端坐位、张口呼吸，严重的甚至发绀、辅助呼吸肌参与呼吸运动。呼吸困难是急诊常见的急危重症表现，其病因复杂多样，预后不良甚至会危及患者的生命，准确掌握呼吸困难的病因，正确、及时采取有效的救治措施，可以提高抢救成功率，挽救患者的生命。

一、病因及发生机制

根据主要的发病机制，可将呼吸困难分为下列五种类型：心源性、肺源性、中毒性、神经精神性、血源性。而中老年人急性呼吸困难绝大多数为器质性呼吸困难，应首先考虑严重且能迅速致命的疾病，如慢性阻塞性肺疾病（COPD）、心力衰竭、哮喘、气胸、心肌梗死、肺栓塞、气道异物、急性呼吸窘迫综合征等。

（1）肺源性呼吸困难　是由于呼吸道、肺、胸膜和呼吸肌病变引起的呼吸困难。肺源性可分为三种类型。① 吸气性呼吸困难：

表现为喘鸣，吸气时胸骨、锁骨上窝及肋间隙凹陷——三凹征。常见于喉、气管狭窄，如炎症、水肿、异物和肿瘤等。② 呼气性呼吸困难：呼气相延长，伴有哮鸣音，多见于支气管哮喘和阻塞性肺疾病。③ 混合性呼吸困难：多见于肺炎、肺纤维化、大量胸腔积液、气胸、急性呼吸窘迫综合征等。其中临床以呼气性呼吸困难较多见。

（2）心源性呼吸困难　是由心力衰竭引起，其中以左心衰竭引起的呼吸困难较严重。主要原因是由于肺淤血、肺组织弹性减弱导致肺毛细血管的气体交换障碍所致，特征是劳力性呼吸困难、阵发性呼吸困难，重者持续性呼吸困难。左心衰竭早期表现为劳力性呼吸困难，在活动或劳累时发生或加重，休息则缓解。平卧位加重，坐位或半卧位减轻。

（3）肺源性与心源性呼吸困难鉴别诊断要点　① 临床特点：慢性阻塞性肺疾病以慢性咳嗽、咳痰为主，并发喘息，双肺常有干湿啰音。可有肺气肿特征。支气管哮喘发作时双肺布满哮鸣音，咳出白色黏液痰后呼吸困难常有缓解。左心衰竭常出现劳累后气喘、夜间阵发性呼吸困难，重者持续呼吸困难，端坐呼吸，典型者咳血性泡沫样痰，双肺可闻及干湿啰音。常有左心界扩大、心率增快等。此外，支气管及肺部疾病所引起的呼吸困难受体位改变的影响不大，而左心衰竭者坐位可减轻呼吸困难。② 诊断性治疗：若一时难以鉴别，可先注射氨茶碱或雾化吸入 β 受体激动药做诊断性治疗，若迅速缓解，则可排除心源性呼吸困难。在未确诊前忌用肾上腺素或吗啡以免加重病情甚至危及生命。

（4）中毒性呼吸困难　① 各种原因引起的酸中毒，如急慢性肾衰竭、糖尿病酮症酸中毒、肾小管性酸中毒等；② 急性感染与传染病；③ 药物和化学物质中毒，如吗啡类、巴比妥类、苯二氮䓬类药物、有机磷杀虫药中毒和一氧化碳、亚硝酸盐类、苯胺类、氰化物（包括含氰化物较多之苦杏仁、木薯）中毒等。

中毒性呼吸困难的主要发生机制略有不同，大概可分为以下几种。① 呼吸中枢受刺激兴奋性增高：酸中毒是通过间接刺激颈动脉窦和主动脉体化学受体或直接作用于呼吸中枢，增加肺泡通气排出 CO_2；② 各种中毒所致呼吸困难对呼吸中枢的影响有所不同：一氧化碳与血红蛋白形成碳氧血红蛋白和亚硝酸盐、苯胺类，使血红蛋白转变为高铁血红蛋白，导致血红蛋白失去氧合功能；而氰化物则抑制细胞色素氧化酶活性，导致细胞呼吸受抑制（内窒息），导致组织缺氧而引起呼吸困难。上述几种呼吸困难均不伴有低氧血症，但因肺泡通气过度会引起 CO_2 大量排出致动脉血二氧化碳分压（$PaCO_2$）降低。而吗啡、镇静催眠药类中毒时，呼吸中枢受到直接抑制，导致呼吸减弱、变慢，肺泡通气减少，严重时不仅会引起低氧血症，且有 CO_2 潴留。

（5）神经精神性呼吸困难　① 器质性颅脑疾病：如颅脑外伤、脑血管病、脑炎、脑膜炎、脑脓肿及脑肿瘤等。② 精神或心理疾病：如癔症、抑郁症等。其主要机制为：前者因呼吸中枢兴奋性受颅内压增高和供血减少的影响而降低；后者是由于受到精神或心理因素影响导致呼吸频率明显增快。

（6）血液性呼吸困难　见于重度贫血。因红细胞携氧减少，血氧含量降低，组织氧供不足所致。大出血或休克时，呼吸加快则与缺血和血压下降刺激呼吸中枢有关。

二、鉴别诊断

（1）急性肺水肿　主要临床表现是在致病因子的作用下，病人迅速发生胸闷、咳嗽、呼吸困难、发绀和咳出大量白色或粉红色泡沫样痰，并有烦躁不安、大汗、四肢湿冷等症状。听诊双肺弥漫性大、中、小湿啰音。胸部 X 线片示双侧肺门阴影向外延伸的蝶形阴影。

（2）支气管哮喘　支气管哮喘以发作性喘息为特征，发作时双肺布满哮鸣音，缓解后消失。常在接触变应原、冷空气、上呼吸道感染、理化刺激、运动等后发作，夜间或凌晨多发，临床表现为发作性伴有哮鸣音的呼气性呼吸困难或发作性咳嗽、胸闷。严重者被迫采取坐位或呈端坐呼吸，干咳或咳大量白色泡沫样痰，甚至出现发绀等，哮喘症状可在数分钟内发作，经数小时至数天，用支气管扩张药缓解或可自行缓解，某些患者在缓解数小时后可再次发作。

（3）慢性阻塞性肺疾病　是一种常见的、可预防和治疗的慢性气道疾病，其特征是持续存在的气流受阻和相应的呼吸系统症状。多见于中老年人，有慢性咳嗽、咳痰史，喘息常年存在，寒冷季节加重，临床表现为咳嗽、咳痰、气短或呼吸困难等症状，咳痰多为白色黏液或浆液泡沫性，急性发作伴有细菌感染时，则变为黏液脓性痰；有肺气肿体征，双肺或可闻及湿啰音，重者双肺满布哮鸣音。

（4）急性肺损伤与急性呼吸窘迫综合征　表现为呼吸频数和呼吸窘迫、顽固性低氧血症，而动脉血二氧化碳分压正常，早期肺部听诊无明显异常，病情进展肺部可听到干湿啰音。胸部X线片示双肺弥漫性浸润影，后期常并发多器官功能衰竭。

（5）急性左心衰竭　常表现为阵发性呼吸困难，又称心源性哮喘。特点是夜间熟睡时突发性呼吸困难，憋醒，被迫坐起，用力呼吸，然后逐渐缓解。严重左心衰竭者持续性呼吸困难，端坐呼吸，可有阵发性咳嗽，咳白色浆液性痰，重者咳血性泡沫样痰。双肺底常可闻及湿啰音，重者全肺满布湿啰音，如继发支气管痉挛，双肺可闻及哮鸣音。常有左心界扩大，心率增快，心尖部可闻及奔马律等。

（6）喉及气管内异物　多发生于5岁以下小儿及昏迷病人。异物卡住喉腔可引起高度呼吸困难以致窒息。胸片可发现不透X线的异物影、局限性肺气肿、肺不张或阻塞性肺炎。

急性呼吸困难还见于肺栓塞、气胸等，详见急性胸痛章节。

第四节　意识丧失

一、晕厥

晕厥（transient loss of consiousness，TLOC）是指一过性全脑血液低灌注导致的短暂意识丧失，特点为发生迅速、一过性、自限性并能够完全恢复。发作时因肌张力降低、不能维持正常体位而跌倒。晕厥发作前可有先兆症状，如黑矇、乏力、出汗等。晕厥的发生可能为良性，也可能提示危及生命的疾病，甚至死亡。据美国犹他州流行病学调查发现，每年因晕厥就诊的居民为9.5‰，其中1/10的患者收住院诊治，而大多数患者可能未就诊，总体估计，普通人群中约有一半人一生中发生过1次晕厥。2012年Ruwald等报道的丹麦老年人晕厥的年发病率为7%，总患病率为23%，2年复发率为30%。我国缺乏大规模的流行病学研究，晕厥的确切发病率不清楚。

（一）基本临床特点

（1）发作前期　患者常感头部及全身不适、视物模糊、耳鸣、面色苍白、出汗，预示即将发生晕厥；此时病人如取头低位躺卧姿势常可防止发作。

（2）发作期　轻者眩晕、恶心、躯体发软，重者常突然意识丧失，全身肌紧张度消失，跌倒地上。意识丧失超过15～20s可发生阵挛动作，有时有呼吸暂停，心率减慢，甚至心脏暂停搏动，瞳孔散大，流涎、尿失禁等；其特点是发作时间短暂，一般持续1～2min。脑电图检查可见持续3～10s的广泛性、对称性2～3Hz的慢波。

（3）发作后期　病人苏醒后，可有短时间处于意识混浊状态，感腹部不适、恶心、有便意，甚至呕吐及括约肌失禁；苍白和出汗可持续一些时间，有疲劳、嗜睡。发作后期延续的时间取决于晕厥发作的程度，轻度发作仅持续数秒，重者可长达半小时之久。晕厥的特征是：发作突然，意识丧失时间短，不能维持正常姿势或倒地，在短时间内迅速恢复，少有后遗症。

（二）病因及发生机制

　　任何原因均是通过影响脑血流使脑血供障碍所致，人脑重量占体重的 2%，而脑耗氧量却占全身耗氧量的 20%。脑组织几乎无氧和葡萄糖储备，全靠血循环提供外源性补给才能维持其正常的生理功能。健康成人的脑血流量正常为 45～50mL/（100g 脑组织·min），而维持人的意识水平所需最低限度的脑血流量（即临界值）为 30mL/（100g 脑组织·min），当脑血流量骤减至此临界值则可发生晕厥。构成脑血流的因素有心输出量、平均动脉压、颅内压和脑血管阻力，它们之间的关系是：脑血流量＝脑灌注压/脑血管阻力，脑灌注压＝平均动脉压－颅内压。任何因素造成脑灌注压下降或脑血管阻力增加均会减少脑血流量，而心输出量减少、血压急剧下降、血流受阻、血液黏滞性增高均可影响脑血流量。因此，临床上脑血流量骤减的原因主要包括以下几点。

　　（1）心输出量突然减少或心脏停搏　实验证实，终止脑灌注 1.5～2s 后，人如处于直立位可有头昏及无力感，3～4s 后则发生意识丧失；如处于卧位可不发生意识丧失，直至脑血流中断约 5s 后才发生意识丧失。

　　（2）血压急剧下降　晕厥时的血压急剧下降，常是由于血管舒缩反射障碍及继发性血管极度扩张造成的，也可能是由于维持直立位时正常脑灌注压的交感性反射压力感受器功能缺失造成的。

　　（3）脑血管广泛性闭塞导致脑血流量不足　如一侧大脑的大血管已经闭塞，对侧的未闭大动脉如再受压，即使在正常心输出量和血压的情况下也可引起晕厥；在严重脑闭塞性血管病时，轻微的低血压亦可引起晕厥。

（三）分类

晕厥在临床上根据病因和发病机制可以分为四类，即反射性晕厥、心源性晕厥、脑源性晕厥及其他晕厥。

（1）反射性晕厥　因血压调节与心率反射弧功能障碍及自主神经功能不全导致血压急骤下降、心输出量突然减少，导致脑缺血、缺氧后发生晕厥。此类晕厥包括血管迷走性晕厥、颈动脉窦性晕厥、直立性晕厥以及与情景相关的晕厥等，以血管迷走性晕厥最常见。

① 血管迷走性晕厥：多发生于体弱的年轻女性。引起发作的原因有站立过久、恐惧、激动、晕针、晕血、疼痛等。晕厥前多有先兆，如头晕、黑矇、恶心、站立不稳、心慌、出冷汗等。晕厥时血压低、心率慢、瞳孔散大。晕厥后多在几秒到几分钟后清醒。

② 颈动脉窦性晕厥：见于颈动脉窦过敏的患者、一侧或双侧颈动脉窦外伤等。颈动脉窦受刺激后引起的晕厥多无先兆，病因多为颈动脉硬化。

③ 直立性晕厥：在直立时血压明显下降导致的晕厥，在平卧位血压回升、症状消失。正常人体位从卧位变成直立时，由于重力在身体下半部出现血液淤积，身体会出现反射性血管收缩、心跳加速及儿茶酚胺分泌增多以调节血压，上述升压机制障碍则出现体位改变后的低血压导致的晕厥。晕厥前多无先兆症状。常见于交感神经切除术后、脊髓结核、夏 - 德综合征、服用某些抗高血压药物。

④ 咳嗽性晕厥：好发于 50 岁男性，发作时表现为剧烈咳嗽后的一过性意识丧失。多在 10s 左右恢复，无晕厥先兆。发病原

因可能是胸腔内压力升高，影响静脉回流。另外，剧烈咳嗽可引起迷走神经兴奋，使心动过缓，从而发病。

⑤ 排尿性晕厥：于排尿中或排尿后不久发生的晕厥，以青壮年多见，多在夜间睡眠起床排尿时发生。发生的原因可能是排尿时屏气动作使胸腔内压力升高，影响静脉回流。同样，充盈的膀胱突然排空后兴奋迷走神经，可使心动过缓继而发生晕厥。症状持续1～2min，可自行苏醒。

⑥ 吞咽性晕厥：因吞咽动作诱发的晕厥，吞咽较硬食物或苦、酸、辣等刺激性食物常为诱发的因素，会引起迷走神经过度兴奋，导致晕厥发生。

（2）心源性晕厥　因心输出量突然减少所致。运动诱发晕厥提示晕厥为心源性，发生迅速，多无明显先兆，与直立体位无关。患有各种心脏病是其独有特点。原因包括心律失常、急性心腔排出受阻及肺血流受阻等。

（3）脑源性晕厥　此类晕厥包括脑干病变、短暂性脑缺血发作、严重脑血管闭塞性疾病、高血压脑病、基底型偏头痛等。

（4）其他晕厥　包括低血糖性晕厥、过度换气综合征、哭泣性晕厥及严重贫血性晕厥。

二、昏迷

晕厥与昏迷皆有意识丧失，晕厥发病较昏迷急，持续时间较昏迷短。晕厥在发作前可有典型自主神经功能紊乱的前驱症状，昏迷没有。昏迷有神经系统体征，晕厥没有。

（1）椎基底动脉短暂脑缺血发作（TIA）　TIA多表现为双下肢无力、跌倒，无意识丧失，持续时间较晕厥长，常为数十分钟或数小时，常伴明显的眩晕、恶心和呕吐，有时可残留眼肌麻痹、锥体束征和小脑体征。

（2）癫痫大发作　儿童多见，无性别差异，突然跌倒伴抽搐发作，多在夜间或睡眠间发作，与体位无关，有面色发绀、肢体强直和阵挛发作，可有舌咬伤及尿失禁。恢复较晕厥慢，恢复后有嗜睡和头痛。发作时可见脑电图高波幅棘波或尖波。通常有既往反复发作病史。

（3）癫痫小发作　儿童期多见，为突发突止的意识丧失，持续数秒，发作前无先兆，发作时双目瞪视，呆立不动，机械重复原来的动作，多不跌倒。发作后对发作无记忆。脑电图可见阵发性、对称性、同步棘慢波发放。

（4）癔症性晕厥　多有精神诱因及他人在场，无意识丧失，患者面色潮红，无血压、脉搏、瞳孔变化。发作时间较长，常为数小时或几天，接受暗示治疗有效。

第五节　发热

发热是机体在致热原作用下或各种原因引起的体温调节中枢功能障碍时，体温升高超出正常范围。正常人的体温受体温调节中枢控制，通过神经、体液等因素使产热和散热维持动态平衡，使体温保持在相对稳定的范围内。

一、病因和发生机制

引起发热的病因很多，临床上分为感染性与非感染性两大类，其中以感染性发热多见。

1. 感染性发热

各种病原体，如病毒、细菌、支原体、立克次体、螺旋体、真菌、寄生虫等引起的感染，不论是急性、亚急性或慢性，局部性或全身性，均可出现发热。

2. 非感染性发热

（1）无菌性坏死物质的吸收 ① 机械性、物理性或化学性损害，如大手术后组织损伤、内出血、大血肿、大面积烧伤等。② 因血管栓塞或血栓形成而引起的心肌、肺、脾等内脏梗死或肢体坏死。③ 组织坏死与细胞破坏，如癌症、白血病、淋巴瘤、溶血反应等。

（2）抗原抗体反应 如风湿热、血清病、药物热、结缔组织病等。

（3）内分泌与代谢疾病 如甲状腺功能亢进症、重度脱水等。

（4）皮肤散热减少 如广泛性皮炎、鱼鳞病以及慢性心力衰竭而引起的发热，一般为低热。

（5）体温调节中枢功能失常 ① 物理性，如中暑、日射病；② 化学性，如重度催眠药中毒；③ 机械性，如脑出血、脑震荡、颅骨骨折等。上述各种原因可直接损害体温调节中枢，致使其功能失常而引起发热，高热无汗是这类发热的特点。

（6）自主神经功能紊乱 由于自主神经功能紊乱，影响正常的体温调节过程，使产热大于散热，体温升高，多为低热，常伴有自主神经功能紊乱的其他表现。常见的功能性低热如下。① 原发性低热：由于自主神经功能紊乱所致的体温调节障碍或体质异常，低热可持续数月甚至数年之久，热型较规则，体温波动范围较小，多在 0.5℃ 以内。② 感染后低热：由于病毒、细菌、原虫等感染致发热后，低热不退，而原有感染已愈。此系体温调节中枢对体温的调节功能仍未恢复正常所致，但必须与因机体抵抗力降低导致潜在的病灶（如结核）活动或其他新感染所致的发热相区别。③ 夏季低热：低热仅发生于夏季，秋凉后自行退热，每年如此反复出现，连续数年后多可自愈。多见于幼儿，因体温调节中枢功能不完善，夏季身体虚弱，且多在营养不良或脑发育不全者中发生。④ 生理性低热：体温测量结果显示低热，但实际上是属于正常生理变异范围，如精神紧张、剧烈运动后，月经前及妊娠初期也可有低热现象。

在正常情况下，人体的产热和散热保持着动态平衡。由于各种原因导致产热增加或散热减少，则出现发热。对其机制的研究仍未完全阐明，大多认为是由于致热原作用于体温调节中枢，以"调定点（SP）"理论来解释，即通过致热原对下丘脑温度调节中枢的刺激，将温度调定点水平提高（调定点上移），体温调节中枢必须对体温加以重新调节发出冲动，并通过垂体内分泌激素使代谢增加或通过运动神经使骨骼肌阵缩（临床表现为寒战），使产热增多；另一方面可通过交感神经使皮肤血管及竖毛肌收缩，停止排汗，散热减少。这一综合调节作用使产热大于散热，体温升高引起发热。有学者认为体温升高分为调节性体温升高和非调节性体温升高，上述发热为调节性体温升高，是机体的一种免疫、保护反应。而非调节性体温升高是指调定点并未发生移动，是由体温调节异常（如体温调节中枢损伤）、散热障碍（如中暑）及产热器官功能障碍（如甲状腺功能亢进）等导致的被动性体温升高，又称之为过热。

3. 致热原性发热

多数患者的发热是由于致热原所致，致热原包括外源性致热原（EX-P）和内源性致热原（EN-P）两类，前者包括来自体外的各种病原微生物及其产物，也包括某些体内产物，如炎性渗出物、无菌性坏死组织、抗原抗体复合物、某些类固醇产物等，因其多为大分子物质，不能直接通过血脑屏障作用于体温调节中枢，需通过激活血液中的中性粒细胞和单核巨噬细胞系统，使其产生并释放内源性致热原作用于体温调节中枢，引起发热。内源性致热原由于其来自白细胞又称白细胞致热原，主要有白介素 -1（IL-1），也包括白介素 -6（IL-6）、肿瘤坏死因子（TNF）和干扰素（IFN）等，IL-1 被认为可作用于下丘脑的血管内皮细胞，使细胞膜释放出花生四烯酸代谢产物，促使合成前列腺素 E2（PGE2），后者是强有力的致热物质。

对不同病因所致发热的机制解释有：① 炎性病灶、肿瘤、变态反应、药物热和黄体酮等，多是由 EX-P 转为 EN-P 而引致发热的。② 肾、肺、胰腺、肝、结肠等各种实体恶性肿瘤，常因代谢旺盛的肿瘤细胞或其坏死细胞所产生的肿瘤坏死因子（TNF）作为 EN-P 而引起发热。且当肿瘤并发局部感染，或由于免疫功能低下并发全身性感染时也可因感染原因引致发热。③ 某些血液病如恶性淋巴瘤、恶性组织细胞病、白血病、多发性骨髓瘤，和某些良性肿瘤如心房黏液瘤、嗜铬细胞瘤等，可能与其细胞同样具有肿瘤的生物活性或变应性或其他机制参与引致发热。④ 不论速发或迟发的药物反应，其发热机制多与变态反应有关。变态反应易累及结缔组织，各种结缔组织病多可检出特异性或非特异性自身抗体或免疫复合物。免疫复合物沉积在组织中，特别是在小血管基底膜，激活补体释放出炎症介质，作为 EN-P 而引致发热。⑤ 各种组织细胞损伤、炎症、坏死，心肌、肺、肠、脾梗死，无菌性胸膜炎、腹膜炎或体腔积血及红细胞溶解破坏所致的溶血等可通过释放致热原作为 EX-P 而引起发热。

4. 非致热原性发热

① 体温调节中枢直接受损：如颅脑外伤、出血、炎症等。② 引起产热过多的疾病：如剧烈运动或癫痫持续状态、某些内分泌疾病等；剧烈运动或癫痫持续发作状态是由于肌肉强收缩产热增多所致。使用全身麻醉药所致的恶性高热可能与肌肉痉挛、肌细胞不受控制大量释放热量有关。甲状腺功能亢进症，特别是甲状腺危象，甲状腺素合成与释放增加，交感神经兴奋性增强，代谢加速，产热量增多，此种患者同时应有皮肤血管收缩，散热减少，也是导致发热的机制。③ 引起散热减少的疾病：如广泛性皮肤病、阿托品中毒、心力衰竭伴皮肤水肿时，大量失水、失血时，由于血容量减少，散热也减少，尤其多见于小儿。

二、鉴别诊断

（一）感染性发热

（1）上呼吸道感染　由各种病毒和（或）细菌引起的主要侵犯鼻、咽或喉部急性炎症的总称。一般以发热、咽痛、咳嗽、鼻塞流涕、头痛、肌肉痛为主要表现，多数3～5天可痊愈。也有一些咳嗽可持续1～2周，胸部X线片或胸部CT未见明显异常，90%以上是病毒感染所致。

（2）咽炎　症状包括发热、扁桃体渗出、颈前淋巴结轻度肿大和咳嗽，如果存在不足两种症状，可以先按病毒性咽炎治疗，如果存在两种及以上症状，可以进行快速链球菌抗原检测，检测阴性一般可以排除化脓性链球菌感染，如果检测阳性，对β-内酰胺类抗生素（主要包括青霉素类、头孢菌素类）不过敏，可选用β-内酰胺类抗生素治疗，成人90%的咽炎都是病毒感染引起。血常规对判断是病毒感染还是细菌感染也有重要意义。急性咽炎也可以选用清热利咽的中成药进行治疗。

（3）肺炎　发热、咳嗽反复不愈，或咳大量脓痰，常伴有胸闷、胸痛、呼吸急促、呼吸困难、血氧饱和度下降，胸部X线片或胸部CT可见有明显斑片状或大片渗出。

（4）皮肤和软组织感染　多由链球菌感染引起；很少一部分是金黄色葡萄球菌感染引起；如果游泳后出现皮肤和软组织感染，需要考虑是否有产气单胞菌感染。一般先出现疼痛，12小时或更久以后才出现局部皮肤颜色的改变。疖或脓疱的形成多提示金黄色葡萄球菌感染，少数情况也可由米勒链球菌引起。如果脓肿比较明显，需要行穿刺引流治疗。

（5）腹腔感染　胃肠道感染多为病毒感染，常见的有诺如病毒、轮状病毒等，少数情况为细菌感染，常有吃不干净食物、变质食物、生冷食物或疾病流行史、特殊地区旅游史等。

（6）肝脓肿 早期常常无特异性表现，有时仅有发热，等出现肝大压痛、黄疸、右横膈活动受限等典型表现时往往发热已经持续了较长时间。肝功能出现碱性磷酸酶升高，血清白蛋白和球蛋白比例下降甚至倒置，上腹部彩超、CT、磁共振、肝动脉造影均有助于早期的诊断。

（7）膈下脓肿 发热的表现取决于发病时间长短和脓肿的具体位置。早期可只有发热恶寒，没有其他不适表现，查血可发现白细胞升高。随着病情进展，可逐渐出现肋下疼痛和压痛、胸膜渗出、下叶肺不张、患侧横膈活动受限。肺部和上腹部联合 CT 是诊断膈下脓肿较好的方法。

（8）盆腔脓肿 早期有时无腹部疼痛不适，仅仅表现为发热。需行盆腔 CT 等检查以明确诊断。

（9）尿路感染 常有尿频、尿急、尿痛、尿灼热感、发热恶寒、腰痛等表现，通过尿常规可以明确诊断。但一些慢性的尿路感染有时仅有发热，无明显尿路刺激症状，有时查尿常规也正常，部分患者会间歇性排脓尿，尿培养阳性可确诊。

（10）结核病 是长期发热的常见原因之一，特别是贫困国家、贫困地区、老年人更容易感染结核病。除了可以表现为肺结核外，也可波及肝、脾、骨、肾、脑膜、腹膜、心包等部位。长期使用免疫抑制药的人可出现全身性粟粒型结核。结核菌素试验（PPD 试验）长期以来作为结核诊断的重要方法，但其敏感性和特异性不高，尤其是接种了卡介苗的人也会出现阳性。γ 干扰素释放试验在临床上被广泛使用，其敏感性和特异性均可以达到 90% 以上，但该方法难以判断活动性和潜在性结核感染，在重症病例、应用免疫抑制药或免疫功能低下者中的意义仍不清楚。

（11）伤寒和副伤寒 在国内，伤寒和副伤寒仍是发热持续不退的重要原因，伤寒的典型表现为相对缓脉和玫瑰疹，伤寒发病有一定季节性，对诊断有一定提示作用。肥达试验阳性可诊断，但假阳性率高，如肿瘤性疾病（淋巴瘤和各种实体性肿瘤）、结缔组织疾病（系统性红斑狼疮和白塞病等）、非伤寒的急性感染性疾病（病毒性肝炎、肺炎、结核、肝脓肿）、溃疡性结肠炎等也可出现肥达试验阳性。

（12）感染性心内膜炎　是长期发热比较常见的原因，临床可见欧氏结节、Janeway损害、Roth斑少见，心脏杂音、血培养可见阳性发现，微需氧菌、厌氧菌或L型细菌均可引起感染性心内膜炎，长期不明原因发热和复发性栓塞也提示感染性心内膜炎的可能。心脏彩超可以看到赘生物所在部位、大小、数目和形态，对诊断感染性心内膜炎有重要意义。

（13）败血症　一般热程短，毒性症状明显。但也有少数细菌导致的败血症发热时间长，如金黄色葡萄球菌败血症患者热程可长达半年之久，发病过程中可伴随有关节痛、蛋白尿、骨质破坏等，金黄色葡萄球菌败血症常常可以找到入侵途径，有一过性皮疹，关节症状以髋关节为主，大多有迁徙性病灶（肺、肝、骨）。

（14）艾滋病　会破坏人体的免疫系统，所以会导致各种病原体感染明显增多，感染后容易出现长期发热。艾滋病患者感染结核的概率也会增加。且艾滋病患者感染卡氏肺孢菌、弓形虫、真菌、鸟分枝杆菌、巨细胞病毒、EB病毒等也常见。

（15）病毒性肝炎　慢性活动性以及迁延性肝炎病人可出现长期低热，常伴有食欲缺乏、乏力、腹胀、右上腹隐痛等症状，肝功能大多正常，以青年女性多见。

（16）慢性病灶感染　如鼻窦炎、胆囊或胆道感染、前列腺炎、慢性盆腔炎等均可引起低热。但是找到病灶也不能就认为此病灶就是导致发热的原因，需待病灶清除之后低热是否治愈而定。

（17）布鲁菌病　可表现为长期低热，伴乏力、头痛、关节痛、出汗和其他类似神经症的症状。结合接触史、布鲁菌凝集试验阳性可明确诊断。

（二）非感染性发热

（1）结缔组织疾病 由于结缔组织受到各种因素影响引起的疾病。与遗传、自身免疫异常、病毒感染等因素有一定的关系。主要包括系统性红斑狼疮、类风湿关节炎、强直性脊柱炎、干燥综合征等。发热是结缔组织病常见的症状，病程较长，发热形式多样，体温变化无规律，可伴有血沉增快、免疫球蛋白增高、自身免疫抗体阳性，抗生素治疗无效，糖皮质激素治疗有效。

（2）恶性肿瘤 恶性肿瘤患者时常会出现发热，但并非全部由于感染引起，而是直接与肿瘤相关，被称之为癌性发热。其特点是热程或短或长，有时可达数月之久，可呈间歇性，常为不规则热或弛张热。发热以下午或夜间发热为主，多为低热，大多数不伴有恶寒或寒战，发热时全身症状不明显。抗感染治疗无效，对解热镇痛药反应较好。

第六节　水肿

水肿是组织间隙过量积液的病理现象在临床上的一种客观表现。轻度的液体潴留可无水肿，当体内液体存储量达4～5kg时，即可出现肉眼可见的水肿。水肿分为全身性与局限性。当液体在体内组织间隙呈弥漫性分布时称为全身性水肿，常表现为全身多部位水肿和皮肤受压后长时间下陷，这种水肿也称凹陷性水肿；液体积聚在局部组织间隙时呈局部性水肿；胸膜腔、心包、腹膜腔中液体积聚过多，分别称为胸腔积液、心包积液与腹水，是水肿的特殊形式。一般来说，全身性水肿常意味着机体有较严重的疾病，但局部水肿可由局部的原因引起，也可由全身性疾病所致。另外，内脏器官局部的水肿如脑水肿、肺水肿等通常不属本节水肿的范畴。

一、病因及发生机制

人体的全部细胞都浸泡在体液之中，人体内的水分约占体重的 2/3，其中大约 2/3 为细胞内液，1/3 为细胞外液。在细胞外液中，约 1/4 分布于血管内，3/4 为血管外组织间液。各种疾病引起水肿的机制可不相同，但不外乎两个基本原因：第一是细胞外液容量增多，过多的液体分布于组织间隙或体腔成为水肿或积液；第二是血管内外液体交换失去平衡，致使组织间液的生成多于回流而形成水肿。正常情况下，血管内与血管外液体维持着动态平衡，这种平衡的维持有赖于 Starling 机制，即血管内、外的静水压和胶体渗透压。毛细血管内静水压和组织渗透压使水分及小分子溶质从血管内移向血管外，而血管内渗透压和组织内静水压使水分及溶质从间质流入血管内。

在毛细血管动脉端，水分及小分子溶质从血管内流入间质，而在毛细血管静脉端液体和溶质又从间质进入血管，还有一部分液体流入淋巴管。

当某些因素使得液体从毛细血管内流出量大于流入量时即导致水肿。如充血性心力衰竭、急性肾炎、肾衰竭、大量输液超过了肾脏排泄能力时，血管内液体容量增加，毛细血管内静水压升高，或血栓形成、血栓性静脉炎使局部静脉回流受阻，静脉压升高等可引起水肿；各种原因引起的低白蛋白血症，使血浆胶体渗透压降低，是导致水肿的另一重要原因，如营养不良、肝脏疾病、大量蛋白尿、严重腹泻或高分解代谢状态。毛细血管内皮损伤导致毛细血管通透性增加也可出现水肿，如细菌、理化因素、过敏反应或免疫损伤等。淋巴回流受阻可引起淋巴性水肿，如丝虫病等。

当液体从毛细血管内流出大于流入时，组织间隙液体积聚增加，血管内容量减少，机体为恢复血容量的稳定将发生一系列代偿性改变，这些变化将引起水钠潴留，进一步加重水肿。当有效血容量减少时，肾脏灌注减少，肾皮质外层血流减少，肾小球滤过率下降，肾小管钠重吸收增加；同时由于球旁细胞牵张刺激减少、致密斑钠浓度降低、交感神经兴奋、血儿茶酚胺浓度升高等均刺激球旁细胞肾素分泌增加，通过肾素－血管紧张素－醛固酮系统（RAAS），导致水钠潴留。

发生水肿时，患者的皮肤（全身或局部）紧张、发亮，原有的皮肤皱纹变浅、变少或消失，甚至有液体渗出，或以手指按压后局部发生凹陷，但有些疾病引起的水肿为非凹陷性。必要时可监测体重的变化，并与疾病前比较或动态观察。

二、鉴别诊断

1. 全身性水肿

（1）心源性水肿 主要是右心衰竭的表现。水肿特点是首先出现于身体下垂部位，伴有体循环淤血的其他表现，如颈静脉怒张、肝大、静脉压升高，严重时可出现胸腔积液、腹水等。

（2）肾源性水肿 可见于各型肾炎和肾病。水肿的特点是初为晨起眼睑和颜面水肿，以后发展为全身水肿。肾病综合征时常出现中度或重度水肿，凹陷性明显，可伴有胸腔积液、腹水。患者常有尿检异常、高血压和肾功能损害等。与心源性水肿鉴别详见表1-1。

表1-1 肾源性水肿与心源性水肿鉴别

鉴别点	肾源性水肿	心源性水肿
开始部位	从眼睑、颜面开始延及全身	从足部开始，向上延及全身
发展快慢	迅速	缓慢
伴随症状	尿检异常、高血压、肾功能异常	心脏增大、心脏杂音、肝大、静脉压升高

（3）肝源性水肿　见于失代偿期肝硬化。常腹腔内先出现积水，大量腹水的形成增加腹内压，进一步阻碍下肢静脉回流而引起下肢水肿，水肿先出现于踝部，逐渐向上蔓延，但头面部和上肢常无水肿。患者常同时伴有脾大、腹壁静脉怒张和食管-胃底静脉曲张等门静脉高压的表现以及黄疸、肝掌、蜘蛛痣和肝功能指标异常。

（4）内分泌代谢疾病所致水肿

① 甲状腺功能减退症：该水肿特点为非凹陷性，水肿不受体位影响，水肿部位皮肤增厚、粗糙、苍白、温度减低。

② 甲状腺功能亢进症：部分患者可出现凹陷性水肿及局限性黏液性水肿，其原因可能与蛋白质分解加速而致低蛋白症及组织间隙黏多糖、黏蛋白等胶体物质沉积有关。

③ 原发性醛固酮增多症：可出现下肢及面部轻度水肿，常伴低钾血症，腹部可见肾上腺增生或肿瘤。

④ 库欣综合征：出现面部及下肢轻度水肿，常伴满月脸、水牛背等体征，有血糖升高。

⑤ 腺垂体功能减退症：多出现面部黏液性水肿，伴上肢水肿。

⑥ 糖尿病：当患者发生心肾并发症时可出现水肿。

（5）营养不良性水肿　由于慢性消耗性疾病长期营养缺乏、蛋白丢失性胃肠病、重度烧伤等所致低蛋白血症或 B 族维生素缺乏症，可产生水肿。其特点是水肿发生前常有体重减轻表现。皮下脂肪减少所致组织松弛，组织压降低，加重了水肿液的潴留。水肿常从足部开始逐渐蔓延至全身。

（6）妊娠性水肿　大多数妇女在妊娠的后期出现不同程度的水肿，其中多数属于生理性水肿，待分娩后水肿可自行消退，部分妊娠妇女的水肿为病理性的。妊娠性水肿主要原因为水钠潴留，血浆胶体渗透压降低，静脉和淋巴回流障碍。

（7）结缔组织疾病所致水肿　可见于系统性红斑狼疮、硬皮病、皮肌炎等。

（8）变态反应性水肿　常见致敏原有致病性微生物、异种血清、动植物毒素、某些食物及动物皮毛等。

（9）药物所致水肿　①药物过敏反应，常见于解热镇痛药、磺胺类、某些抗生素等；②药物性肾脏损害，见于某些抗生素、磺胺类、别嘌醇、木通、雷公藤等；③药物致内分泌紊乱，见于肾上腺皮质激素、性激素、胰岛素、萝芙木制剂、甘草制剂和钙通道阻滞药等，引起水肿原因为水钠潴留。

（10）经前期紧张综合征　育龄妇女在月经来潮前7～14天出现眼睑、下肢水肿，其原因可能与内分泌激素改变有关。

（11）特发性水肿　水肿原因不明，可能与内分泌功能失调有关，绝大多数见于女性，水肿多发生在身体低垂部位。

（12）功能性水肿　患者无引起水肿的器质性疾病，而是在环境、体质、体位等因素的影响下，使体液循环功能发生改变而产生的水肿，称为功能性水肿。功能性水肿包括：①高温环境引起的水肿；②肥胖性水肿；③老年性水肿；④旅行者水肿；⑤久坐者水肿。

2. 局部性水肿

局部性水肿常见的有：①炎症性水肿，见于蜂窝织炎、疖肿、痈、丹毒、高温及化学灼伤等；②淋巴回流障碍性水肿，见于非特异性淋巴管炎、淋巴结切除后、丝虫病等；③静脉回流障碍性水肿，见于静脉曲张、静脉血栓和血栓性静脉炎、上腔静脉阻塞综合征、下腔静脉阻塞综合征等；④血管神经性水肿；⑤神经源性水肿；⑥局部黏液性水肿。

第七节　心悸

心悸是指患者自觉心脏跳动的不适感或心慌感。心悸是心血管病最常见的症状，其发生和程度除了与病因的进展和发作有关外，还与患者对自身的注意力及某些医源性因素有关。心悸时心率可快可慢，当心率加快时感心脏跳动不适，心率缓慢时则感心脏搏动有力。心悸也可有心律不齐、心搏增强等，部分患者心率和心律亦可正常。

一、病因及发生机制

心悸发生机制目前尚未完全清楚，一般认为心脏活动过度是心悸发生的基础，常与心率、心律及每搏量改变以及患者的精神紧张、注意力集中等多种因素有关，部分与自主神经功能紊乱、儿茶酚胺分泌过多或对 β 肾上腺素能激活过度敏感有关。在心动过速时，舒张期缩短，心室充盈量减少，收缩期心室内压力上升速率增快，使心室肌与心瓣膜的紧张度突然增加而引起心悸；在心动过缓时，舒张期延长，心室充盈量增加，收缩期心室内压力上升缓慢，也可引起心悸；心律失常如期前收缩，在一个较长的代偿期之后的心室收缩，往往强而有力，会出现心悸。心悸与心律失常出现及存在时间长短有关，如突然发生的阵发性心动过速，心悸往往较明显，而在缓慢型心律失常，如心房颤动可因逐渐适应而无明显心悸。心悸的发生常与精神因素及注意力有关，焦虑、紧张及注意力集中时易出现。在老年人、伴有糖尿病等引起的神经病变或伴有其他严重症状（如胸痛、呼吸困难等），心悸症状可不明显或被其他症状掩盖。心悸可见于心脏病患者，但与心脏病不能完全等同，心悸不一定有心脏病，反之心脏病患者也可不发生心悸。如慢性心房颤动可因逐渐适应而无明显心悸。

心脏搏动增强（心脏收缩力增强）引起的心悸，可为生理性或病理性。

（1）生理性　见于健康人在剧烈运动或精神过度紧张时，饮酒、喝浓茶或咖啡后。应用某些药物，如肾上腺素、麻黄碱、咖啡因、阿托品、甲状腺素、氨茶碱、利尿药、钙通道阻滞药（如硝苯地平）等。

（2）病理性 常见于以下情况。① 甲状腺功能亢进：系由基础代谢与交感神经兴奋性增高，导致心率加快、心搏增强。② 贫血：以急性失血时心悸为明显。贫血时血液携氧量减少，器官及组织缺氧，机体为保证氧的供应，通过增加心率、提高心输出量来代偿，于是心率加快导致心悸，一般红细胞数目在 3.00×10^{12}/L、血红蛋白在 70g/L 以下时，可出现心悸。③ 发热：发热时基础代谢率增高，心率加快，心输出量增加，也可引起心悸。④ 低血糖症、嗜铬细胞瘤引起的肾上腺素增多，心率加快也可发生心悸。

二、鉴别诊断

（1）心律失常 任何原因的心律失常，引起心率过速、心率过缓或心律不规则，均可出现心悸。

① 快速型心律失常：各种原因引起的窦性心动过速、阵发性室上性或室性心动过速、快室率的心房颤动或心房扑动等，均可发生心悸。

② 缓慢型心律失常：如二度以上房室传导阻滞、二度窦房传导阻滞、窦性停搏、重度窦性心动过缓、慢室率的心房颤动或心房扑动、病态窦房结综合征等，由于心率缓慢，舒张期延长，心室充盈度增加，心搏强而有力导致心悸。

③ 心律不齐型心律失常：房性或室性的期前收缩、心房颤动，由于心脏跳动不规则或有一段间歇，使患者感到心悸甚至有停跳感觉。

（2）器质性心脏病 见于冠状动脉粥样硬化性心脏病、高血压心脏病、心脏瓣膜病、心肌病、心肌炎、肺源性心脏病、某些先天性心脏病等。上述器质性心脏病均可引起心室增大，而心室肥大患者早期心肌收缩力增强、每搏量增加，同时，肥大的心室壁距胸壁较近，故患者常有心悸的感觉。此外脚气性心脏病，因维生素 B_1 缺乏，周围小动脉扩张，阻力降低，回心血流增多，每搏量增加，也可出现心悸。

（3）心脏神经症　由自主神经功能紊乱所引起，心脏本身并无器质性病变。多见于青壮年女性。临床表现除心悸外尚常有心率加快、心前区或心尖部隐痛，以及疲乏、失眠、头晕、头痛、耳鸣、记忆力减退等神经衰弱表现，且在焦虑、情绪激动等情况下更易发生。β受体反应亢进综合征也与自主神经功能紊乱有关，易在紧张时发生，其表现除心悸、心动过速、胸闷、头晕外尚可有心电图的一些改变，出现窦性心动过速，轻度 ST 段下移及 T 波平坦或倒置，易与心脏器质性病变相混淆。本病通过普萘洛尔试验可以鉴别，β受体反应亢进综合征，在应用普萘洛尔后心电图可恢复正常，显示其改变为功能性。

第八节　咯血

咯血是指气管、支气管或肺组织出血，血液随咳嗽从口腔排出或痰中带血。咯血量的多少与疾病的严重程度不完全一致，少量咯血有时仅表现为痰中带血，大咯血时血液可从口鼻涌出，阻塞呼吸道，甚至造成窒息。

凡是经口腔排出的血液，需要仔细鉴别出血是来自口腔、鼻腔、上消化道，还是呼吸道。首先检查口腔与鼻咽部，观察局部有无出血灶。鼻出血多自前鼻孔流出，常在鼻中隔前下方发现出血灶；鼻腔后部出血，尤其是出血量较多时，易与咯血混淆。此时由于血液经后鼻孔沿软腭与咽后壁流下，使患者咽部有异物感，用鼻咽镜检查即可确诊。呕血是指上消化道出血经口腔呕出。

一、病因及发生机制

咯血常见的病因有支气管疾病、肺部疾病、心血管疾病、血液系统疾病或急性传染病等，但仍有 30% 的咯血原因不明，在我国咯血的首要病因为肺结核。

（1）支气管疾病　常见于支气管扩张症、支气管肺癌、支气管结核和 COPD 等；较少见的有支气管结石、良性支气管瘤、支气管黏膜非特异性溃疡等。其咯血主要是由于炎症、肿瘤或结石损伤支气管黏膜，或病灶处毛细血管通透性增高或黏膜下血管破裂所致。

（2）肺部疾病　如肺结核、肺炎、肺脓肿、肺淤血、肺栓塞、肺真菌病、肺吸虫病、肺阿米巴病、肺囊肿、肺泡炎、肺含铁血黄素沉着症、恶性肿瘤肺转移等。肺部病变使毛细血管通透性增高，血液渗出，或病变侵蚀小血管使其破裂出血。

（3）心血管疾病　如急性左心衰竭、原发性肺动脉高压、某些先天性心脏病（如房间隔缺损、动脉导管未闭等引起肺动脉高压时）、肺血管炎、肺动静脉瘘等。其机制为肺淤血导致肺泡壁或支气管内膜毛细血管破裂，或支气管黏膜下层支气管静脉曲张破裂。

（4）其他血液病　如特发性血小板减少性紫癜、白血病、血友病、再生障碍性贫血等，急性传染病（如流行性出血热、肺出血型钩端螺旋体病等），风湿性疾病［如韦格纳（Wegener）肉芽肿病、白塞病、系统性红斑狼疮（SLE）等］，支气管子宫内膜异位症等。其机制为凝血功能障碍，气管、支气管子宫内膜异位症的内膜周期性剥落等导致出血。

二、鉴别诊断

（1）肺结核　由结核分枝杆菌引起的一种传染病，伴有午后低热、盗汗、消瘦、咯血等症状，肺结核可能会导致肺部出现结节或空洞，从而引起咯血症状。肺结核需要通过口服抗结核药进行长期治疗。

（2）肺癌　肺癌是一种恶性肿瘤，在晚期可能会导致咯血。肺癌需要通过胸部 CT 和活检病理检查来诊断。

（3）肺栓塞　肺动脉阻塞，也称肺栓塞，是由于血栓或其他物质堵塞肺动脉而引起的疾病。

（4）支气管扩张症　反复的气道感染与炎症所导致的支气管壁结构的破坏，导致支气管发生不可逆的扩张。典型症状是反复的咳脓痰、咯血，该病的并发症较多需要通过 HRCT 诊断。

（5）支气管炎　是最常见的咯血原因之一，支气管炎是指支气管发生感染或炎症，伴咳嗽、咽喉痛和咳痰等。如果炎症严重，可能会导致支气管破裂，引起咯血。一般情况下，支气管炎可以通过口服抗生素和咳嗽药进行治疗。

此外还有肺栓塞、肺炎，详见胸痛章节。

第九节　呕血

呕血是上消化道疾病（指十二指肠悬韧带以上的消化器官，包括食管、胃、十二指肠、肝、胆、胰的疾病）或全身性疾病所致的急性上消化道出血，血液经口腔呕出。由鼻腔、口腔、咽喉等部位出血或呼吸道疾病引起的咯血不属呕血，呕血应与咯血进行鉴别。

一、病因及发生机制

呕血的原因甚多，但以消化性溃疡引起者最为常见，其次为食管 - 胃底静脉曲张破裂，再次为急性胃黏膜病变，因此考虑呕血的病因时，应首先考虑上述三种疾病。当病因未明时，也应考虑其他疾病及少见疾病，如上消化道肿瘤、血管畸形和血液系统疾病。

（1）食管疾病　食管静脉曲张破裂、食管炎、食管憩室炎、食管癌、食管异物、食管贲门黏膜撕裂（Mallory-Weiss 综合征）、食管裂孔疝等。大量呕血常由门静脉高压食管静脉曲张破裂所致，食管异物戳穿主动脉可造成大量呕血，并常危及生命。

（2）胃及十二指肠疾病　最常见为消化性溃疡（胃、十二指肠溃疡），其次为慢性胃炎及由服用非甾体抗炎药（如阿司匹林、吲哚美辛等）和应激所引起的急性胃十二指肠黏膜病变。胃癌、血管异常如恒径动脉破裂（Dieulafoy 综合征）等亦可引起呕血。

（3）肝、胆疾病　肝硬化门静脉高压可引起食管 - 胃底静脉曲张破裂出血；肝恶性肿瘤（如肝癌）、肝脓肿或肝动脉瘤破裂出血、胆囊或胆道结石、胆道寄生虫（常见为蛔虫）、胆囊癌、胆管癌及壶腹癌均可引起出血。大量血液流入十二指肠，可造成呕血或便血。

（4）胰腺疾病　急性胰腺炎合并脓肿或囊肿、胰腺癌破裂出血进入上消化道。

（5）血液系统疾病　血小板减少性紫癜、过敏性紫癜、白血病、血友病、霍奇金病、遗传性毛细血管扩张症、弥散性血管内凝血及其他凝血机制障碍（如应用抗凝药过量）等。

（6）急性传染病　流行性出血热、钩端螺旋体病、登革热、暴发型肝炎等。

（7）其他　尿毒症、呼吸衰竭、肝功能衰竭等。

二、鉴别诊断

（1）消化性溃疡　见腹痛章节。

（2）贲门黏膜撕裂综合征　这种情况最常见的场景，就是在外面吃烧烤、喝啤酒、喝白酒，吃多了、喝多了，然后开始呕吐，刚开始吐的是胃内的食物，然后吐的就是暗红色、鲜红色或者是咖啡色液体，这就是比较典型的贲门黏膜撕裂综合征。

（3）食管-胃底静脉曲张破裂出血　往往很多患者进展成为肝硬化，然后出现腹水、食管-胃底静脉曲张，就会出现呕吐、呕血。

（4）胃癌　我国每年新发的胃癌病例大概有 40 万～50 万，往往这种患者的首发症状就是呕血。

第十节　便血

便血是指消化道出血，血液由肛门排出。便血可呈鲜红色、暗红色或黑色。少量出血不造成粪便颜色改变，需经隐血试验才能确定者，称为隐血。

一、病因及发生机制

引起便血的原因很多，常见的有下列疾病。

1. 下消化道疾病

（1）小肠疾病　肠结核、肠伤寒、急性出血性坏死性肠炎、钩虫病、克罗恩（Crohn）病、小肠肿瘤、小肠血管瘤、空肠憩室炎或溃疡、梅克尔（Meckel）憩室炎或溃疡、肠套叠等。

（2）结肠疾病　急性细菌性痢疾、阿米巴痢疾、血吸虫病、溃疡性结肠炎、结肠憩室炎、结肠癌、结肠息肉等。

（3）直肠肛管疾病　直肠肛管损伤、非特异性直肠炎、放射性直肠炎、直肠息肉、直肠癌、痔、肛裂、肛瘘等。

（4）血管病变　血管瘤、毛细血管扩张症、血管畸形、血管退行性变、缺血性肠炎、痔等。

2. 上消化道疾病

视出血量与速度的不同，可表现为便血或黑便。

3. 全身性疾病

白血病、血小板减少性紫癜、血友病、遗传性毛细血管扩张症、维生素 C 及维生素 K 缺乏症、严重的肝脏疾病、尿毒症、流行性出血热、败血症等。

发生机制可能有：① 黏膜的炎症或溃疡；② 肿瘤的破溃与浸润；③ 血管的损伤或畸形；④ 凝血机制障碍；⑤ 血液灌注下降继发的一系列黏膜病变和凝血机制障碍。

二、鉴别诊断

（1）痔疮　患者在排便时，痔疮受到摩擦后破裂出血，表现为便血，一般为鲜血，血液呈滴状或喷射状，一般无痛。

（2）肛裂　是指肛管皮肤的破裂或撕裂，常常表现为便血，为少量血便或者便后滴血，并伴有肛门剧烈疼痛，严重者还会出现括约肌挛缩，排便时肛门有刀割样剧痛。

（3）结肠息肉　是指突出于结肠肠腔的赘生物，如果息肉较大或者血液在肠腔流速较快时，可以导致血管破裂，患者会出现便血症状，一般为黏液血便或者脓血便。

（4）溃疡性结肠炎　是一种慢性非特异性肠道炎症性疾病，主要表现为间断性腹泻、黏液脓血便、腹痛，病情轻微时没有明显腹痛或者仅有轻微腹痛。

（5）直肠癌　早期直肠癌患者多数无症状，后出现排便习惯改变、血便、脓血便、里急后重、腹胀腹痛等。后期大便逐渐变细，晚期则有排便梗阻、消瘦甚至恶病质。

第十一节　腹泻

腹泻指排便次数增多，粪质稀薄，或带有黏液、脓血、未消化的食物。腹泻可分为急性与慢性腹泻两种，前者起病急，症状多在 2 周内自限，超过 1 个月者多属慢性腹泻。

一、病因及发生机制

（一）病因

1. 急性腹泻

（1）肠道疾病　包括由病毒、细菌、真菌、原虫、蠕虫等感染所引起的肠炎及急性出血性坏死性肠炎、克罗恩病或溃疡性结肠炎急性发作、急性肠道缺血等。此外，医院内感染可致腹泻，亦可因使用抗生素而致抗生素相关性小肠结肠炎。

（2）急性中毒　服食毒蕈、河豚、鱼胆及化学药物如砷、磷、铅、汞等引起的腹泻。

（3）全身性感染　如败血症、伤寒或副伤寒、钩端螺旋体病等。

（4）其他　如变态反应性肠炎、过敏性紫癜，服用某些药物如氟尿嘧啶、利血平及新斯的明等引起腹泻。

2. 慢性腹泻

（1）消化系统疾病

① 胃部疾病：如慢性萎缩性胃炎、胃萎缩及胃大部切除后胃酸缺乏等。

② 肠道感染：如肠结核、慢性细菌性痢疾、慢性阿米巴性痢疾、血吸虫病、梨形鞭毛虫病、钩虫病、绦虫病等。

③ 肠道非感染性疾病：如克罗恩病、溃疡性结肠炎、结肠多发性息肉、吸收不良综合征等。

④ 肠道肿瘤：结肠绒毛状腺瘤及小肠、结肠恶性肿瘤，如癌肿、恶性淋巴瘤等。

⑤ 胰腺疾病：慢性胰腺炎、胰腺癌、囊性纤维化、胰腺广泛

切除等。

⑥肝胆疾病：肝硬化、胆汁淤积性黄疸、慢性胆囊炎与胆石症等。

（2）全身性疾病

①内分泌及代谢障碍疾病：如甲状腺功能亢进症、肾上腺皮质功能减退症、胃泌素瘤、血管活性肠肽（VIP）瘤、类癌综合征及糖尿病性肠神经病变。

②其他系统疾病：系统性红斑狼疮、硬皮病、尿毒症、放射性肠炎等。

（3）药物不良反应　如利血平、甲状腺素、双胍类降血糖药物、洋地黄类药物等。此外，某些抗肿瘤药物和抗生素使用亦可致腹泻。

（4）神经功能紊乱　如肠易激综合征、功能性腹泻等。

（二）发生机制

腹泻的发生机制相当复杂，有些因素又互为因果，从病理生理角度可归纳为下列几个方面。

（1）分泌性腹泻　由胃肠黏膜分泌过多的液体所引起。霍乱弧菌外毒素引起的大量水样腹泻即属于典型的分泌性腹泻。霍乱弧菌外毒素刺激肠黏膜细胞内的腺苷酸环化酶，促使环磷酸腺苷（cAMP）含量增加，促使大量水与电解质分泌到肠腔而导致腹泻。产毒素的大肠埃希菌感染、某些胃肠道内分泌肿瘤如胃泌素瘤、血管活性肠肽瘤所致的腹泻也属分泌性腹泻。

（2）渗透性腹泻　由肠内容物渗透压增高，阻碍肠内水分与电解质的吸收而引起。如乳糖酶缺乏，乳糖不能水解即形成肠内高渗，服用盐类泻药或甘露醇等引起的腹泻亦属此型。

（3）渗出性腹泻　由黏膜炎症、溃疡、浸润性病变致血浆、黏液、脓血渗出引起。见于各种肠道炎症疾病。

（4）动力性腹泻　由肠蠕动亢进致肠内食糜停留时间缩短，未被充分吸收所致腹泻。如肠炎、胃肠功能紊乱及甲状腺功能亢进等。

（5）吸收不良性腹泻　由肠黏膜的吸收面积减少或吸收功能障碍所引起，如小肠大部分切除、吸收不良综合征等。胃与肝胆胰疾病所致消化不良可使肠内容物渗透压增高而致腹泻，临床上难与吸收不良截然区分。

二、鉴别诊断

（1）急性细菌性痢疾　是感染性腹泻最常见的原因，主要在夏秋季发病，可形成大流行或小流行，潜伏期多为 1～2 天，长可达 7 天，患者常以畏寒、发热和不适感急骤起病，有腹痛、腹泻，排便每天十余次至数十次，常伴里急后重、恶心、呕吐与脱水，粪便在病初可为水样，以后排出脓血便或黏液血便，镜检可见大量红细胞、白细胞，粪便培养可培养出痢疾杆菌。

（2）沙门菌属性食物中毒　沙门菌属性食物中毒是细菌性食物中毒的主要形式。

（3）病毒性胃肠炎　病毒性胃肠炎的主要表现为儿童或成人的夏季流行性、无菌性腹泻，临床特点是高度传染性和极低的病死率，有轻度发热、不适感、恶心、呕吐与稀便等症状。

（4）霍乱与副霍乱　副霍乱系由 Eltor 弧菌引起，流行特点与霍乱不同，多为地方性流行，也可散发或呈跳跃式，此菌的培养特点、临床表现与病理改变均与霍乱弧菌相同。

（5）假膜性肠炎　假膜性肠炎是由肠道内顽固性梭状芽孢杆菌（*C.difficile*）异常增殖，产生大量毒素引起。从患者粪便中可检出假膜，假膜外观多呈半透明蛋清样，肉眼较难辨认，将其放入 10% 甲醛溶液中，则外观较清楚。

（6）血吸虫病　早期血吸虫病患者多有腹泻，可为单纯性腹泻，大便稀溏或水样，也有的为痢疾样腹泻，腹泻大多为持续性，少数为间歇性，病程长短不一。

（7）溃疡型肠结核　肠结核多见于 20～40 岁的女性，多数有肠外结核，以肺结核居多，可有消化不良症状，在急性进展期可有毒血症症状，如发热、盗汗、腹痛、腹泻、体力减退、消瘦等，排便每天 3～4 次，多在餐后发作，粪便呈糊状或水样便，一般无脓血便。

（8）肠易激综合征　肠易激综合征为临床上常见的一种肠道功能性疾病，表现为结肠运动功能过度增强或蠕动波异常，临床上常有腹泻、便秘、腹痛等症状，发病多与精神因素有关。

（9）肠道菌群失调　在正常大便菌谱中，常住菌占 90% 以上，其中大肠埃希菌和肠球菌各占一半，过路菌不超过 10%，芽孢菌与酵母菌虽也属常住菌，但数量不超过总菌数的 10%，如过路菌繁殖显著超过正常值（40% 以上），则引起菌群失调，临床上出现腹泻，双歧杆菌属的减少也是菌群失调的重要因素之一。

第十二节　腰背痛

腰背痛是常见的临床症状之一，很多疾病都可引起腰背痛，可能与腰背部长期负重，其结构易于损伤有关。在腰背痛中以下腰背痛最为常见。

一、病因及发生机制

（一）病因

导致腰背痛的原因众多，是腰背组织的直接病变所致，也可是邻近组织器官病变引起；既可以是各种先天性疾病和外伤，也可以是炎症或骨关节疾病；还可以由代谢性疾病或原发、转移的肿瘤所致。根据病变累及的部位及性质，可以是某个部位的局限性疼痛，也可以是整个脊柱痛。

（1）脊柱先天性畸形　脊柱侧弯、脊柱裂、第五腰椎骶化等。

（2）外伤　腰背肌扭伤、劳损，椎体、肋骨骨折，椎间盘突出。

（3）代谢性骨病　甲状旁腺功能亢进、骨质疏松。

（4）全身风湿性疾病与脊柱炎有关的关节炎　特别是强直性脊柱炎，病变主要累及骶髂关节和脊柱，还有类风湿关节炎、骨关节炎等。

（5）骨破坏性疾病　原发肿瘤及骨转移癌、感染，如椎体结核、脓肿等。

（6）内脏疾病引起的放射痛　心绞痛引起左肩背痛，胆囊炎、消化性溃疡、胰腺疾病引起的腰背痛，女性盆腔疾病、男性前列腺炎引起的下腰背、腰骶痛。

（7）其他　有些腰背痛是精神性的，还有因姿势不当造成的腰背痛。

（二）发生机制

腰背痛的发生机制各异，主要的发生机制有以下几个方面。

（1）解剖结构异常　腰背部由脊柱、肌肉、韧带和软组织构成，脊柱的椎管内有脊髓通过。这些组织的解剖结构受到损伤即可引起腰背痛，如椎体骨折、腰肌劳损和椎间盘突出等。

（2）炎症性反应　一些全身性疾病，如类风湿关节炎、与脊柱炎有关的关节炎等。这些疾病不仅引起骨结构破坏，而且会有多种炎性因子异常，如白介素、肿瘤坏死因子等，这些炎性因子引起病变部位的炎性反应，出现疼痛。腰背部的直接感染性疾病也会引起疼痛。

（3）新生物形成　原发或转移至骨的肿瘤引起骨结构破坏。

（4）代谢性疾病　佩吉特（Paget）病、尿黑酸尿和软骨钙质沉积等。

（5）反射性疼痛　一些脏器的疾病引起反射性疼痛。一般认为有些内脏与分布体表的传入神经进入脊髓同一节段并在后角发生联系，来自内脏的痛觉冲动直接激发脊髓体表感觉神经元，引起相应体表区域的痛感，也称放射痛和牵涉痛。如心绞痛的左肩背痛、胆囊炎的右腰背痛、肾结石的腰背痛等。

二、鉴别诊断

（1）腰背筋膜炎　年轻人腰背痛的原因常是腰背筋膜炎，即纤维织炎，由于长期劳损、坐姿不良，伏案工作时间过长，可能造成软组织炎症。这种腰背筋膜炎常是下腰痛的主要原因。

（2）棘上韧带炎、棘间韧带炎　这些炎症可使腰椎正中出现一个局限的压痛点，也影响生活。

（3）腰椎小关节紊乱　当弯腰捡拾东西时，突然仰伸腰部就会出现明显的疼痛，这也是腰背痛的一个重要原因。腰椎小关节紊乱提示腰椎不稳定，容易促使腰椎间盘向后突出，所以增加腰背肌肉的力量可以减缓腰椎小关节紊乱的发生。

（4）腰椎间盘突出或腰椎管狭窄症　椎间盘突出向后压迫周围的神经根也是出现腰背疼痛的重要原因，多数为长时间伏案工作，能通过腰背肌肉功能锻炼、游泳、理疗、热敷使腰背疼痛的症状逐渐得到缓解，避免坐骨神经痛的发生。

第十三节　关节痛

关节痛是指患者自述关节部位的疼痛感觉，是临床上极为常见的一个症状。轻者不影响活动，重者则生活不能自理。引起关节痛的病因很多，既可以发生在关节局部，也可以是全身疾病的一部分，还可以是以关节受累为主的全身疾病，因此关节痛不仅仅局限在关节，很多患者还有全身其他伴随症状。

广义的关节是指骨与骨之间的连结，包括直接连结和间接连结两类。狭义的关节仅指骨与骨的间接连结。根据关节的活动性分为三类。① 不动关节：颅骨缝等为此类关节。由于两骨间相互紧密交锁，无可见的运动。② 微动关节：为纤维软骨结合，有轻微的运动，如椎间盘、耻骨联合和骶髂关节下 1/3 部分。③ 活动关节：间接连结方式的关节是关节中最常见和重要的类型，肢体的运动功能主要靠此类关节维持，是关节痛的好发部位。

一、病因及发生机制

（一）病因

关节痛的原因是多方面的，多见于关节和骨骼疾病、软组织风湿病、感染性疾病、药物反应、过敏及免疫接种等。在正常人中也常出现，尤其女性。有的人从儿童时期出现关节痛直至伴随一生，并且与气候有关。关节痛还可能是精神障碍及其他风湿病的一种表现。下列疾病均可引起关节痛。

（1）弥漫性结缔组织病　是风湿性疾病中损伤最广泛的一类疾病，往往有关节受累，如类风湿关节炎、系统性红斑狼疮等。

（2）与脊柱炎有关的关节炎　常累及脊柱的关节病，与HLA-B27 关系密切，如强直性脊柱炎、瑞特综合征等。

（3）退行性关节疾病　主要是骨关节炎和骨关节病。

（4）与感染有关的关节炎、腱鞘炎和滑膜炎。

（5）代谢和内分泌疾病　痛风和甲状旁腺功能亢进症等可引起关节痛。

（6）肿瘤　原发在滑膜、骨的肿瘤和转移瘤。

（7）神经病变　神经根痛、椎管狭窄等。

（8）伴有关节表现的骨和关节疾病　骨质疏松、骨软化等。

（9）非关节风湿病　肌筋膜疼痛综合征、下腰痛及椎间盘病变。

（10）其他疾病　外伤、血友病、药物诱发的风湿综合征等。

（11）假性关节痛　关节周围的组织损伤，如关节的皮肤结节红斑、肌腱损伤，由于患者判断失误也主诉为关节痛，这一类关节痛未列入风湿性疾病中。

（二）发生机制

以间接连结的活动关节为例，关节是由骨、关节软骨、滑膜、纤维膜、关节内韧带和关节腔构成，关节外附有肌腱、皮下组织和皮肤。关节解剖结构的任何部分受到损伤都可以引起关节痛，因此关节痛的发生机制根据疾病不同而异，常见机制如下。

（1）关节结构的破坏　任何原因直接造成关节结构受损都可以引起关节痛，如骨折、发生在关节处骨的肿痛、关节内软骨韧带的损伤等。这些损伤造成关节痛的主要原因之一是刺激了关节受损部位的神经和炎性反应引起痛感。

（2）炎症介质　任何机械、物理、化学和生物性损伤都可刺激机体产生炎症介质，这些介质种类很多，如组胺、5-羟色胺、前列腺素等，它们共同的作用是，使关节的组织出现变性、渗出及增生等炎症改变，使关节局部有红、肿、热、痛和功能障碍。

（3）感染因子　感染因子是指环境中的致病性微生物，这些微生物如在关节内感染则可直接造成关节损伤引起疼痛。

（4）免疫反应　免疫反应在关节疾病中的作用受到高度重视。多种感染和一些不明原因的自身免疫病，在体内产生多种自身抗体和细胞因子，这些抗体和细胞因子通过复杂的免疫反应，引起关节滑膜、软骨、韧带和肌肉附着点等部位的炎症。

二、鉴别诊断

（1）外伤性关节痛　急性外伤性关节痛常在外伤后即出现受损关节疼痛、肿胀和功能障碍。慢性外伤性关节炎有明确的外伤史，反复出现关节痛，常于过度活动和负重及气候寒冷等刺激时诱发，药物及物理治疗后缓解。

（2）化脓性关节炎　起病急，全身中毒症状明显，早期则有畏寒、寒战和高热，体温高达 39℃以上。病变关节红、肿、热、痛。位置较深的肩关节和髋关节则红肿不明显。患者常感病变关节持续疼痛，功能严重障碍，各个方向的被动活动均引起剧烈疼痛，患者常不愿活动患肢。

（3）结核性关节炎　儿童和青壮年多见。负重大、活动多、肌肉不发达的关节易患结核，其中脊柱最常见，其次为髋关节和膝关节。早期症状和体征不明显。活动期常有疲劳低热、盗汗及食欲下降。病变关节肿胀、疼痛，但疼痛程度较化脓性关节炎轻。活动后疼痛加重。晚期有关节畸形和功能障碍。如关节旁有窦道形成，常可见干酪性物质流出。

（4）风湿性关节炎　起病急剧。常为链球菌感染后出现，以膝、踝、肩和髋等关节多见。病变关节出现红、肿、热、痛，呈游走性，肿胀时间短、消失快，常在 1～6 周内自然消肿，不留下关节僵直和畸形改变。

（5）类风湿关节炎　多由一个关节起病，以手中指指间关节首发疼痛，继而出现其他指间关节和腕关节的肿胀疼痛。也可累及踝、膝和髋等关节，常为对称性。病变关节活动受到限制，有僵硬感，以早晨为重，故称晨僵。可伴有全身发热。晚期常因关节附近肌肉萎缩、关节软骨增生而出现畸形。

（6）退行性关节炎　早期表现为步行、久站和天气变化时病变关节疼痛，休息后缓解。如受累关节为掌指及指间关节，除关节疼痛外，患者常感觉手指僵硬肿胀、活动不便。如病变在膝关节则常伴有关节腔积液，皮温升高，关节边缘有压痛。晚期病变关节疼痛加重，持续并向他处放射，关节有摩擦感，活动时有响声。关节周围肌肉挛缩常呈屈曲畸形，患者常有跛行。

（7）痛风 常在饮酒、劳累或高嘌呤饮食后急性起病，出现关节剧痛，局部皮肤红肿、灼热，患者常于夜间痛醒。以第 1 跖趾关节、拇趾关节多见。踝、手、膝、腕和肘等关节也可受累。病变呈自限性，有时在 1～2 周内自行消退，但经常复发。晚期可出现关节畸形，皮肤破溃，经久不愈，常有白色乳酪状分泌物流出。

第十四节　尿频、尿急与尿痛

正常人白天平均排尿 4～6 次，夜间排尿不超过 0～2 次，每次尿量 200～400mL。如果排尿次数超过正常，称为尿频。尿急是指患者一有尿意即需立即排尿，常常由于无法控制而出现尿失禁。尿急的特点是每次尿量均较正常排尿减少，甚至仅有尿意而无尿液排出。尿痛是指排尿时由于病变部位受到刺激而产生的尿道、耻骨上区及会阴部不适感，主要为刺痛或灼痛。尿频、尿急和尿痛常同时出现，又称为尿路刺激征。

一、病因及发生机制

（1）感染 感染性炎症刺激膀胱和尿道是引起尿频、尿急和尿痛的最常见原因。包括膀胱或尿道直接感染及邻近器官的感染。

① 尿道感染：如肾积脓、肾盂肾炎、肾结核及输尿管炎等，可伴发下尿路感染，引起尿频、尿急和尿痛症状。

② 膀胱炎及尿道炎：包括由结核、真菌、衣原体、淋球菌等导致的感染。

③ 膀胱或尿道邻近部位的感染：如子宫内膜炎、输卵管炎、阴道炎、尿道旁腺炎、前列腺炎、龟头炎、尖锐湿疣和生殖器单纯疱疹等。结肠、直肠或阑尾的炎症、脓肿等也可引起尿道刺激症状。

（2）肿瘤　膀胱、尿道及其邻近器官（如前列腺、子宫、输卵管、结肠、直肠等）的肿瘤，可通过压迫膀胱致膀胱容量减少，或侵害刺激膀胱、尿道，或继发感染导致尿频、尿急和尿痛症状，时常伴有排尿困难。

（3）结石或其他刺激　膀胱或尿道结石是导致尿路刺激的常见原因，膀胱内巨大结石还可导致膀胱容量减少引起尿频。放射等慢性损伤导致的膀胱或尿道慢性纤维化、瘢痕收缩、间质性膀胱炎，以及尿道肉阜、膀胱憩室、尿道内异物刺激等也可导致尿频、尿急和尿痛。女性妊娠晚期膀胱受压，可引起尿频。上述病因还可通过压迫阻塞尿道或刺激尿道痉挛，导致排尿不畅，膀胱内残余尿量增加，有效容量减少，此类患者除尿频、尿急症状外，常同时伴有排尿困难。

（4）化学刺激　如脱水时尿液高度浓缩，高酸性尿刺激膀胱和尿道。某些药物（如环磷酰胺）可刺激膀胱引起出血性膀胱炎，导致尿路刺激征。

（5）神经源性膀胱　神经源性膀胱是指由于神经系统疾病导致膀胱排空或贮存功能紊乱而导致排尿异常。某些神经系统疾病或损伤（如大脑皮质或基底节部位的病变、帕金森病、多发性硬化等）常可引起膀胱高反应性，导致尿频、尿急症状。

（6）多尿导致的尿频　如大量饮水、使用利尿药或有利尿作用的药物、肾脏疾病或内分泌代谢病引起的多尿（如尿崩症）等，临床出现尿频，但常不伴有尿痛、尿急症状。

（7）精神因素　见于精神紧张、焦虑和恐惧时，部分患者在听见流水声音甚至看见水即可出现尿急。

二、鉴别诊断

（1）急性肾盂肾炎　常常表现为高热、畏寒、肾区叩击痛，可伴或不伴尿频、尿急和尿痛症状。而急性膀胱炎和尿道炎由于为黏膜表面感染，因而可无全身症状，仅表现为尿路刺激征。

（2）肾结核　早期由于含结核分枝杆菌的脓尿对膀胱黏膜的刺激可以出现尿频、尿急和尿痛，晚期由于合并膀胱结核，出现膀胱挛缩，膀胱容量减少，尿频症状更为严重，常同时伴有乏力、潮热和盗汗等结核感染的全身症状。少数患者由于输尿管结核，使输尿管闭塞，尿频、尿急和尿痛症状可突然减轻或好转。

（3）尿道感染　伴尿道口脓性分泌物及红肿，多见于淋球菌、沙眼衣原体感染等性传播性疾病。

（4）前列腺炎　急性前列腺炎起病急，可伴有感染中毒症状，直肠指检发现前列腺肿大，有明显触痛。慢性前列腺炎会阴部酸胀、肛门下坠、耻骨上隐痛并向腹股沟放射、性功能障碍（如阳痿、早泄等）及头昏、失眠、乏力等全身症状，查体前列腺质韧，有轻压痛。

（5）前列腺增生　多见于 50 岁以后，伴有进行性排尿困难，严重时可出现尿潴留，查体可有膀胱充盈，前列腺增大、表面光滑、有弹性。

（6）前列腺癌　病情进展迅速，查体发现前列腺质硬，表面凸凹不平。

（7）泌尿系结石　膀胱结石常伴排尿困难、尿流中断或尿流分叉；尿道结石时尿痛症状突出，伴排尿困难，尿线变细，有终末血尿，严重者出现尿潴留。

（8）神经源性膀胱　见于有神经系统疾病病史，常同时伴有下肢感觉和运动障碍。

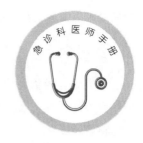

第二章
创伤性疾病

第一节　概述

创伤是指机械性致伤因素作用于人体所造成的组织结构完整性的破坏或功能障碍。广义的创伤也包括化学、生物等因素。

一、诊断要点

1. 受伤史

（1）受伤情况　首先了解致伤原因及机制，可明确创伤类型、性质和程度。如刺伤，虽伤口较小，但可伤及深部血管、神经或内脏器官；坠落伤不仅可造成软组织伤，还可导致一处或多处骨折，甚至内脏损伤。

（2）伤后表现及其演变过程　不同部位创伤，伤后表现不尽相同。如神经系统损伤，是否有意识丧失、喷射性呕吐及肢体瘫痪等；胸部损伤是否有呼吸困难、咳嗽及咯血等；对腹部创伤应了解最先疼痛的部位、程度、性质及疼痛范围扩大等情况。

2. 体格检查

从整体上观察伤员状态，区别伤情轻重。对生命体征平稳者，可做进一步详细体检。伤情危重者，可先着手急救，在抢救中逐步检查。

（1）初步检查（初次评估）　一般在现场急救或急诊抢救室中

进行，目的是快速判断是否存在威胁生命和肢体安全的状态，一般可按照"ABCDEF"的顺序进行检查。

"A"（airway）——判断气道是否通畅。

"B"（breathing）——评估呼吸是否正常，是否有张力性气胸和开放性血气胸。

"C"（circulation）——判断有无致命性大出血和失血性休克等。

"D"（disability）——评估中枢神经系统有无障碍。

"E"（exposure/environment）——暴露患者身体，全面检查，并评估现场救治环境是否安全。

"F"（fracture）——评估有无骨折。

（2）详细检查（二次评估） 可按"CRASH PLAN"的检诊程序，即心脏、呼吸、腹部、脊柱、头部、骨盆、肢体、动脉和神经的顺序检查。

（3）伤口检查 对于开放性损伤，必须仔细观察伤口或创面，注意伤口形状、大小、边缘、深度及污染情况、出血的性状、外露组织、异物存留及伤道位置等。

3. 辅助检查

（1）实验室检查 血常规可判断失血或感染情况；尿常规可提示泌尿系统损伤；心肌酶谱、肝肾功能、淀粉酶及凝血功能对评估器官损伤有一定价值；血气分析对于危重伤员的病情严重程度及预后判断有重要意义。

（2）穿刺和导管检查 诊断性穿刺是一种简单、安全的辅助方法，可在急诊室内进行。阳性时能迅速确诊，但阴性时不能完全排除组织或器官损伤的可能性，还应注意区分假阳性和假阴性；休克或昏迷患者尽快留置导尿管导尿。

（3）影像学检查 对于胸部和腹腔脏器损伤者，X线平片检查可明确是否有肋骨骨折、气胸、血气胸、肺病变或腹腔积气等；

超声检查可发现胸腔、腹腔的积血和肝、脾破裂等；选择血管造影可帮助确定血管损伤和某些隐蔽的器官损伤；CT 或增强 CT 扫描由于可快速及精确诊断而在多发伤中应用广泛。

二、治疗

1. 急救

急救目的是挽救生命和稳定伤情，为进一步抢救创造条件。必须优先抢救的急症主要有呼吸心搏骤停、窒息、大出血、脑疝、张力性气胸和休克等。常用的急救技术主要有复苏、通气、止血、包扎、固定和搬运等。

2. 进一步救治

伤员经现场急救被送到有救治能力的医疗机构后，应对其伤情进行评估，并采取针对性的措施进行救治。

3. 急救程序

可按以下步骤进行：① 监护呼吸、血压、心率、意识和瞳孔、血氧饱和度等生命体征，迅速评估伤情；② 对生命体征的改变作出处置，如气管插管、抗休克及包扎止血等；③ 分析受伤情况，仔细体格检查；④ 必要的辅助检查；⑤ 确定性治疗，如各种手术等。

4. 批量伤员的救治

批量伤员处理的优先顺序一般分为四类。

（1）危重病人（第一优先） 有危及生命的严重创伤，但经及时治疗能够获救，应给予红色标记，优先给予护理及转运。

（2）重症病人（第二优先） 有严重损伤，但经急救处理后生命体征或伤情暂时稳定，可在现场短暂等候而不危及生命或导致肢体残缺，给予黄色标记，给予次优先转运。

（3）轻症病人（第三优先） 可自行行走，无严重损伤，可适当延迟转运和治疗，给予绿色标记，将伤者先引导至轻伤接收站。

（4）死亡或濒死者（第四优先） 已死亡或无法挽救的致命性创伤造成的濒死状态。如呼吸、心跳已停止，且超过 10min 未给予心肺复苏救治，或因头、胸、腹严重外伤而无法实施心肺复苏救治者，给予黑色标记，停放在特定区域，等待相应后续处理。

5. 损伤控制外科策略

对于损伤严重、处于生理极限的伤员采取损伤控制外科策略，即早期简化手术、复苏等，待病人全身情况改善后再行确定性手术的救治策略。指征包括：① 严重脏器损伤伴大血管损伤；② 严重多发伤；③ 大量失血；④ 出现低体温、酸中毒和凝血功能障碍；⑤ 上述指标处于临界值而预计手术时间超过＞90min。

6. 闭合性创伤的治疗

（1）临床上多见的是软组织挫伤、扭伤等。

（2）常用物理疗法，如伤后初期局部可用冷敷，12h 后改用热敷或红外线治疗，或包扎制动，还可服用云南白药等。少数挫伤后有血肿形成时，可加压包扎。

（3）闭合性骨折和脱位应先予以复位，然后根据情况选用各种外固定或内固定的方法制动。

7. 开放性创伤的处理

（1）浅表小伤口的处理 长径 1cm 左右的皮肤、皮下浅层组织伤口先用等渗盐水棉球蘸干净组织裂隙，再用 70% 乙醇或碘伏消毒外周皮肤，可用一条小的蝶形胶布固定创缘使皮肤完全对合，再在皮肤上涂碘伏消毒，包扎。1 周内每日涂碘伏，10 日左右除去胶布。仅有皮肤层裂口消毒后无菌包扎即可。

（2）一般伤口处理 开放性伤口常有污染，应行清创术，目的是将污染伤口变成清洁伤口，为组织愈合创造良好条件。清创时间越早越好，伤后 6～8h 内清创一般都可达到 I 期愈合。

（3）感染伤口的处理 用等渗盐水或呋喃西林等药液纱布条敷在伤口内，引流脓液，促使肉芽组织生长。肉芽组织生长较好

时，脓液较少，表面呈粉红色、颗粒状突起，擦之可渗血，同时
创缘皮肤有新生，伤口可逐渐收缩；如肉芽组织有水肿，可用高渗
盐水湿敷；如肉芽组织生长过多已超过创缘平面而有碍创缘上皮生
长，可用 10% 硝酸银液棉签涂肉芽面，随即用等渗盐水棉签擦去。

第二节　多发伤

多发伤是指在同一机械致伤因素作用下，机体同时或相继
发生的 2 个及 2 个以上解剖部位的损伤，并且至少有一处损伤
可危及生命者称为多发伤；多发伤的严重程度视创伤严重度评
分（injury severity score，ISS）而定，ISS≥16 则定为严重多发伤；
单一解剖部位的多处损伤不应该称为多发伤，应以解剖部位命名，
如腹部多脏器伤等。

（1）两个或两个以上解剖部位受伤　简明创伤评分
（abbreviated injury scale，AIS）2005 版将人体分为头、面、颈、
胸、腹和盆腔、脊柱脊髓、上肢、下肢、体表共 9 个部位，用于
单个或多部位伤。

（2）至少一处为严重伤　多发伤至少一处为严重伤，可能威
胁生命或肢体，至少一处损伤 AIS≥3 分。ISS 值为 3 个最严重损
伤部位最大 AIS 值的平方和，即每个区域只取一个最高值，不超
出 3 个区域，故多发伤 ISS 至少在 10 分以上。一般 ISS≥16 分为
重伤，≥25 分为严重伤。≥50 分者伤死率很高，75 分及以上者
极少存活。

一、诊断

多发伤与疾病不同，严重多发伤救治必须争分夺秒，接诊患
者后首要任务是紧急救治以挽救生命，在控制气道、呼吸循环功

能稳定前提下尽快明确诊断，这一过程可能耗时数分钟到数小时，甚至更长时间。故多发伤诊断（或称伤情评估）更强调动态性和紧急性，其面临的挑战包括确定救治方案、避免遗漏或误诊等。

二、伤情评估

（一）快速伤情评估

1. 意识状况

通过呼唤伤者并观察瞳孔变化、眼球运动及神经系统的反射情况评估伤者意识状况。意识障碍一般分为嗜睡、昏睡、朦胧状态、意识模糊、昏迷，其中昏迷又分为轻、中、重三度。

2. 呼吸状况

了解伤者有无呼吸道梗阻，评估呼吸频率、节律，呼吸频率每分钟小于 10 次或大于 30 次提示创伤严重，注意有无异常呼吸音。多发伤救治应进行双肺听诊，尤其是肺底部的听诊。发绀是缺氧的典型表现，动脉血氧饱和度低于 85% 时，在口唇、指甲、颜面等处出现发绀。

3. 循环状况

了解伤者脉搏的频率、节律，听诊心音是否响亮，血压是否正常。尤其应迅速判断有无心搏骤停。不能扪及桡动脉搏动或收缩压小于 90mmHg，心率每分钟小于 50 次或大于 120 次均提示严重创伤。快速准确评估循环情况，循环不稳定、预估失血量超过 20% 需紧急输血、快速建立中心静脉通道，困难者可选择骨髓腔穿刺术，穿刺成功率高，可快速输血、输液，提高抢救成功率。

4. 其他内脏损伤判断

应严密观察有无脏器活动性出血的可能。颅脑伤后要严密观察神志、瞳孔大小及肢体活动情况。胸部伤后要严密观察有无心包或胸腔内积血，有条件时可行胸腔穿刺以明确诊断及判断伤情严重程度。腹部穿透伤后要特别注意有无腹部移动性浊音、腹腔出血等，有条件时可行腹腔穿刺、床旁 B 超等以明确诊断及评估伤情严重程度。

（二）院前创伤评分

1. 院前指数（prehospital index，PHI）

由收缩压、脉搏、呼吸、意识 4 项生理指标按 0～5 分的标准相加。总分 0～20 分，分值越高伤情越重，0～3 分为轻伤，4～20 分为重伤，胸腹穿透伤另加 4 分。

2.CRAMS 评分法

根据循环、呼吸、腹部和胸部、运动和语言表现，按正常、轻度和重度改变，各项分别计 2 分、1 分、0 分，正常总分 10 分，分值越低伤情越重。9～10 分为轻度，7～8 分为重度，≤6 分为极重度。

3. 创伤计分法（trauma score，TS）

根据呼吸频率和幅度、收缩压、毛细血管充盈状况和昏迷评分（GCS），5 项分值相加。总分 1～16 分，分值越低伤情越重，≤12 分视为重伤。

4.GCS 计分法

按睁眼、语言和运动三项分别的分值相加计分，最低 3 分，最高 15 分。

（三）院内伤情评估

1.ABCDE 评估

按照创伤急救 ABCDE 程序（A 即 airway，颈椎保护下维持患者气道通畅；B 即 breathing，呼吸和通气；C 即 circulation，循环 / 控制出血；D 即 disability，功能障碍 / 神经状态；E 即

exposure，暴露患者 / 环境温度控制）进行伤情评估，在颈椎稳定下评估气道、呼吸和循环，迅速辨别和处理危及生命的情况：气道阻塞，通气障碍（张力性气胸、开放性气胸、大量血胸、连枷胸、双肺广泛挫伤），循环障碍（大出血、心脏压塞、识别心跳骤停、决定是否启动心肺复苏）。一般而言，严重通气障碍是比失血性休克更快的致死因素，必须尽快解除。但应特别注意，在灾难性致命性大出血时，快速控制失血应优先于气道处理。另外，此评估是动态的、可重复的，也可是多人同时进行的。

2.CRASH PLAN 系统评估

（1）心脏及循环系统（cardiac） 了解血压、脉搏、心率，注意有无心脏压塞的 BECK 三联征，即颈静脉怒张、心音遥远、血压下降，动脉压降低，脉压减小。

（2）胸部及呼吸系统（respiration） 有无呼吸困难；气管有无偏移；胸部有无伤口、畸形、反常呼吸、皮下气肿及压痛；叩诊音是否异常；呼吸音是否减弱。常规的物理检查、胸腔穿刺、X 线片及心脏超声检查可确诊绝大部分胸部损伤，对部分患者可行 CT 检查确诊。

（3）腹部（abdomen） 实质性脏器损伤根据血流动力学变化、CT 和超声等动态检查，多数能确诊。而肠道损伤仍是全身脏器中最易漏诊、误诊的。应注意腹部创伤后约 40% 的病人缺乏腹膜炎体征，如果病人不清醒、中毒和高位脊髓损伤等均可缺乏腹部感觉。因此，对于主观性较强的腹膜刺激征而言，笔者提出"多次、多人检查"的原则，提高其客观性。

对腹部而言没有哪一项辅助检查是完美的，对于伤后或手术后积极复苏仍无法稳定血流动力学或持续发热的严重脓毒血症患者，在肺部等其他部位感染无法解释时，阴性的诊断性腹腔灌洗和腹部 CT 扫描不应成为禁忌剖腹探查术的依据。

（4）脊柱（spine） 脊柱有无畸形、压痛及叩击痛；运动有无障碍；四肢感觉、运动有无异常。尤其注意锁骨以上损伤可能存在颈椎损伤的可能性，应及时行颈托固定，怀疑应行脊柱各部位 X 线、CT、MRI 检查。

（5）头部（head） 注意意识状况，检查有无伤口、血肿及凹陷；检查 12 对脑神经有无异常及 GCS 评分；注意肢体肌力、肌张力是否正常，检查生理反射和病理反射的情况；怀疑颅脑损伤时应行头颅 CT 检查。

（6）骨盆（pelvis） 检查骨盆挤压、分离试验，可行 X 线和CT 检查。

（7）肢体（limbs） 常规行视、触、动、量检查，必要时做X 线等检查。

（8）动脉（arteries） 主要是外周动脉搏动和损伤情况，可行多普勒超声、CT 血管造影或 DSA 检查。

（9）神经（nerves） 检查感觉、运动，明确各重要部位神经有无损伤及定位体征。

3. 影像学检查精确评估

多层螺旋 CT 能在极短时间内（亚毫米全身扫描 15s）、单一检查方法（不必再分别行超声检查、普通 X 线摄片）、单一检查体位完成多部位、多系统检查，能显示 X 线平片或普通 CT 难以发现的内脏损伤和膈肌损伤，显著提高了骨折、腹腔和胸腔内脏器损伤的诊断水平。

4. 多次动态检查全面评估

（1）初次评估 在事故现场、救护车上或急诊科医护人员首次接触伤员时，紧急评估气道、呼吸和循环等，重点在颅脑、颈、胸及腹部的检查，同时给予生命支持。

（2）二次评估 在急诊室，对伤员进行系统全面的整体评估，有助于明确身体各部位明显的损伤，同时借助先进的仪器设备，对头颅、胸腹腔和盆腔内脏器组织进行更直观的观察和评估。

（3）三次评估　从头顶到足趾的检查，可在急诊科、ICU 或外科病房伤员生命体征比较稳定时进行，常能发现救治过程中遗漏的微小的损伤，这些小的骨折和韧带损伤常是长期功能障碍的主要原因。

第三节　颅脑损伤

颅脑损伤（craniocerebral injury）是一种常见疾病，发病率仅次于四肢伤，主要因交通事故、坠落、跌倒、火器等所致。颅脑损伤方式一般有两种：一种是暴力直接作用于头部引起的损伤，称为直接损伤；另一种是暴力作用于身体其他部位，然后传导至头部所造成的损伤，称为间接损伤。

目前，国际上较广泛运用的是格拉斯哥昏迷评分（Glasgow coma score，GCS，表 2-1），分别对病人的运动（motor）、言语（verbal）、睁眼反应（eye response）进行评分，作为判断病情的依据。并将颅脑损伤分成三种类型：轻型颅脑损伤 13～15 分，伤后昏迷时间<20min；中型颅脑损伤 9～12 分，伤后昏迷 20min 至 6h；重型颅脑损伤 3～8 分，伤后昏迷>6h，或在伤后 24h 内意识恶化并昏迷>6h。

表 2-1　GCS 评分标准

运动反应	计分	言语反应	计分	睁眼反应	计分
遵嘱动作	6	回答正确	5	自动睁眼	4
疼痛定位	5	回答错误	4	呼唤睁眼	3
刺痛躲避	4	说单个词	3	刺痛睁眼	2
刺痛屈曲	3	只能发音	2	不能睁眼	1
刺痛伸展	2	不能言语	1		
无反应	1				

一、头皮损伤

头皮损伤均由直接外力造成，损伤类型与致伤物有关。钝器可造成头皮挫伤、不规则裂伤或头皮血肿，锐器损伤的伤口整齐，头发绞入机器则可引起头皮撕脱伤。

（一）头皮血肿

（1）头皮富含血管，遭受钝器损伤后，可使血管破裂，因此可能出现没有头皮裂伤却存在头皮血肿的情况。

（2）皮下血肿（subcutaneous hematoma） 比较局限，周边较中心区更硬，无波动，易误诊为颅骨凹陷骨折，必要时行 CT 检查进行鉴别。这类血肿量少，可观察或伤后立即冰敷，短期内血肿可自行吸收。

（3）帽状腱膜下血肿（subgaleal hematoma） 因不受颅缝限制，可扩散至全头，触之较软，可有明显波动。血肿较小者可加压包扎头部，待其自行吸收；若血肿较大且凝血功能正常时，则应严格进行皮肤消毒后穿刺抽吸血肿，再加压包扎头部。

（4）骨膜下血肿（subperiosteal hematoma） 常以骨缝为界，出血量较少，张力较高，局限于单一颅骨范围内。临床表现为显著疼痛，张力高，扪之质硬，波动感不明显。

（二）头皮裂伤

锐器所致的头皮裂伤（scalp laceration）伤口创缘整齐，多数裂伤仅限于头皮，可深达骨膜，一般颅骨完整。少数锐器可插入颅内，穿透颅骨和硬脑膜造成开放性脑损伤。钝器造成的头皮裂伤多不规则，创缘有挫伤痕迹，常伴着力点的颅骨骨折或脑损伤。

宜尽早行清创缝合术，如受伤时间达 24h，只要无明显感染征象仍可彻底清创后行一期缝合。术中应将伤口内的头发、泥沙等异物彻底清除；将明显坏死污染的头皮切除，但不可切除过多，以免缝合时产生张力。

（三）头皮撕脱伤

头皮撕脱伤（scalp avulsion）是最严重的头皮损伤，往往因头发卷入高速转动的机器内所致。由于皮肤、皮下组织和帽状腱膜三层紧密连接，所以在强烈的牵扯下往往将头皮自帽状腱膜下间隙全层撕脱，有时还连同部分骨膜。

头皮撕脱伤应根据伤后时间、撕脱是否完全、撕脱头皮的条件、颅骨是否裸露、创面有无感染等情况采用不同的方法处理：① 若皮瓣部分脱离且血供尚好，则清创后原位缝合。② 如皮瓣已完全脱落但完整，无明显污染，血管断端整齐，且伤后未超过6h，则清创后头皮血管显微吻合，再全层缝合头皮。③ 如撕脱的皮瓣挫伤或污染不能再利用，而骨膜未撕脱，可取自体中厚皮片作游离植皮，或作转移皮瓣；若骨膜已遭破坏，颅骨外露，可先作局部筋膜转移，再植皮。④ 撕脱时间长，创面感染或经上述处理失败者，可先行创面清洁和更换敷料，待肉芽组织生长后再植皮。如颅骨裸露，还需做多处颅骨钻孔至板障层，待钻孔处长出肉芽组织后再植皮。

二、颅骨骨折

颅骨骨折是指外界暴力造成颅骨正常结构改变。闭合性颅脑损伤中有颅骨骨折者占15%～20%。颅骨骨折（skull fracture）的危害性常常不在于骨折本身，而在于同时并发的硬脑膜、脑组织、脑内血管和脑神经的损伤。

（一）颅盖骨折

颅盖骨折一般分为线形骨折（linear fracture）和凹陷骨折（depressed fracture）两种。

1. 临床表现和诊断

线形骨折可伴有头皮损伤（挫裂伤、头皮血肿），常需 X 线平片或 CT 骨窗检查。高分辨 CT 还可查出细小的骨折线。

2.治疗

线形骨折本身无需外科处理。但如骨折线通过脑膜血管沟或静脉窦时，应警惕硬脑外血肿的发生。

（二）颅底骨折

颅底骨折（skull base fracture）可由颅盖骨折延伸而来，少数可因头部挤压伤或着力点位于颅底水平所造成。

1. 临床表现

临床表现主要有：耳、鼻出血或脑脊液漏；脑神经损伤；皮下或黏膜下淤血斑。

2. 诊断

颅底骨折的诊断依靠临床表现，需要头颅 CT 明确诊断。颅底的高分辨 CT（HRCT）有助于对骨折部位精确定位，磁共振加权成像有助于发现脑脊液漏的漏口。

3. 治疗

颅底骨折如为闭合性，可无特殊处理。若合并脑脊液漏，病人需取头高位并绝对卧床休息，避免用力咳嗽、打喷嚏和擤鼻涕，同时给予抗生素预防颅内感染治疗，绝大多数漏口会在伤后 1~2 周内自行愈合。

三、脑损伤

颅脑损伤中最为重要的是脑损伤。脑损伤分为原发性损伤和继发性损伤两大类。前者是指外力作用于头部时立即发生的损伤，后者是指头部受伤一段时间后出现的脑损害。原发性脑损伤，包括脑震荡（cerebral concussion）和脑挫裂伤（cerebral contusion）；

继发性脑损伤包括脑水肿、脑肿胀和颅内血肿等。

（一）脑震荡

脑震荡是较轻的脑损伤，其特点为伤后即刻发生短暂时间的意识障碍和近事遗忘。

1. 临床表现和诊断

伤后立即出现短暂的意识丧失，持续数秒至数分钟，一般不超过半小时。或仅表现为瞬间意识混乱，并无昏迷。同时伴有面色苍白、瞳孔改变、出冷汗、血压下降、脉弱、呼吸浅慢等自主神经和脑干功能紊乱的表现。意识恢复后，对受伤时和伤前近期的情况不能回忆，即近事遗忘。

2. 治疗

脑震荡无特殊治疗，一般卧床休息 5～7 天，酌用镇静、镇痛药物，消除病人的畏惧心理，多数病人在 2 周内恢复正常，预后良好。

（二）脑挫裂伤

脑挫裂伤是头部遭受暴力造成的原发性脑器质性损伤，既可发生于着力点的脑组织，也可在对冲部位。

1. 临床表现

（1）意识障碍　是脑挫裂伤最突出的症状之一。伤后可立即发生，持续时间长短不一，由数分至数小时、数日、数月乃至迁延性昏迷，与脑损伤轻重程度相关。

（2）头痛、恶心、呕吐　也是脑挫裂伤最常见的症状。疼痛可局限于某一部位（多为着力部位），亦可为全头性疼痛，呈间歇或持续性，伤后 1～2 周内最明显，以后逐渐减轻。

（3）生命体征　轻度和中度脑挫裂伤病人的血压、脉搏、呼吸多无明显改变；重度脑挫裂伤，由于脑组织出血和水肿引起颅内压增高，可出现血压上升、脉搏变慢、呼吸深慢，危重者出现病理呼吸。

（4）局灶症状和体征　伤后立即出现与脑挫裂伤部位相应的神经功能障碍或体征，如运动区损伤出现对侧肢体瘫痪，语言中枢损伤出现失语等。但额叶和颞叶前端损伤后，可无明显神经功能障碍。

2.诊断

头部CT扫描能清楚地显示脑挫裂伤的部位、范围和程度，是目前最常用的检查手段。脑挫裂伤的典型CT表现为局部脑组织内有高低密度混杂影，点片状高密度影为出血灶，低密度影则为水肿区。

3.治疗

（1）一般处理

① 体位：抬高床头 $15°\sim30°$，以利于颅内静脉血液回流。

② 保持呼吸道通畅：是脑挫裂伤治疗中的一项重要措施。呼吸道梗阻可加重脑水肿，使颅内压进一步升高，导致病情恶化。

③ 营养支持：对于血流动力学不稳定的病人，早期可采用肠道外营养，经静脉输入脂肪乳剂、复方氨基酸、维生素等。

④ 警惕躁动和癫痫：躁动可能为脑疝发生前的表现；癫痫发作可加重脑细胞损伤，必要时可使用药物（丙戊酸钠）预防。

⑤ 高热处理：高热可使代谢率增高，加重脑缺氧和脑水肿，必须及时处理。中枢性高热可采取亚低温冬眠治疗。

⑥ 脑保护：促苏醒和功能恢复治疗：巴比妥类药物（戊巴比妥）有清除自由基、降低脑代谢率作用，可改善脑缺血缺氧，有益于重型脑损伤的治疗。

（2）防止脑水肿或脑肿胀　继发性脑水肿或脑肿胀和颅内血肿是导致脑挫裂伤病人早期死亡的主要原因。控制脑水肿或脑肿胀是治疗脑挫裂伤最为重要的环节之一。

（3）手术治疗 适应证：① 继发性脑水肿严重，脱水治疗无效，病情加重；② 颅内血肿清除后，颅内压无明显缓解，伤区脑组织继续水肿或肿胀，并除外颅内其他部位血肿；③ 脑挫裂伤灶和血肿清除后病情好转，转而又恶化出现脑疝。

（三）弥漫性轴索损伤

脑弥漫性轴索损伤是头部遭受旋转外力作用时，因剪应力而造成的以颅中央区域脑内神经轴索肿胀断裂为主要特征的损伤，在重型颅脑损伤中占 28%～50%，治疗困难，预后差。

1. 临床表现

（1）伤后即刻发生长时间严重的意识障碍。损伤愈严重，意识障碍愈深。慢性轴索损伤病人无伤后清醒期。

（2）部分病人可有单侧或双侧瞳孔散大，广泛损伤者可有双眼同向偏斜、向下凝视或双侧眼球分离等。

2. 诊断

伤后即刻发生的意识障碍是弥漫性轴索损伤的典型表现，昏迷持续时间超过 6h，CT 或 MRI 检查示大脑灰白质交界区、胼胝体、脑干、基底节等区域存在散在性出血灶或非出血病灶。

3. 治疗

包括呼吸道管理、过度换气和吸氧、亚低温、钙通道阻滞药、脱水、巴比妥类药物等。治疗过程中若病情恶化，应及时复查 CT，如发现迟发颅内血肿或严重脑水肿，有手术指征者立即手术，清除血肿或行去骨瓣减压术。

四、颅内血肿

颅内血肿是颅脑损伤中最常见、最严重的继发性病变，发生率约占闭合性颅脑损伤的 10% 和重型颅脑损伤的 40%～50%。按部位分为硬脑膜外血肿、硬脑膜下血肿和脑内血肿。

（一）硬脑膜外血肿

硬脑膜外血肿约占外伤性颅内血肿的 30%，大多属于急性型。可发生于任何年龄，儿童少见。

1. 临床表现

（1）意识障碍　进行性意识障碍为硬脑膜外血肿的主要症状，其变化过程与原发性脑损伤的轻重和血肿形成的速度密切相关。

（2）颅内压增高　病人在昏迷前或中间清醒（好转）期常有头痛、恶心、呕吐等颅压增高症状，伴血压升高、呼吸和脉搏变慢等生命体征改变。

（3）瞳孔改变　早期因动眼神经受到刺激，患侧瞳孔缩小，但时间短暂，甚至不被发现；随即由于动眼神经受压，患侧瞳孔散大；若脑疝继续发展，脑干严重受压，中脑动眼神经核受损，则双侧瞳孔散大。

（4）神经系统体征　伤后立即出现的局灶神经功能障碍的症状和体征，系原发性脑损伤的表现。但当血肿增大引起小脑幕切迹疝时，则可出现对侧锥体束征。脑疝病情发展，脑干受压可导致去大脑强直。

2.诊断

根据头部受伤史，伤后当时清醒，随后昏迷，或出现有中间清醒（好转）期的意识障碍过程，结合 CT 检查显示骨折线经过脑膜中动脉或静脉窦沟，一般可以早期诊断。

CT 扫描可以直接显示硬脑膜外血肿，表现为颅骨内板与硬脑膜之间的双凸镜形或弓形高密度影。

3.治疗

（1）手术治疗

① 适应证：有明显颅内压增高症；CT 扫描提示明显脑受压的硬脑膜外血肿；小脑幕上血肿量＞30mL、颞区血肿量＞20mL、

幕下血肿量＞10mL 以及压迫大静脉窦而引起颅内高压的血肿。

②方法：骨瓣或骨窗开颅，清除血肿，妥善止血。

（2）非手术治疗　适应证：无明显意识障碍，病情稳定，CT扫描所示幕上血肿量＜30mL，小脑幕下血肿量＜10mL，中线结构移位＜1.0cm 者。

（二）硬脑膜下血肿

硬脑膜下血肿约占外伤性颅内血肿的 40%，多属急性或亚急性型。

1. 临床表现

（1）意识障碍　伴有脑挫裂伤的急性复合型血肿病人多表现为持续昏迷或昏迷进行性加重，亚急性或单纯型血肿则多有中间清醒期。

（2）颅内压增高　血肿及脑挫裂伤继发的脑水肿均可造成颅内压增高，导致头痛、恶心、呕吐及生命体征改变。

（3）瞳孔改变　复合型血肿病情进展迅速，容易引起脑疝而出现瞳孔改变，单纯型或亚急性血肿瞳孔变化出现较晚。

（4）神经系统体征　伤后立即出现偏瘫等征象，系脑挫裂伤所致。逐渐出现的体征则是血肿压迫功能区或脑疝的表现。

2. 诊断

根据头部外伤史，伤后即有意识障碍并逐渐加重，或出现中间清醒期，伴有颅内压增高症状，多表明有急性或亚急性硬脑膜下血肿。CT 检查可以确诊，急性或亚急性硬脑膜下血肿表现为脑表面与颅骨之间有新月形高密度、混杂密度或等密度影，多伴有脑挫裂伤、脑组织受压和中线移位。

3. 治疗

急性和亚急性硬脑膜下血肿的治疗原则与硬脑膜外血肿类似，不同的是硬脑膜外血肿多见于着力部位，而硬脑膜下血肿既可见于着力部位，也可见于对冲部位，因此若病情危急术前未作 CT 检查的情况下行开颅手术，着力部位和对冲部位均应钻孔引流减压并探查。如已完善 CT 明确出血部位，应根据患者临床症状及出血量，选用开颅手术清除血肿，若脑组织挫裂伤及脑肿胀明显、脑疝形成，必要时可行去骨瓣减压术。

慢性硬脑膜下血肿病人凡有明显症状者，应手术治疗，且首选钻孔置管引流术：血肿较小者于顶结节处钻一孔即可，较大者在额部再钻一孔，切开硬脑膜和血肿的壁层包膜，经骨孔置入导管于血肿腔内，用生理盐水反复冲洗直至流出液体清亮为止。保留顶结节钻孔处的导管，引流 2～3 天，多可治愈。由于存在部分复发，必要时需复查 CT 或 MRI。

（三）脑内血肿

脑内血肿比较少见，在闭合性颅脑损伤中，发生率为 0.5%～1.0%。常与枕部着力时的额、颞对冲性脑挫裂伤同时存在，少数位于着力部位。

1. 临床表现与诊断

脑内血肿与伴有脑挫裂伤的复合性硬脑膜下血肿的症状相似，两者常同时存在。CT 检查可证实脑内血肿的存在，表现为脑挫裂伤区附近或脑深部白质内类圆形或不规则高密度影。

2. 治疗

脑内血肿的治疗与硬脑膜下血肿相同，多采用骨瓣或骨窗开颅，在清除脑内血肿的同时清除硬脑膜下血肿和明显挫碎糜烂的脑组织。

五、开放性颅脑损伤

致伤物造成头皮（黏膜）、颅骨、硬脑膜同时破裂，脑脊液流出，脑组织与外界相通的创伤统称为开放性颅脑损伤。

1. 临床表现

（1）意识障碍　锐器所致的脑损伤局限于着力点，伤后很少立即出现意识障碍。钝器所致的脑损伤也伴有脑的弥散性损害，多数病人伤后立即出现意识障碍。如合并颅内血肿，也可出现中间清醒（好转）期的意识变化过程。

（2）脑局灶症状　因开放伤的脑局部损伤比较严重，故脑局灶症状较多见，如瘫痪、感觉障碍、失语、偏盲等。

（3）生命体征改变　锐器所致的局限性开放伤，生命体征多无明显变化。但如直接伤及脑干、下丘脑部等重要结构，或钝器引起广泛脑损伤时，生命体征可有明显改变。另外，头部开放伤口大量失血者可出现失血性休克征象。

（4）脑脊液、脑组织外溢　有些开放性脑损伤病人的伤口处可见脑脊液和（或）脑组织外溢。

2. 诊断

开放性颅脑损伤病人头部有伤口，可见到脑脊液和（或）脑组织外溢，诊断不难。但要了解颅内损伤情况及有无继发血肿、异物存留等，还需依靠辅助检查。

CT 检查可以确定脑损伤的部位和范围及是否继发颅内血肿、脑水肿或脑肿胀，对存留的骨折片或异物作出精确的定位。

3. 治疗

（1）防治休克　因创伤部出血多而造成的失血性休克比较常见。因此需迅速控制出血，补充血容量，纠正休克。

（2）插入颅腔致伤物的处理　对插入颅腔的致伤物，不可贸然拔出，在充分评估致伤物的位置与可能伤及的颅内重要结构（血管等）的情况下，才可在手术中尽量显露致伤物周围重要结构后，将其小心取出。

（3）显露脑组织的保护　有时由于创伤和骨折范围较大，破碎脑组织外溢或脑组织经伤口突出多见。这对缓解急性颅内压增高有利，但也增加了颅内感染的机会。急救处理时应注意保护显露的脑组织。

（4）清创手术　开放性颅脑损伤应争取在 6～8h 内施行清创术，在无明显污染并应用抗生素的前提下，早期清创的时限可延长到 72h。术前应仔细检查伤口，仔细阅读 CT 片。清创由浅入深，逐层进行，彻底清除异物，吸除血肿和破碎的脑组织，彻底止血。硬脑膜应严密缝合，如有困难，可取自体帽状腱膜或眼肌筋膜修补。

第四节　胸部损伤

一、概论

胸部创伤严重性不仅取决于骨性胸廓和胸内脏器的损伤范围与程度，还取决于损伤所导致的呼吸和循环功能的紊乱程度。

1.紧急处理

（1）院前急救处理

① 包括基础生命支持与快速致命性胸伤的现场紧急处理。原则为维持呼吸道通畅、给氧，控制外出血、补充血容量，镇痛、固定长骨骨折、保护脊柱（尤其是颈椎），并迅速转运。

② 张力性气胸需放置具有单向活瓣作用的胸腔穿刺针或闭式胸腔引流；开放性气胸需迅速包扎和封闭胸部吸吮性伤口，安置穿刺针或引流管；对大面积胸壁软化的连枷胸有呼吸困难者，需要有效镇痛给予正压人工辅助呼吸。

（2）院内急救处理　有下列情况时应行急诊开胸探查手术：① 进行性血胸；② 心脏大血管损伤；③ 严重肺裂伤或气管、支气管损伤；④ 食管破裂；⑤ 胸腹或腹胸联合伤；⑥ 胸壁大块缺损；

⑦ 胸内存留较大的异物。

2. 急诊室开胸手术

急诊室开胸探查手术指征：① 穿透性胸伤重度休克者；② 穿透性胸伤濒死者，且高度怀疑存在急性心脏压塞。在气管插管术后，手术经左前外侧第 4 或第 5 肋间开胸切口快速施行。手术抢救成功的关键是迅速缓解心脏压塞，控制出血，快速补充血容量并及时回输胸腔或心包内失血。胸部穿透伤病人急诊室开胸手术的预后较好，而钝性伤病人的生存率极低。

二、胸骨骨折

胸骨骨折（sternal fracture）是暴力直接作用于胸骨区，导致胸骨横行或斜行断裂。胸骨骨折常见于交通事故中驾驶员胸部撞击方向盘，骨折部位通常位于胸骨柄与胸骨体交界处。

胸骨骨折多由严重胸外伤所致，常合并胸内脏器或其他部位损伤，如双侧多发肋骨骨折、肺挫伤、心脏大血管损伤、气管或支气管断裂、心肌挫伤等。

（一）临床表现

胸骨骨折多表现为胸前区疼痛，咳嗽及深呼吸时加重。查体时胸骨骨折部位压痛明显。若存在骨折端移位，局部可见畸形；若合并多根多处肋骨骨折，前胸壁凹陷，则可能出现呼吸困难和反常呼吸运动（paradoxical respiration）和纵隔摆动（mediastinal swing）。

（二）诊断

结合患者外伤史，局部有畸形、异常运动或扪及骨折断端，即可诊断胸骨骨折。胸部 X 线正斜位片常不易发现骨折线，因此辅助检查首选胸部 CT 平扫加骨三维重建。

（三）治疗

（1）单纯胸骨骨折无移位者　可无需手术，卧床休息、加强止痛、预防并发症治疗。

（2）胸骨骨折移位明显者　建议早期行骨折复位内固定。术后抗生素预防感染、加强止痛治疗。内固定术后疼痛缓解明显，可早期下床活动，手术效果满意。

三、肋骨骨折

暴力直接作用于肋骨，可使受力处肋骨向内弯曲折断，前后挤压暴力使肋骨体段向外弯曲折断发生肋骨骨折（rib fracture）。

多根多处肋骨骨折是指在两根以上相邻肋骨各自发生 2 处或以上骨折，使局部胸壁失去完整的骨支撑而软化，在自主呼吸时出现反常运动，即吸气时软化区胸壁内陷，呼气时相对外突，导致伤员出现低通气状态，甚至诱发呼吸衰竭，称为连枷胸。

（一）临床表现

肋骨骨折断端可刺激肋间神经产生局部疼痛，在深呼吸、咳嗽或转动体位时加剧。胸痛使呼吸变浅、咳嗽无力，呼吸道分泌物增多、潴留，易致肺不张和肺部感染。胸壁可见畸形，局部明显压痛；间接挤压骨折处疼痛加重，甚至产生骨摩擦音，即可与软组织挫伤鉴别。骨折断端向内移位可刺破胸膜、肋间血管和肺组织，产生血胸、气胸、皮下气肿或咯血。伤后晚期骨折断端移位发生损伤可能造成迟发性血胸或血气胸。连枷胸的反常呼吸运动可使伤侧肺受到塌陷胸壁的压迫，呼吸时两侧胸腔压力的不均衡造成纵隔扑动，影响肺通气，导致缺氧和二氧化碳潴留，严重时可发生呼吸和循环衰竭。

（二）治疗

1. 闭合性单处肋骨骨折

骨折两断端因有相邻完整的肋骨和肋间肌支撑，较少有肋骨断端位、活动和重叠。采用多头胸带或弹性胸带固定胸廓，能减少肋骨断端活动、减轻疼痛。

2. 闭合性多根多处肋骨骨折

有效镇痛和呼吸管理是主要治疗原则。咳嗽无力、呼吸道分泌物滞留的伤员，应施行纤维支气管镜（纤支镜）吸痰和肺部物理治疗，出现呼吸功能不全的伤员，需要气管插管呼吸机正压通气，正压通气对浮动胸壁可起到"内固定"作用。长期胸壁浮动且不能脱离呼吸机者，可施行肋骨固定手术。

四、气胸

胸膜腔内积气称为气胸（pneumothorax）。气胸的形成多由于肺组织、气管、支气管、食管破裂，空气逸入胸膜腔，或因胸壁伤口穿破胸膜，胸膜腔与外界沟通，外界空气进入所致。

1. 闭合性气胸

闭合性气胸（closed pneumothorax）的胸内压仍低于大气压。胸膜腔积气量决定伤侧肺萎陷的程度。随着胸腔内积气与肺萎陷程度增加，肺表面裂口缩小，直至吸气时也不开放，气胸则趋于稳定并可缓慢吸收。

气胸发生缓慢且积气量少的病人，无须特殊处理，胸腔内的积气一般可在1～2周内自行吸收。大量气胸需进行胸膜腔穿刺或行闭式胸腔引流术，排出积气，促使肺尽早膨胀。

2. 开放性气胸

开放性气胸是指外界空气经胸壁伤口或软组织缺损处，随呼吸自由进出胸膜腔。

（1）临床表现　伤员出现明显呼吸困难、鼻翼扇动、口唇发绀、颈静脉怒张。伤侧胸壁可见伴有气体进出胸腔发出吸吮样声音的伤口，称为胸部吸吮性伤口。气管向健侧移位，伤侧胸部叩诊鼓音，呼吸音消失，严重者可发生休克。胸部 X 线检查可见伤侧胸腔大量积气，肺萎陷，纵隔移向健侧。

（2）治疗　即将开放性气胸变为闭合性气胸，并迅速转送至医院。使用无菌敷料或清洁器材等制作不透气辅料和压迫物，在伤员用力呼气末封盖吸吮性伤口，并加压包扎。

送达医院进一步处理：给氧，补充血容量，纠正休克；清创、缝合胸壁伤口，并做闭式胸腔引流；给予抗生素，鼓励病人咳嗽排痰，预防感染。

3. 张力性气胸

张力性气胸是指气体随每次吸气进入胸膜腔并积累增多，导致胸膜腔压力高于大气压，又称为高压性气胸。

（1）临床表现　表现为严重或极度呼吸困难、烦躁、意识障碍、大汗淋漓、发绀。气管明显移向健侧，颈静脉怒张，多有皮下气肿。

（2）辅助检查　胸部 X 线检查显示胸腔严重积气，肺完全萎陷、纵隔移位，并可能有纵隔和皮下气肿。

（3）治疗　入院前或院内急救需迅速使用粗针头穿刺胸膜腔减压，并外接单向活瓣装置；在紧急时可在针柄部外接剪有小口的外科手套、柔软塑料袋或气球等，使胸腔内高压气体易于排出，而外界空气不能进入胸腔。进一步处理应安置闭式胸腔引流，使用抗生素预防感染。闭式引流装置可连接负压引流瓶，以利加快气体排出，促使肺膨胀。

五、血胸

胸膜腔积血称为血胸，与气胸同时存在称为血气胸。胸腔积液主要来源于心脏、胸内大血管及其分支、胸壁、肺组织、膈肌和心包血管出血。

经伤口或肺破裂口侵入的细菌，会在积血中迅速繁殖，引起感染性血胸，最终导致脓血胸。持续大量出血所致胸膜腔积血称为进行性血胸。少数伤员因肋骨断端活动刺破肋间血管或血管破裂处血凝块脱落，发生延迟出现的胸腔内积血，称为迟发性血胸。

（一）诊断要点

（1）具备以下征象则提示存在进行性血胸：① 持续脉搏加快、血压降低，或虽经补充血容量血压仍不稳定；② 闭式胸腔引流量每小时超过 200mL，持续 3h；③ 血红蛋白量、红细胞计数和血细胞比容进行性降低。

（2）血胸病人出现以下情况时，应考虑感染性血胸：① 有畏寒、高热等感染的全身表现；② 抽出胸腔积血 1mL，加入 5mL 蒸馏水，无感染呈淡红透明状，出现混浊或絮状物提示感染；③ 积血涂片和细菌培养发现致病菌有助于诊断，并可据此选择有效的抗生素。

（3）在成人伤员，血胸量 ≤500mL 为少量血胸，500~1000mL 为中量，>1000mL 为大量血胸。伤员会出现不同程度的面色苍白、脉搏细速、血压下降和末梢血管充盈不良等低血容量休克表现；并有呼吸急促、肋间隙饱满、气管向健侧移位、伤侧叩诊浊音和呼吸音减低等胸腔积液的临床表现。胸部 X 线检查表现为胸腔积液征象。胸膜腔穿刺抽出血液可明确诊断。

（二）治疗

病人为非进行性血胸，胸腔积血量少，可采用胸腔穿刺及时排出积血。中等量以上血胸、血胸持续存在会增加发生凝固性或感染性血胸的可能者，应该积极安置闭式胸腔引流，促使肺膨胀，改善呼吸功能，并使用抗生素预防感染。进行性血胸应及时开胸探查手术。

六、创伤性窒息

创伤性窒息（traumatic asphyxia）是钝性暴力作用于胸部所致的上半身广泛皮肤、黏膜、末梢毛细血管淤血及出血性损害。当胸部与上腹部受到暴力挤压时，病人声门紧闭，胸内压骤细然剧增。右心房血液经无静脉瓣的上腔静脉系统逆流，造成上半身末梢静脉及毛细血管过度充盈扩张并破裂出血。

1. 临床表现

伤员面、颈、上胸部皮肤出现针尖大小的紫蓝色瘀斑，以面部与眼眶部为明显。口腔、球结膜、鼻腔黏膜瘀斑，甚至出血。视网膜或视神经出血可产生暂时性或永久性视力障碍。鼓膜破裂可致外耳道出血、耳鸣，甚至听力障碍。

2. 治疗

创伤性窒息病人预后取决于承受压力大小、持续时间长短和有无合并伤。病人在严密观察下对症处理，皮肤黏膜的出血点及瘀斑多数于 2～3 周后自行吸收消退。

七、心脏损伤

心脏损伤（cardiac injury）可分为钝性心脏损伤与穿透性心脏损伤。钝性损伤多由胸前区撞击、挤压、高处坠落、冲击等暴力所致，心脏在等容收缩期遭受钝性暴力损伤的后果最为严重。穿透伤多由锐器、刃器或火器所致。

（一）钝性心脏损伤

钝性心脏损伤（blunt cardiac injury）的严重程度与钝性暴力的撞击速度、质量、作用时间、心脏舒缩时相和心脏受力面积有关。轻者为无症状的心肌挫伤，重者甚至可发生心脏破裂。钝性心脏损伤的伤员绝大多数死于事故现场，极少数有可能通过有效的现场急救而成功地送达医院。

1. 临床表现

轻度心肌挫伤可能无明显症状，中重度挫伤可能出现胸痛、心悸、气促甚至心绞痛等症状。病人可能存在胸前壁软组织损伤和胸骨骨折。

2. 辅助检查

常用的辅助检查为① 心电图：可出现 ST 段抬高、T 波低平或倒置，房性、室性期前收缩或心动过速等心律失常。② 超声心动图：可显示心脏结构和挫伤心肌节段功能异常，经食管超声心动图能提高心肌挫伤的检出率。③ 心肌酶学检测：动态检测血液磷酸肌酸激酶及其同工酶（CK、CK-MB、CK-MB-mass）和乳酸脱氢酶及其同工酶（LDH、LDH1、LDH2）的活性有意义，心肌肌钙蛋白（cTn）I、T 测定特异性更高。

3. 治疗

对于心肌挫伤的病人早期应该严密监护，充分休息、吸氧、镇痛等。积极预防可能导致的并发症，如心律失常和心力衰竭，这些严重并发症一般在伤后早期出现，但也有迟发者。

（二）穿透性心脏损伤

穿透性心脏损伤（penetrating cardiac injury）多由火器、刃器或锐器致伤。

1. 临床表现

静脉压升高、颈静脉怒张，心音遥远、心搏微弱，脉压窄、动脉压降低的贝克三联征（Beck's triad）。

2. 诊断要点

① 胸部伤口位于心脏体表投影区域或其附近；② 伤后短时

间出现与失血量不相符的循环不稳定；③贝克三联征或失血性休克和大量血胸的征象。

3. 治疗

伤员已有心脏压塞或失血性休克表现，应立即在急诊手术室施行开胸手术。在气管插管全身麻醉下，切开心包缓解压塞，控制出血，迅速补充血容量。大量失血者需回收胸腔内积血，经大口径输液通道回输。情况稳定后，缝合修补心脏裂口。

穿透性心脏损伤经抢救存活者，应注意心腔内和心包内有无遗留的异物及其他病变，如创伤性室间隔缺损、瓣膜损伤、创伤性室壁瘤、心律失常、假性动脉瘤或反复发作的心包炎等。重视对出院后病人进行随访，积极处理心脏的残余病变。

第五节　腹部损伤

一、概论

由于腹部脏器较多，解剖及生理功能各异，受到损伤后的伤情复杂多样。腹腔内大量出血和严重感染是致死的主要原因。及时、准确地判断有无内脏损伤，有无腹腔内大出血，是实质性或空腔性脏器损伤，哪个脏器损伤，并给予及时和恰当的治疗，是降低腹部损伤病死率的关键。

（一）临床表现

（1）实质性脏器　如肝、脾、胰、肾等或大血管损伤主要临床表现为腹腔内或腹膜后出血，移动性浊音是判断腹腔内出血的重要体征，严重者可发生休克。

① 如果肝破裂伴有肝内胆管断裂，或胰腺损伤伴有胰管断裂，可出现明显的腹痛和腹膜刺激征，体征最明显处一般是损伤

所在部位。

② 肩部放射痛提示膈肌受刺激，多为肝或脾的损伤。

③ 肝、脾包膜下破裂或肠系膜、网膜内出血可表现为腹部肿块。

④ 移动性浊音在出血量较大时才会出现，对早期诊断帮助不大。

⑤ 肾脏损伤时可出现血尿。

（2）空腔性脏器 如胃肠道、胆道、膀胱等破裂的主要临床表现是局限性或弥漫性腹膜炎。除胃肠道症状（恶心、呕吐、便血、呕血等）及稍后出现的全身性感染的表现外，最为突出的是腹膜刺激征，其程度因空腔器官内容物不同而异。通常，胃液、胆汁、胰液的刺激最强，肠液次之，血液最轻。

（二）诊断

开放性损伤的诊断要慎重考虑是否为穿透伤。有腹膜刺激征或腹内组织、内脏自腹壁伤口显露者显然腹膜已穿透，且绝大多数都有内脏损伤。穿透伤诊断还应注意：① 穿透伤的入口或出口可能不在腹部，而可能在胸、肩、腰、臀或会阴等处；② 有些腹壁切线伤虽未穿透腹膜，但并不能排除内脏损伤的可能；③ 穿透伤的入口、出口与伤道不一定是直线，因受伤时的姿势与检查时可能不同，低速或已减速投射物可能遇到阻力大的组织而转向；④ 伤口大小与伤情的严重程度不一定成正比。

腹部闭合性损伤的诊断思路如下。

1. 有无内脏损伤

（1）详细了解受伤史 包括受伤时间、受伤地点、致伤条件、伤情、伤情变化和就诊前的急救处理。伤者有意识障碍或因其他情况不能回答问话时，应询问现场目击者和护送人。

（2）重视观察生命体征 包括血压、脉率、呼吸和体温的测定，注意有无休克征象。

（3）全面且有重点地进行体格检查 包括腹部压痛、肌紧张和反跳痛的程度和范围，是否有肝浊音界改变或移动性浊音，肠蠕动是否受抑制，直肠指检是否有阳性发现等。还应注意腹部以外部位有无创伤，尤其是有些火器伤或利器伤的入口虽不在腹部，但伤道却通向腹腔而导致腹部内脏损伤。

（4）必要时做实验室检查 红细胞、血红蛋白与血细胞比容下降明显，表明有大量失血。白细胞总数及中性粒细胞升高诊断意义并不大。血、尿淀粉酶升高提示胰腺损伤或胃肠道穿孔，但胰腺或胃肠道损伤未必均伴有淀粉酶升高。而血尿是泌尿系损伤的重要标志，但其程度与伤情可能不成正比。

通过检查如发现下列情况之一者，应考虑有腹内脏器损伤：① 早期出现休克，尤其是出血性休克征象；② 有持续性甚至进行性加重的腹部疼痛，伴恶心、呕吐等消化道症状；③ 明显腹膜刺激征；④ 有气腹表现；⑤ 腹部出现移动性浊音；⑥ 便血、呕血或尿血；⑦ 直肠指诊发现前壁有压痛或波动感，或指套染血。腹部损伤病人如发生顽固性休克，首先考虑腹部内脏伤所致，其次考虑是否有其他部位的合并伤。

2. 何种脏器受到损伤

（1）单纯实性器官损伤时，腹痛一般不重，压痛和肌紧张也不明显，出血量多时可有腹胀和移动性浊音。但肝、脾破裂后，因局部积血凝固，可出现固定性浊音。

（2）单纯空腔脏器破裂以腹膜炎为主要临床表现。上消化道器官破裂穿孔腹膜刺激尤为严重。但空腔器官破裂早期，有时没有腹膜炎表现，而在48h或72h后才出现，尤其是下消化道器官破裂。原因可能是肠壁的破裂很小，可因黏膜外翻或肠内容残渣堵塞暂时封闭了破口。

（3）以下各项对于判断何种脏器损伤有一定价值：① 有恶

心、呕吐、便血、气腹者多为胃肠道损伤，再结合暴力打击部位，腹膜刺激征最明显的部位和程度，可确定损伤在胃、上段小肠、下段小肠或结肠；② 有排尿困难、血尿、外阴或会阴部牵涉痛者，提示泌尿系脏器损伤；③ 有肩部牵涉痛者，多提示上腹部脏器损伤，其中以肝和脾破裂为多见；④ 有下位肋骨骨折者，注意肝或脾破裂的可能；⑤ 有骨盆骨折者，提示直肠、膀胱、尿道损伤的可能。

3. 是否存在多发性损伤

（1）多发性损伤可能有以下几种情况：① 腹内某一脏器有多处损伤；② 腹内有一个以上脏器受到损伤；③ 除腹部损伤外，尚有腹部以外的合并损伤；④ 腹部以外损伤累及腹内脏器。

（2）追问病史、详细体检、严密观察和诊治中的全局观点是避免误诊漏诊的关键。例如，对血压偏低或不稳的颅脑损伤者，经颅脑伤处理后未能及时纠正休克，应考虑到腹腔内出血的可能，而且在没有脑干受压或呼吸抑制情况下，应该优先处理腹腔内出血。

4. 诊断有困难怎么办

（1）诊断性腹腔穿刺术和腹腔灌洗术　阳性率可达 90% 以上，对于判断腹腔内脏有无损伤和哪类脏器损伤有很大帮助。

（2）X 线检查　凡腹内脏器损伤诊断已确定，尤其是伴有休克者，应抓紧时间处理，不必再行 X 线检查以免病情加重，延误治疗。但如伤情允许，有选择的 X 线检查还是有帮助的。最常用的是胸片及平卧位腹部平片，必要时可拍骨盆片。

（3）超声检查　主要用于诊断肝、脾、胰、肾等实质脏器的损伤，能根据脏器的形态和包膜连续性以及周围积液情况，提示损伤的有无、部位和程度。

（4）CT 检查　需搬动病人，因此仅适用于伤情稳定而又需明确诊断者。CT 能够清晰地显示实质器官损伤的部位及范围，为选择治疗方案提供重要依据。CT 对空腔器官损伤的诊断也有一定价值。血管对比剂增强的 CT 能鉴别有无活动性出血及其部位。

（5）诊断性腹腔镜检查

① 可应用于一般状况良好而不能明确有无或何种腹内脏器伤的病人。腹腔镜可直接窥视而确诊损伤，且可明确受伤的部位和程度，特别是可以确认损伤的器官有无活动性出血。

② 但二氧化碳气腹可引起高碳酸血症和因抬高膈肌而影响呼吸，大静脉损伤时更有发生气体栓塞的危险。现有应用无气腹腔镜检查的方法。

（三）处理

对于已确诊或高度怀疑腹内脏器损伤者，处理的原则是做好紧急术前准备，力争尽早手术。如腹部以外另有伴发损伤，应全面权衡轻重缓急，首先处理对生命威胁最大的损伤，如进展迅速的颅脑外伤。对危重的病例，心肺复苏是压倒一切的任务，解除气道梗阻是首要一环；其次要迅速控制大出血、消除开放性气胸或张力性气胸，同时尽快恢复循环血容量、纠正休克等。如无上述情况，腹部创伤救治就应当放在优先的地位。腹腔内实质性脏器损伤常可发生威胁生命的大出血，故比空腔脏器损伤更为紧急，因腹膜炎一般不致在短时间内导致伤者死亡。

二、常见内脏损伤

（一）脾损伤

脾是腹腔脏器中最容易受损的器官之一。按病理解剖，脾破裂口分为中央型破裂（破裂位于脾实质深部）、被膜下破裂（破裂位于脾实质周边部分）和真性破裂（破裂累及被膜）三种。前两种破裂因被膜完整，出血量受到限制，故临床上可无明显的腹内出血征象，不易被发现。脾内血肿最终可被吸收，脾被膜下血肿有时在某些微弱外力的作用下，就可能引起被膜破裂而发生大出血，转为真性脾破裂，导致病情突然加重。临床上所见的脾破裂，约85%为真性破裂。

处理如下。

（1）脾破裂的处理原则是抢救生命第一，保脾第二。

（2）无休克或容易纠正的一过性休克，超声或CT等影像检查证实脾裂伤比较局限表浅，无其他腹腔脏器合并伤，可在严密观察血压、脉搏、腹部体征、血细胞比容及影像学变化的前提下行非手术治疗。

（3）观察中如发现继续出血，或发现有其他脏器损伤，应立即手术；不符合非手术治疗条件的伤者，应尽快手术探查，以免延误治疗。

（4）手术探查时，要彻底查明病情，如果损伤轻（Ⅰ级、Ⅱ级损伤），可保留脾，根据伤情采用不同的处理方法，如生物胶粘合止血、物理凝固止血、单纯缝合修补、脾动脉结扎及部分脾切除等。如果损伤严重，如脾中心部碎裂，脾门撕裂，缝合修补不能有效止血或有大量失活组织，或伴有多发伤，伤情严重，需迅速施行全脾切除术。

（5）在野战条件下，或病理性脾发生的破裂，应行全脾切除术。

（6）脾被膜下破裂形成的较大血肿，或少数脾真性破裂后被网膜等周围组织包裹形成的局限性血肿，可因轻微外力作用，导致被膜或包裹组织胀破而发生大出血，称延迟性脾破裂。一旦发生，应立即手术。

（二）肝损伤

肝损伤（liver injury）在腹部损伤中占20%～30%，右半肝破裂较左半肝为多见。

（1）主要危险是失血性休克、胆汁性腹膜炎和继发性感染。

（2）因肝外伤后可能有胆汁溢出，故腹痛和腹膜刺激征常较脾破裂伤者更为明显。肝破裂后，血液有时可通过受伤的胆管进入十二指肠而出现黑便或呕血，称外伤性胆道出血，诊断中应予注意。肝被膜下破裂也有转为真性破裂的可能，而中央型肝破裂形成的血肿，可以被吸收，但有继发感染形成肝脓肿的可能。

处理如下。

（1）手术治疗的基本要求是确切止血，彻底清创，消除胆汁溢漏，建立通畅的引流。

（2）暂时控制出血，尽快查明伤情　开腹后发现肝破裂并有大量活动性出血时，立即用手指或橡皮管阻断肝十二指肠韧带暂时控制出血，同时用纱布压迫创面暂时止血，以利探查和处理。

（3）清创缝合术　探明肝破裂伤情后，应对损伤的肝进行清创。具体方法是清除裂口内的血块、异物以及离断、粉碎或失去活力的肝组织。清创后应对出血点和断裂的胆管逐一结扎。主肝静脉、门静脉和腔静脉等大血管的破口要用无损伤针线缝合修补。

（4）肝动脉结扎术　如果裂口内有不易控制的动脉性出血，可考虑行肝动脉结扎。最好是解剖出肝固有动脉及左、右肝动脉，根据外伤来自哪个肝叶而进行左或右肝动脉结扎，尽量不结扎肝固有动脉和肝总动脉。

（5）肝切除术　对于有大块肝组织破损，特别是粉碎性肝破裂，或肝组织挫伤严重的病人应施行肝切除术。但不宜采用创伤大的规则性肝切除术，而是在充分考虑肝解剖特点的基础上作清创式肝切除术，即将损伤和失活的肝组织整块切除，尽量多保留健康肝组织，创面的血管和胆管均应予结扎。

（6）纱布填塞法　对于裂口较深或肝组织已有大块缺损、止血不满意但又无条件进行较大手术的病人，仍有一定应用价值。

（三）胰腺损伤

胰腺损伤（pancreatic injury）占腹部损伤的 1%～2%，多因上腹部外力冲击，强力挤压胰腺于脊柱所致。因此，损伤多发生在胰的颈、体部。胰腺损伤后发生胰瘘，胰液腐蚀性强，又影响消化功能，故胰腺损伤的病情较重，死亡率高达 20% 左右。

1. 临床表现

胰腺破损或断裂后，胰液可积聚于网膜囊内而表现为上腹明显压痛和肌紧张，还可因膈肌受刺激而出现肩部疼痛。外渗的胰液经网膜孔或破裂的小网膜进入腹腔，可很快引起弥漫性腹膜炎伴剧烈腹痛。

2. 辅助检查

血淀粉酶和腹腔穿刺液的淀粉酶升高对诊断有参考价值。上消化道穿孔时血淀粉酶和腹腔液淀粉酶也会升高，应加以鉴别。应注意的是，有些胰腺损伤者可无淀粉酶升高。因此，凡上腹部创伤都应考虑到胰腺损伤的可能。超声可发现胰腺回声不均和周围积血、积液。诊断不明而病情稳定者可作 CT 或 MRI 检查，能显示胰腺轮廓是否整齐及周围有无积血、积液。

3. 处理

（1）上腹部创伤，高度怀疑或诊断为胰腺损伤，特别有明显腹膜刺激征者，应立即手术探查胰腺。胰腺严重挫裂伤或断裂者，手术时较易确诊；而损伤范围不大者可能漏诊。

（2）充分而有效地进行腹腔及胰周引流是保证手术效果和预防术后并发症（腹水、继发出血、感染和胰瘘）的重要措施。

（四）胃和十二指肠损伤

腹部闭合性损伤时胃很少受累，约占腹部创伤的 3.16%，只在饱腹时偶可发生。上腹或下胸部的穿透伤则常导致胃损伤（gastric injury），且多伴有肝、脾、横膈及胰腺等损伤。

治疗关键是抗休克和及时得当的手术处理。十二指肠腹腔内部分的损伤常易于在术中出现。手术探查时如发现十二指肠附近腹膜后有血肿，组织被胆汁染黄，或在横结肠系膜根部有捻发音，应高度怀疑十二指肠腹膜后破裂的可能，此时应切开十二指肠外侧后腹膜或横结肠系膜根部后腹膜，以便探查十二指肠降部与横部。

（五）小肠损伤

小肠损伤（small intestine injury）后可在早期即出现明显的腹膜炎，故诊断一般并不困难。小肠穿孔仅少数病人有气腹，所以如无气腹表现不能否定小肠穿孔的诊断。一部分病人的小肠裂口不大，或穿破后被食物残渣、纤维蛋白素甚至突出的黏膜所堵塞，可能无弥漫性腹膜炎的表现。

小肠损伤一经诊断，除非条件限制，均需手术治疗。以下情况应施行小肠部分切除吻合术：① 裂口较大或裂口边缘部肠壁组织挫伤严重；② 小段肠管有多处破裂；③ 肠管大部分或完全断裂；④ 肠管严重挫伤、血运障碍；⑤ 肠壁内或系膜缘有大血肿；⑥ 肠系膜损伤影响肠壁血液循环。

（六）结肠损伤

结肠损伤发生率仅次于小肠，但因结肠内容物液体成分少而细菌含量多，故腹膜炎出现得较晚，但较严重。一部分结肠位于腹膜后，受伤后容易漏诊，常常导致严重的腹膜后感染。

由于结肠壁薄、血液供应差、含菌量大，故结肠损伤的治疗不同于小肠损伤。除少数裂口小、腹腔污染轻、全身情况良好的病人，可以考虑一期修补或一期切除吻合外，大部分病人先采用肠造口术或肠外置术处理，待3~4周后病人情况好转时，再行关闭瘘口。

（七）直肠损伤

直肠上段在盆底腹膜反折之上，下段则在反折之下，它们损伤后的表现有所不同。如损伤在腹膜反折之上，其临床表现与结肠破裂基本相同；如发生在反折之下，则将引起严重的直肠周围间隙感染，无腹膜炎症状，容易延误诊断。

1. 临床表现

① 血液从肛门排出；② 会阴部、骶部、臀部、大腿部的开放伤口有粪便溢出；③ 尿液中有粪便残渣；④ 尿液从肛门排出。

2. 处理原则

早期彻底清创，修补直肠破损，行转流性结肠造口和直肠周围间隙彻底引流。直肠上段破裂，应剖腹进行修补，如属毁损性严重损伤，可切除后端端吻合，同时行乙状结肠双腔造口术，2～3 个月后闭合造口。直肠下段破裂时，应充分引流直肠周围间隙以防感染扩散，并施行乙状结肠造口术，使粪便改道直至直肠伤口愈合。

（八）腹膜后血肿

外伤性腹膜后血肿（retroperitoneal hematoma）多系高处坠落、挤压、车祸等所致腹膜后脏器（胰、肾、十二指肠）损伤，或骨盆或下段脊柱骨折和腹膜后血管损伤所引起。出血后，血液可在腹膜后间隙广泛扩散形成巨大血肿，还可渗入肠系膜间。

除部分伤者可有髂腰部瘀斑（Grey-Turner 征）外，突出的表现是内出血征象、腰背痛和肠麻痹；伴尿路损伤者则常有血尿；血肿进入盆腔者可有里急后重感，并可借直肠指诊触及骶前区伴有波动感的隆起；有时因后腹膜破损而使血液流至腹腔内，故腹腔穿刺或灌洗具有一定诊断价值。

在治疗方面，除积极防治休克和感染外，多数需行剖腹探查，因腹膜后血肿常伴大血管或内脏损伤。手术中如见后腹膜并未破损，可先估计血肿范围和大小，在全面探查腹内脏器并对其损伤做相应处理后，再对血肿的范围和大小进行一次估计。如血肿有所扩展，则应切开后腹膜，寻找破损血管，予以结扎或修补；如无扩展，可不予切开后腹膜，因完整的后腹膜对血肿可起压迫作用，使出血得以控制，特别是盆腔内腹膜后血肿，出血多来自压力较低的盆腔静脉丛，出血自控的可能性较大。

第六节　骨折创伤

一、脊柱及脊髓损伤

脊柱及脊髓损伤常发生于工矿、交通事故、高坠、重物打击等情形，伤情严重且复杂，多发伤、复合伤较多，并发症多，合并脊髓损伤时预后差，可造成终身残疾甚至危及生命。脊髓损伤后，在损伤平面以下的运动、感觉、反射及括约肌和自主神经功能受到影响。

（一）特殊检查

1.X 线检查

首选且常规拍摄脊柱正侧位片，必要时照斜位片。阅片时测量椎体前部和后部的高度并与邻近椎体相比较，测量椎弓根间距和椎体宽度，测量棘突间距及椎间盘间隙宽度并与邻近椎间隙相比较，测量正侧位上椎弓根高度。X 线片基本可确定骨折部位及类型。

2.CT 检查

有利于判定移位骨折块侵犯椎管程度和发现突入椎管的骨块或椎间盘。

3.MRI（磁共振）检查

对判定脊髓损伤状况极有价值。MRI 可显示脊髓损伤早期的水肿、出血，并可显示脊髓损伤的各种病理变化，如脊髓受压、脊髓横断、脊髓不完全性损伤、脊髓萎缩或囊性变等。

（二）处置

1. 急救和搬运

脊柱脊髓伤有时合并严重的颅脑、胸腹部脏器、四肢血管损伤，合并伤危及伤员生命安全时应首先抢救生命。凡疑有脊柱骨折者，应使患者脊柱保持正常生理曲线。切忌在搬运过程中使脊柱过伸、过屈，应使脊柱处于无旋转外力的情况下，3 人用手同时平抬平放至木板上，人少时可用滚动法。颈椎损伤患者，要有专人扶托下颌和枕骨，沿纵轴略加牵引力，使颈部保持中立位。患者置木板上后用沙袋或折好的衣物放在头颈的两侧，防止头部转动，并保持呼吸通畅。

2. 手术治疗

及早解除对脊髓的压迫是保证脊髓功能恢复的首要问题。手术治疗是对脊髓损伤患者全面康复治疗的重要部分。

（1）颈椎前路减压植骨融合术　对颈 3 以下的颈椎骨折可行牵引复位，前路减压或次全椎体切除、植骨融合术，用钢板螺钉内固定或颈围外固定。明显不稳者可继续颅骨牵引或头胸石膏固定。

（2）颈椎后路手术　脱位为主者牵引复位后可行后路金属夹内固定及植骨融合术或用钢丝棘突内固定植骨融合，必要时行后路减压钢板螺钉内固定植骨融合术。

（3）胸腰段骨折前路手术　对胸腰段椎体爆裂性或粉碎性骨折，多行前路减压、植骨融合、钢板螺钉内固定术。对陈旧性骨折可行侧前方减压术。

（4）胸腰段骨折后路手术　后路手术包括椎板切除减压、用椎弓根螺定钢板或钢棒复位内固定，必要时行植骨融合术。

二、上肢骨折

（一）锁骨骨折

间接暴力造成骨折多见，如跌倒时手或肘部着地，外力自前臂或肘部沿上肢向近心端冲击；肩部着地更多见，撞击锁骨外端造成骨折。间接暴力造成的骨折多为斜行或横行，其部位多见于中外 1/3 处。直接暴力造成骨折因着力点不同而异，多为粉碎性或横行。幼儿多为青枝骨折。X 线片可确定骨折部位及移位情况。

处置如下。

（1）悬吊患肢　青枝骨折、不全骨折或内 1/3 移位不大的骨折，用三角巾或颈腕吊带悬吊患肢 1～2 周，疼痛消失后开始功能锻炼。

（2）复位固定　有移位的骨折，手法复位，"8" 字形石膏固定 4～5 周。如患肢有麻木、疼痛、肿胀、苍白，应随时复查，将固定的石膏行必要的修整。

（3）手术治疗　手术治疗指征：① 开放骨折；② 合并血管、神经损伤的骨折；③ 有喙锁韧带断裂的锁骨外端或外 1/3 移位骨折；④ 骨折不连接。内固定方法可视骨折的类型和部位等不同，选择 "8" 字钢丝、克氏针或钢板螺丝钉固定。

（二）肱骨外科颈骨折

肱骨外科颈位于解剖颈下方 2～3cm，是肱骨头松质骨和肱骨干皮质骨交界的部位，手或肘部着地摔伤史或肩部直接暴力击伤很易引起该部位发生骨折。患者肩部疼痛，活动加重。患肩肿胀，前侧、内侧常出现瘀血斑。骨折有错位时，上臂较健侧略短，可有外展或内收畸形。大结节下部骨折处有明显压痛，肩关节活动受限。若骨折端有嵌插，在保护下可活动肩关节。如合并臂丛、腋动静脉及腋神经损伤，可出现相应体征。X线片可确定骨折部位及移位情况。

处置如下。

（1）无移位骨折线形或嵌插无移位的骨折，用三角巾悬吊患肢3周，早期进行功能锻炼。

（2）外展型骨折轻度畸形或嵌入及年老体弱者，不需复位，腋下安放棉垫，患肢贴胸固定3周后，进行肩关节摆动活动。畸形大或移位明显者，需手法复位、贴胸固定，4周后活动肩关节及肘关节。

（3）内收型骨折治疗原则同外展型，复位手法相反。贴胸固定时，上臂外侧骨折平面应放较多棉垫。如不能保持对位，可用肩人字石膏固定4周。

（4）手术治疗　骨折间有软组织嵌入或骨折合并肩关节脱位后手法复位或外固定失败者、治疗时间较晚已不能手法整复者（特别是青壮年患者），可行开放复位，并根据情况适当选用钢板螺丝钉、拉力螺钉或克氏针等内固定治疗。

（三）肱骨干骨折

肱骨外科颈远端1cm以下至肱骨髁部上方2cm以上为肱骨干。肱骨干骨折多见于青壮年，骨折局部肿胀，可有短缩、成角畸形，局部压痛剧烈，有异常活动及骨擦音，上肢活动受限。肱骨干骨折合并桡神经损伤时，出现腕下垂等症状。X线片可确定骨折部位及移位情况。

处置如下。

（1）无移位骨折包括无神经损伤的闭合性横行、短斜行、粉碎性或线形无移位骨折。无移位骨折处理时不需麻醉，用轻柔手法纠正成角或旋转畸形，石膏固定 6 周，照片显示有初步骨痂形成后去除外固定，开始练习肢体活动。外固定架固定者，可早期进行关节活动。

（2）有移位的骨折在臂丛或局部血肿内麻醉下，手法复位小夹板或外固定架固定。有条件时，亦可在电视 X 线机透视下，闭合复位、内锁髓内钉固定。

（3）骨折合并桡神经损伤如骨折无移位，神经多系挫伤，骨折外固定后，观察 1～3 个月，若神经功能无恢复，则手术探察。骨折有明显移位者，应手术探查神经，同时行骨折开放复位内固定。术后可早期进行功能锻炼。

（四）肱骨髁上骨折

肱骨髁上骨折以小儿最多见，占儿童肘部骨折的 30%～40%，好发年龄为 5～12 岁。肱骨髁上骨折早期处理不当易发生缺血性挛缩，晚期可出现肘内翻等畸形。肱骨髁上骨折表现为肘部外伤后疼痛、活动受限，肘部明显肿胀，髁上部压痛明显，可触及骨擦感及异常动度，功能障碍，肘后骨性三角标志正常。伸直型骨折肘关节呈半屈曲位，肘部向后突出，需与肘关节后脱位鉴别下表。伸直桡偏型或尺偏型，肘关节可呈外翻或内翻畸形。伸直型易合并肱动脉及正中神经损伤，特别应注意缺血性挛缩的早期表现，剧痛（pain）、脉搏减弱或消失（pulselessness）、皮肤苍白（pallor）、麻痹（paralysis）及感觉异常（paraesthesia），即 5P 征，X 线片可确定诊断及骨折类型。

处置如下。

（1）四肢骨折在臂丛麻醉或全身麻醉下，轻柔手法复位，长臂石膏固定于功能位 3～4 周。

（2）有移位的骨折在臂丛或全身麻醉下手法复位，长臂石膏固定 4～6 周。若顾虑屈曲位影响远端循环，稍伸直后骨折又不稳定，可在电视 X 线机透视下经皮克氏针交叉固定，外加石膏托适当屈曲位外固定，亦可牵引治疗，消肿后再石膏固定。

（3）开放复位适用于手法复位失败者、开放性骨折、骨折合并血管损伤者、骨不连、骨折畸形连接、肘内或外翻畸形严重者，可行截骨术矫正。

（4）骨折合并神经损伤先复位固定骨折，观察 1～3 个月，若无恢复则行神经探查松解或修复术。

（5）缺血性挛缩关键是早期诊断和预防。对出现 5P 征者，同时伴有患肢苍白、无脉、感觉异常和运动障碍，首先骨折复位、解除压迫。复位后仍无改善者，即应早期探查、修复血管，必要时行筋膜间室切开减压。

（五）尺骨上 1/3 骨折合并桡骨头脱位（孟氏骨折）

外伤后肘部疼痛、活动障碍。肘部及前臂肿胀，移位明显者尺骨上段有成角或凹陷畸形，局部压痛，在肘关节的前外或后外方可触摸到脱出的桡骨头。肘关节在半屈曲位活动受限，前臂多在中位不能旋转。孟氏骨折有时合并桡神经损伤，要注意检查。X 线片应包括肘关节以免漏诊，阅片时注意肱桡关节的解剖关系，必要时可拍健侧 X 线片作为对照。凡尺骨上段骨折，而 X 线片未见到桡骨头脱位时，应按此种骨折处理，因为桡骨头脱位后有时会自行复位。

处置如下。

（1）手法复位和外固定。

（2）开放复位内固定适用于手法复位不成功者。陈旧性骨折患者，桡骨小头尚可复位（3～6 周内）时可手术复位，并尽可能修复或重建环状韧带，尺骨矫正畸形内固定。若不能复位桡骨小头，成人可切除桡骨小头，小儿则待成年后再切除。

（3）合并桡神经损伤者早期复位后可观察 1～3 个月，多可自行恢复。3 个月后不恢复者应手术探查，松解神经。

（六）尺桡骨骨干骨折

尺桡骨骨干骨折在临床上十分常见，多发生于青壮年，常见于工伤及交通事故。伤后有前臂外伤后疼痛、活动障碍，局部肿胀、畸形及压痛，可有骨擦音及异常活动，患者前臂活动受限。儿童常为青枝骨折，有成角畸形，而无骨端移位。有时合并正中神经或尺神经、桡神经损伤，要注意检查。

处置如下。

（1）单纯尺骨或桡骨骨折多以手法复位为主，长臂石膏固定6～8 周。桡骨骨折位于旋前圆肌止点之上者，前臂应固定于旋后位；骨折位于旋前圆肌止点以下者，前臂应固定于旋转中位。

（2）尺桡骨双骨折多以手术治疗为主。但儿童青枝骨折、有成角畸形者，可在适当麻醉下，轻柔手法牵引纠正，石膏固定6～8 周。亦可用石膏楔形切开法纠正成角畸形。

（七）桡骨下 1/3 骨折合并下尺桡关节脱位（盖氏骨折）

桡骨下 1/3 骨折合并下尺桡关节脱位又称为盖氏骨折。临床上较多见，手术率较高。在儿童，桡骨下段骨折可合并尺骨下端骨骺分离，而不发生下尺桡关节脱位，治疗时应注意。伤后患者前臂桡侧及腕部肿胀，尺骨茎突突出，移位重者畸形明显，骨折局部压痛，有时有骨擦音，前臂旋转活动受限。X 线片可确定诊断。

处置时按前臂双骨折方法复位较容易，但因手法复位后多不稳定，常需手术复位、固定桡骨骨折。晚期病例，在复位桡骨骨折的同时，切除尺骨小头，以恢复前臂旋转功能，并作为骨折植骨之用。术后石膏固定 6～8 周。

（八）桡骨远端骨折

桡骨远端骨折极为常见，约占平时骨折的 1/10，多见于老年妇女、儿童及青年。骨折多发生在桡骨远端 2～3cm 范围内，常伴桡腕关节及下尺桡关节损伤。桡骨远端骨折表现为腕部外伤后剧痛，不敢活动，腕部肿胀、压痛明显，手和腕部活动受限。伸直型骨折有典型的餐叉状和枪刺样畸形，尺桡骨茎突在同一平面，直尺试验阳性。注意正中神经有无损伤。X 线片可清楚显示骨折及其类型。

处置如下。

（1）无移位的骨折，用石膏四头带或小夹板固定腕关节于功能位 3～4 周。

（2）有移位的伸直型骨折或屈曲型骨折，多可手法复位成功。

（3）粉碎性骨折常需手术复位、内固定。

三、下肢骨折

（一）股骨颈骨折

股骨颈骨折常发生于老年人，随着人的寿命延长，其发病率日渐增高。患肢多有轻度屈髋屈膝及外旋畸形，移动患肢时髋部疼痛明显。在患肢足跟部或大粗隆部叩击时，髋部感疼痛。移位骨折患者在伤后不能坐起或站立。X 线检查作为骨折的分类和治疗上的参考依据不可缺少。

早期治疗有利于尽快恢复骨折后血管受压或痉挛。股骨颈骨折手术原则上不超过 2 周。新鲜股骨颈骨折的治疗主要依据骨折部位考虑其治疗方法。

（1）股骨颈基底骨折不完全骨折及外展嵌插骨折，可采用皮肤牵引或骨牵引。

（2）股骨颈中段骨折可行单钉、多针或加压内固定。

（3）股骨颈头下型骨折愈合困难，常发生坏死。65 岁以上老年人多施行人工关节置换，65 岁以下者宜选择多枚针或加压钉内固定。

（4）儿童股骨颈骨折，儿童股骨颈的主要血供来自髓内动脉，采用 4 枚 2mm 克氏针，经皮穿针内固定，损伤较少。术后髋人字石膏固定 12 周，并密切观察有无股骨头坏死发生。

（5）股方肌蒂骨瓣移植术术前先行胫骨结节骨牵引 1 周，以松解挛缩的髋周肌肉和矫正骨折移位。手术暴露股骨颈和股骨头，将骨折复位，沿股骨颈长轴凿一骨槽，将带股方肌蒂的骨瓣嵌插在股骨颈的骨槽内，在股骨大粗隆以下的股骨外侧，直视下插入加压钉或多枚针固定。

（6）带旋髂深血管蒂的髂骨瓣转位移植术可用于青壮年新鲜股骨颈骨折。

（7）人工股骨头置换术对年龄超过 65 岁以上的新鲜股骨颈头下或粉碎性骨折有移位者、陈旧性骨折不愈合或股骨头已坏死而髋臼无骨关节炎者，可行人工股骨头置换手术。

（二）股骨粗隆间骨折

股骨粗隆间骨折是老年人常见损伤，患者平均年龄比股骨颈骨折患者高 5~6 岁。由于粗隆部血运丰富，骨折后愈后良好，但甚易发生髋内翻。患者伤后髋部疼痛，不能站立或行走，可见下肢短缩及外旋畸形明显，但无移位的嵌插骨折或移位较少的稳定骨折患者症状比较轻微。检查时可见患侧粗隆升高，局部可见肿胀及瘀斑，局部压痛明显，叩击足跟部常引起患处剧烈疼痛。股骨粗隆间骨折往往需经 X 线检查后才能确定诊断，并根据 X 线表现进行分型。

处置如下。

（1）牵引疗法适用于所有类型的粗隆间骨折，对无移位的稳定性骨折并有较重内脏疾病不适合手术者尤为适用。牵引的优点是可控制患肢外旋。对 Ⅰ 型、Ⅱ 型稳定性骨折，牵引 8 周，然后活动关节，用拐下地，但患肢负重需待 12 周骨折愈合坚实之后才可，以防髋内翻的发生。

（2）闭合经距多根加压螺钉内固定，先行胫骨结节牵引，进行复位，行全身系统检查，伤后 3～7 天内在骨折台上手术。用 4 枚直径 3.5mm 斯氏针，方法同股骨颈骨折多根加压螺钉固定术。

（3）钉板类内固定适用于成人各种类型骨折，常用的内固定有 DHS（动力性髋螺钉）、Charnley 滑动加压钉以及 Gamma 钉固定等。

（三）股骨干骨折

多数股骨干骨折由强大的直接暴力所致，伤后肢体剧痛，活动障碍，局部肿胀、压痛，有异常活动，患肢短缩。儿童的股骨干骨折可能为不全骨折或青枝骨折。成人股骨干骨折后，内出血可达 500～1000mL。X 线片检查可以做出诊断。注意检查股骨粗隆及膝部体征，以免遗漏，因股骨干骨折常同时存在其他损伤，如髋关节脱位、膝关节骨折、血管和（或）神经损伤。

处置如下：① 悬吊皮牵引法适用于 3～4 岁以下患儿。牵引 3～4 周后，根据 X 线片显示骨愈合情况，去掉牵引。② 骨牵引适用于各类型骨折的治疗。股骨上 1/3 及中 1/3 骨折可选胫骨结节牵引，下 1/3 骨折可选胫骨结节或股骨髁上牵引。③ 其他切开复位、内固定。

（四）髌骨骨折

骨折为直接暴力和间接暴力所致。骨折后关节内大量积血，髌前皮下瘀血、肿胀，严重者皮肤可发生水疱。有移位的骨折，可触及骨折线间隙。髌骨正侧位 X 线片可确诊。对可疑髌骨纵行或边缘骨折，需拍轴位片证实。

处置时按以下情况分别进行。

1. 石膏托或管型石膏固定

适用于无移位髌骨骨折，优点是不需手法复位。抽出关节内积血，包扎，用长腿石膏托或管型石膏固定患肢于伸直位 3～4 周。在石膏固定期间练习股四头肌收缩，去除石膏托后练习膝关节伸屈活动。

2. 切开复位固定

方法包括：① 改良张力带钢丝内固定术，此法不用外固定，术后第 2 天练习股四头肌收缩，多数骨折病例在术后 2 周能屈膝 90°并下地行走；② 髌骨上级或下级切除＋股四头肌腱重新附着术，术后须长腿石膏伸直位固定 3 周，去石膏后不负重练习关节活动，6 周后扶拐逐渐负重行走，并加强关节活动度及股四头肌肌力锻炼；③ 髌骨全切除，适用于不能复位、不能部分切除的严重粉碎性骨折，术后石膏托固定 4 周，练习膝伸屈活动。

（五）胫腓骨干骨折

以重物打击、踢伤、撞击伤或车轮碾轧伤等多见，胫骨骨折后小腿肿胀、疼痛，可有畸形和异常动度；X 线片检查有助于骨折和骨折类型的诊断；此骨折应注意检查组织损伤的范围和程度，以及有无神经损伤、血管损伤、胫骨上段骨折和腓骨颈骨折，应注意腘动脉和腓总神经损伤的可能。

处置如下。

（1）根据骨折类型和软组织损伤程度选择外固定或开放复位内固定。石膏固定适用于无移位或整复后骨折面接触稳定无侧向移位的横断骨折、短斜行骨折等，在麻醉下行手法复位及长腿石膏外固定。石膏固定时，膝关节应保持 15°左右屈曲位。

（2）骨牵引　斜行、螺旋形或轻度粉碎性的不稳定骨折，单纯外固定不可能维持良好的对位，可在局部麻醉下行跟骨穿针牵引，用螺旋牵引架牵引固定。

（3）开放复位内固定　由于胫腓骨骨折一般骨性愈合期较长，长时间的石膏外固定对膝关节、踝关节的功能必然造成影响，目前采用开放复位内固定者日渐增多。固定方法包括螺丝钉内固定、钢板螺丝固定、内锁髓内钉固定和外固定架固定。

（六）踝部骨折

踝部骨折是最常见的关节骨折，青壮年最易发生。局部肿胀、压痛和功能障碍是关节损伤的主要临床表现。诊断时，首先应根据外伤史、临床症状以及 X 线片显示的骨折类型，分析造成损伤的机制。

无论哪种类型骨折的治疗，均要求胫骨下端即踝关节与距骨体的鞍状关节面吻合一致，而且要求内踝、外踝恢复其正常生理斜度，以适应距骨后上窄、前下宽的解剖形态。① 无移位骨折用小腿石膏固定踝关节背伸 90°中立位，1～2 周待肿胀消退石膏松动后，可更换 1 次，石膏固定时间一般为 6～8 周。② 有移位骨折首选手法复位外固定，对手法复位不能达到治疗要求者，主张手术治疗。

（七）足部损伤

距骨脱位多由外力所造成，距骨脱位的治疗需尽快复位，必要时可行开放复位。距骨骨折较少见，但并发症较多，按骨折部位可分为距骨后突骨折、距骨颈骨折、距骨头骨折和距骨体骨折四种。跟骨骨折为跗骨骨折中最常见者，约占全部跗骨骨折的60%，多由高处跌下，足部着地时足跟遭受垂直撞击所致。跟骨骨折后，足跟可极度肿胀，踝后沟变浅，整个后足部肿胀压痛，易被误诊为扭伤。X 线检查除摄侧位片外，应拍跟骨轴位像，以确定骨折类型及严重程度。

处置如下。对于无移位距骨骨折，石膏固定至骨愈合即可。对于有移位骨折，常需开放复位，用螺丝钉做牢固的内固定。跟骨骨折可根据具体病情采用保守治疗或手术治疗。

第三章
循环系统疾病

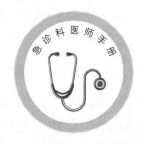

第一节　高血压急症

高血压急症是一组以急性血压升高，伴有靶器官功能损伤，或原有功能损伤进行性加重为特征的一组临床综合征。

一、诊断要点

1. 血压

收缩压（SBP）≥220mmHg 和（或）舒张压（DBP）≥140mmHg，无论有无症状都应视为高血压急症；某些患者既往血压增高已造成相应靶器官损伤，未接受系统的降压/器官保护治疗，或降压治疗不充分，就诊时血压虽未显著升高，但检查明确提示已经并发靶器官急性损害者，也应被视为高血压急症。

2. 靶器官急性损害的表现

（1）眼损害　如视物模糊，视力丧失，眼底检查可见视网膜出血、渗出，视盘水肿。

（2）心脏损害　可出现急性冠脉综合征，左心室收缩和舒张功能异常，急性心力衰竭，呼吸困难，胸痛等。

（3）血管损害　可出现主动脉夹层。

（4）脑损害　可表现为短暂性脑缺血发作、脑出血、高血压脑病。

（5）肾损害　可表现为急性肾功能不全、急性肾小球肾炎。

（6）其他　如子痫、微血管病性溶血性贫血。

3. 自主神经损害

部分病人可出现自主神经功能失调，如发热感、多汗、口干、寒战、手足震颤、心悸等。

二、治疗

1. 一般治疗

一旦出现高血压急症，应立即给予生命体征监护，吸氧改善症状，持续血压监测。

2. 早期降压原则

（1）首选静脉抗高血压药，降压目标是 1h 使平均动脉血压迅速下降但不超过治疗前水平的 25%。

（2）在以后的 2～6h 内血压降至约 160/100mmHg，但需根据不同疾病的降压目标和降压速度进行后续管理。

（3）病情稳定后，24～48h 内血压降至正常水平。

3. 具体靶器官损害的控制目标及药物选择

（1）急性冠脉综合征　血压控制在 130/80mmHg 以下，但维持 DBP＞60mmHg。推荐药物：硝酸酯类、β受体阻滞药（除外急性左心衰）、地尔硫䓬、乌拉地尔；利尿药、ACEI 或 ARB。不推荐硝普钠，因可引起冠脉窃血、心率增快，增加心肌耗氧量。

（2）急性左心衰　1h 内平均动脉血压下降不超过治疗前水平的 25%，目标血压＜140mmHg，但不低于 120/70mmHg。在联合利尿药的基础上，推荐药物：硝酸酯类、硝普钠、乌拉地尔、ACEI 或 ARB。

（3）急性缺血性卒中　准备溶栓者血压应控制在＜180/110mmHg。不溶栓者应谨慎降压，当 SBP＞220mmHg 或 DBP＞120mmHg，可在发病后 24h 内将血压降低 15%，但 SBP 不低于

160mmHg。推荐药物：拉贝洛尔、尼卡地平，次选硝普钠。

（4）急性脑出血　没有明显禁忌证情况下，维持 SBP 在 130～180mmHg。推荐药物：拉贝洛尔、尼卡地平、乌拉地尔；可联合甘露醇等脱水治疗。

（5）蛛网膜下腔出血　建议维持血压在基础血压以上 20%，动脉瘤术后维持血压 140～160mmHg。推荐药物：尼卡地平、乌拉地尔、尼莫地平。

（6）高血压脑病　1h 内降低平均动脉压 20%～25%，初步目标（160～180)/(100～110) mmHg。推荐药物：拉贝洛尔、尼卡地平、硝普钠；可联合甘露醇、利尿药等脱水治疗。

（7）主动脉夹层　快速降压和控制心室率，保证组织灌注前提下，目标 SBP＜120mmHg，心率 50～60 次 / 分。推荐药物：首选 β 受体阻滞药如艾司洛尔等，联合尼卡地平、硝普钠、乌拉地尔等。

（8）重度先兆子痫或子痫　控制血压 160/100mmHg，并确定终止妊娠时机。药物推荐：首选硫酸镁、尼卡地平、拉贝洛尔、乌拉地尔。

（9）急性视网膜病变　不宜过快，数小时内平均动脉压下降 20%～25%。药物推荐：尼卡地平、拉贝洛尔、乌拉地尔。

（10）嗜铬细胞瘤危象　没有明确的降压目标和降压速度，因周期性释放导致血压波动大，术前血压控制在 160/90mmHg 以下。推荐药物：首选 α 受体阻滞药酚妥拉明、乌拉地尔，也可选择硝苯地平、尼卡地平；在应用 α 受体阻滞药的情况下，可联合应用 β 受体阻滞药，但应避免单独应用 β 受体阻滞药，单独应用反而容易引起或加重嗜铬细胞瘤危象。

4. 常用静脉药的给药方法

静脉用药应严密监控血压水平及精确给药，需要持续给药的推荐配置成 50mL 总量的微泵泵入。

（1）硝酸甘油

硝酸甘油注射液 15mg+5% 葡萄糖注射液 47mL（浓度为 300μg/mL）

5～100μg/min（1～20mL/h）

（2）硝普钠

硝普钠粉针剂 50mg+5% 葡萄糖注射液 50mL（浓度为 1000μg/mL）

0.25～10μg/（kg·min）（1～36mL/h）（按体重 60kg 计算）

（3）拉贝洛尔

拉贝洛尔注射液（10mL/50mg 规格）50mg+5% 葡萄糖注射液 40mL（浓度为 1mg/mL）

20～80mg 静注，然后 0.5～2.0mg/min 泵入（30～120mL/h）

（4）艾司洛尔

艾司洛尔注射液原液 50mL（10mL/0.1g 规格）（浓度为 10mg/mL）

0.25～0.5mg/kg 静推（1.5～3mL 静推）（按体重 60kg 计算）

然后 0.05～0.3mg/（kg·min）泵入（18～108mL/h）（按体重 60kg 计算）

（5）乌拉地尔

乌拉地尔注射液 100mg（5mL/25mg 规格）+0.9% 氯化钠注射液 30mL（浓度为 2mg/mL）

6～24mg/h（3～8mL/h）

（6）尼卡地平

尼卡地平注射液（1mL/1mg 规格）1mg+0.9% 氯化钠注射液 49mL（浓度为 0.02mg/mL）

0.5～6μg/（kg·min）（0.9～18mL/h）（按体重 60kg 计算）

（7）酚妥拉明

酚妥拉明注射液 50mg（1mL/10mg 规格）+0.9% 氯化钠注射液 45mL（浓度为 1mg/mL）

2.5～5mg（2.5～5mL）静推

0.5～1mg/min 泵入（3～6mL/h）

（8）硫酸镁

硫酸镁注射液（10mL/2.5g）20mL+10% 葡萄糖注射液

20mL 静推 5min

硫酸镁注射液 10g+10% 葡萄糖注射液 10mL（浓度为 0.2g/mL）

后续 1～2g/h（5～10mL/h）维持

第二节　急性冠脉综合征

急性冠脉综合征（ACS）是指冠状动脉内不稳定的粥样硬化斑块破裂或糜烂继发新鲜血栓形成所导致的心脏急性缺血综合征。包括 ST 段抬高型心肌梗死（STEMI）和非 ST 段抬高型 ACS（NSTE-ACS），后者包括非 ST 段抬高型心肌梗死（NSTEMI）和不稳定型心绞痛（UA）。整体发病呈上升趋势及年轻化趋势，是急诊最常见的危急重症之一。ACS 患者应按胸痛中心流程进行救治。

一、诊断要点

1. 临床症状

胸闷、胸痛是 ACS 患者最常见的临床表现，其部位性质与稳定型心绞痛相似，但发作的劳力性诱因不同，常在休息或轻微活动下即可诱发，常有放射痛、出冷汗等伴随症状，持续时间更长，含服硝酸甘油等更不容易缓解。恶化型心绞痛（原为稳定型心绞痛，在 1 个月内恶化加重的心绞痛）、静息型心绞痛、初发型心绞痛（1 个月之内新发生的心绞痛）均属于 ACS 范畴。

部分患者症状表现可不典型，如上腹痛、胸骨后烧灼紧缩感，伴随或单独出现的咽喉、下颌、后颈部的疼痛；下壁心肌梗死可表现为恶心、呕吐、三度房室传导阻滞等；部分患者以急性心力衰竭、晕厥、心律失常、心源性休克或心跳骤停为首发症状。

2. 心电图

要求在接触患者 10min 内完成心电图，对 STEMI 有特殊的诊断价值：当出现相邻 2 个以上导联 ST 段抬高，伴有对应导联的 ST 段压低，新发的完全性左束支传导阻滞需考虑 STEMI 可能；当发病早期心电图表现为 T 波高耸时需考虑超急性期 STEMI；STEMI 患者应在完成心电图 10min 内做出心电图诊断。

对于 NSTE-ACS 患者不能直接依据心电图做出诊断，单次的心电图诊断价值有限，应当连续、动态记录，心电图的动态变化更加有助于判断患者属于 ACS 心源性胸痛。

3. 心脏损伤标志物

要求在接触患者 10min 内尽量完善心脏损伤标志物检查，抽血完成后 20min 内获得报告结果。是区分 UA 和急性心肌梗死（AMI）的重要依据，肌钙蛋白阴性者方能诊断为 UA，阳性者应当考虑 AMI，特别是对 NSTEMI 的诊断更有意义。由于心肌坏死标志物的升高有相应的时间窗，对于怀疑 NSTE-ACS 应在症状发作后每 1～3h 复查 1 次心肌坏死标志物，6h 后阴性者方可排除，但同时需要注意不稳定型心绞痛向心肌梗死的进展，病情发生再次变化时，要注意再评估。

二、急诊处置

1. 一般处置

（1）进入抢救室，绝对卧床休息，心电监护，检测血压、心率、血氧饱和度，吸氧，开通静脉通道。

（2）10min 内完成心电图。

（3）10min 内完成抽血，抽血后 20min 内获得心脏损伤标志物报告。

（4）确诊 ACS 患者，10min 内完成会诊。

2. 生命支持治疗

对于生命征不稳定的患者，应积极抢救，包括血管活性药物、电除颤、心肺复苏、呼吸机辅助通气、ECMO 支持治疗。

3. 对症治疗

（1）缓解疼痛　疼痛剧烈者可给予吗啡 3mg，必要时间隔 5min 重复 1 次，总量不宜超过 15mg。

（2）缓解焦虑　焦虑者可给予中效镇静药，如地西泮等苯二氮䓬类药物。

4. 抗栓治疗

（1）抗血小板治疗　确诊 ACS 患者应当 10min 内给予双抗负荷治疗。首选阿司匹林 300mg+ 替格瑞洛 180mg；替格瑞洛禁忌或无法获取时予氯吡格雷 600mg 代替，年龄＞75 岁时氯吡格雷用 300mg；溶栓患者年龄＜75 岁者予阿司匹林 300mg+ 氯吡格雷 300mg 负荷，年龄＞75 岁者予阿司匹林 300mg+ 氯吡格雷 75mg 负荷。

（2）抗凝治疗　所有 STEMI 患者确诊后 10min 内给予静脉肝素 4000U 抗凝，应用第一代溶栓药除外。

5. 再灌注治疗

ACS 特别是 STEMI 患者的救治目标是缩短患者从发病到再灌注治疗的总缺血时间，缺血时间越短，再灌注治疗获益越大。

（1）STEMI

① 直接 PCI：患者自行就诊于可行直接 PCI 的医院，应在首次医疗接触后 90min 内完成直接 PCI 治疗。

适应证：发病 12h 内的 STEMI 患者或新发左束支传导阻滞的患者；院外心脏骤停复苏成功的 STEMI 患者；存在提示心肌梗

死的进行性心肌缺血症状，但无 ST 段抬高，出现以下一种情况（血流动力学不稳定或心源性休克；反复或进行性胸痛，保守治疗无效；致命性心律失常或心脏骤停；机械并发症；急性心力衰竭；ST 段或 T 波反复动态改变，尤其是间断性 ST 段抬高）患者；STEMI 发病超过 12h，但有临床和（或）心电图进行性缺血证据；伴持续性心肌缺血症状、血流动力学不稳定或致命性心律失常者。

禁忌证：发病超过 48h，无心肌缺血表现、血流动力学和心电稳定的患者。

② 溶栓治疗：发病<3h 的 STEMI，溶栓效果与直接 PCI 同效；>3h 以上的，直接 PCI 优于溶栓；若预计不能在 120min 内完成 PCI 的患者，在明确溶栓适应证和禁忌证的情况下，30min 内启动溶栓治疗；溶栓治疗应在有效的抗凝基础上进行，建议静脉注射肝素 4000U（50～70U/kg），继以 12U/（kg•h）静脉滴注，溶栓过程中及溶栓后应监测 APTT 或 ACT 至对照值的 1.5～2.0 倍（APTT 为 50～70s），通常肝素抗凝需维持 48h 左右。

常用的溶栓方案如下。

a. 尿激酶 150 万 U+0.9% 氯化钠注射液　100mL 半小时内滴入（只在无特异性纤溶酶原激活剂时选用）。

b. 尿激酶原 20mg+0.9% 氯化钠注射液　10mL 3min 内静注，然后尿激酶原 30mg+0.9% 氯化钠注射液　100mL 30min 内滴注。

c. 瑞替普酶 18mg+ 灭菌注射用水 10mL 静注>2min，30min 后重复 1 次。

d. 替奈普酶 16mg+ 灭菌注射用水 10mL 5～10s 内静注完毕。

（2）NSTE-ACS　该类患者禁忌溶栓，所有 NSTE-ACS 患者应依据病情进行动态的 Grace 评分，依据危险分层指导血运重建治疗时机：极高危 2h 内，高危 24h 内，中危 72h 内，低危无创检查或评估。

6. 转运

非 PCI 医院或院前 120 接诊的 STEMI 患者，预计血管开通时间<120min，首选直接 PCI 治疗，非 PCI 医院应在 30min 内转出，为缩短总缺血时间，应尽量绕行急诊科和 CCU，直达导管室进行 PCI 治疗。

溶栓的患者，不成功的应转运至 PCI 医院行补救 PCI 治疗；溶栓成功的患者，应转运至 PCI 医院在 2～24h 内行冠脉造影和血运重建治疗。

7. 消除心律失常

（1）频发室早、室速（利多卡因 50～100mg 加注射液 20mL 静注，2～4mL/min 维持）。

（2）室颤（非同步电除颤）。

（3）缓慢型心律失常（阿托品 1.0mg 肌注或静注）。

（4）室上速（可用维拉帕米或胺碘酮，无效时电复律）。

第三节　急性左心衰

急性发作或加重的左心室功能异常导致的心肌收缩力降低、心脏负荷加重，造成急性心输出量骤降、肺循环压力突然升高、周围循环阻力增加，引起肺循环充血出现急性肺淤血、肺水肿并可伴组织器官灌注不足、心源性休克的临床综合征。

一、临床表现

首先，当左心室射血能力不足时，心输出量下降，导致泵入主动脉血液不足，从而引起组织器官灌注不足，进而引起重要脏器供血下降。当影响到脑，脑供血不足会出现头晕、乏力、记忆力下降、精力不集中；当影响到心脏，心脏供血下降会反射性导致心率加快、心悸，冠脉供血不足会引起胸闷、胸痛；当影响到肾脏，肾脏供血不足会出现少尿、无尿，甚至肾前性肾功能不全表现；若皮肤供血不足会出现湿冷等表现。严重时出现心源性休克的表现。

对于肺循环而言，当左心室血液无法完全泵入主动脉，引起左心房压力升高，肺静脉中的血液无法顺利流入左心房，导致肺循环充血，肺静脉静水压升高，使血管中的水进入肺组织，导致呼吸困难、咳粉红色泡沫样痰。

所以急性左心衰可以导致组织器官灌注不足的临床表现，早期出现疲乏或运动耐力下降及心率加快、头晕的表现，晚期可出现心源性休克的表现。另外可出现肺循环充血的临床表现如呼吸困难、咳嗽、咳痰、咯血、劳力性呼吸困难、夜间阵发性呼吸困难，严重时可导致急性肺水肿。

二、诊断要点

1. 临床表现

不同程度的呼吸困难（端坐呼吸或阵发性夜间呼吸困难），重者可出现低灌注症状如四肢湿冷、尿少、神志模糊、头晕。

2. 体征

奔马律、肺部啰音（双侧）、外周水肿（双侧），重者脉压窄、低血压。

3. 辅助检查

心力衰竭的生化标志物（如 BNP 或 NT-proBNP）升高，诊断 AHF 的界值分别为：BNP＞400pg/mL；NT-proBNP 需参考年龄因素，50 岁以下＞450pg/mL、50～75 岁＞900pg/mL、75 岁以上＞1800pg/mL，肾功能不全 [肾小球滤过率＜60mL/（min·73m^2）] 时应＞1200pg/mL；伴有心房颤动的患者，也宜将 NT-proBNP 的界值提高 20%～30%。利尿钠肽敏感性较高，阴性预测价值突出，血 BNP＜100pg/mL、NT-proBNP＜300pg/mL，基本可排除 AHF。介于诊断和排除标准之间（灰区）的利尿钠肽水平应基于患者的临床表现并着重参考心肺超声等结果综合判定。血气分析可判断酸碱平衡及呼吸衰竭情况，X 线胸片可呈肺淤血或肺水肿表现，超声心动图可提示心脏扩大、心功能严重低下，心电图可出现严重心肌缺血、心律失常的客观证据。

三、治疗

1. 一般治疗

半卧位或端坐位，无创监测包括血氧饱和度、血压、呼吸、尿量及持续心电监测，建立静脉通路，限制液体和钠的入量。出现组织低灌注时，应平卧位或休克卧位，并注意保暖。

2. 循环支持

对疑似急性左心衰的患者，首先要判断有无心源性休克，如果存在，则需要进行循环支持，包括扩容、正性肌力药和血管收缩药（首选去甲肾上腺素）、机械循环支持如主动脉内球囊反搏（IABP）和体外膜肺氧合（ECMO）等。

3. 氧疗与呼吸支持

（1）呼吸困难伴有低氧血症者（SaO_2＜90% 或 PaO_2＜60mmHg）可采取鼻导管（1～6L）或面罩吸氧（伴有呼吸性碱中毒患者）。

（2）氧疗效果不佳，或呼吸频率＞25 次 / 分、SpO_2＜90% 的患者除外禁忌证应尽早使用无创正压通气。

（3）对于有无创正压通气适应证而又不能良好耐受轻至中度低氧型呼吸衰竭患者可应用经鼻高流量湿化氧疗。

（4）经积极治疗后病情仍继续恶化（意识障碍、呼吸节律异常、呼吸频率＞35～40 次 / 分或＜6～8 次 / 分、自主呼吸微弱或消失、$PaCO_2$ 进行性升高或 pH 动态性下降）、不能耐受无创正压通气或是存在治疗禁忌证者，应气管插管，行有创机械通气治疗。

4. 药物治疗

（1）利尿药　首选袢利尿药静推，呋塞米一般首剂量为20～40mg，长期口服利尿药者，静脉使用的起始剂量是推荐为平时剂量的2.5倍；可静推后持续泵入。对有低灌注低血压表现的AHF，在达到足够的灌注（适当扩容、正性肌力药、纠酸、机械辅助治疗）前，避免使用利尿药；呋塞米不应与葡萄糖溶液合用。

（2）血管扩张药　血管扩张药应用于急性心衰早期阶段。收缩压水平是评估此类药是否适宜的重要指标。收缩压＞110mmHg的急性心衰患者通常可以安全使用，而收缩压＜90mmHg的患者则禁忌使用。常用的药物有硝酸甘油、硝普钠、乌拉地尔（使用方法见高血压急症章节）。

（3）正性肌力药　此类药物适用于低心排血量综合征，如伴有症状性低血压或心输出量降低伴有循环淤血的患者，可缓解组织低灌注所致的症状，保证重要脏器的血流供应。一般慎用于严重梗阻性肥厚型心肌病、严重瓣膜狭窄。

① 多巴胺注射液（3×体重）+5%葡萄糖注射液共50mL，$1\sim20\mu g/(kg \cdot min)=1\sim20mL/h$

注：$<3\mu g/(kg \cdot min)$，激动多巴胺受体，扩张肾动脉，肾血流量及肾小球滤过率增加，尿量及尿钠排泄增加，可改善利尿剂的利尿效果；$3\sim5\mu g/(kg \cdot min)$激动$\beta_1$受体，正性肌力作用，心肌收缩力和每搏量增加，收缩压升高；$>5\mu g/(kg \cdot min)$激动β_1受体、外周血管α受体，肾血流量及尿量减少，收缩压舒张压均升高；$>10\mu g/(kg \cdot min)$外周血管收缩明显，增加脏器缺血风险。

② 多巴酚丁胺注射液（3×体重）+5%葡萄糖注射液共50mL，$2\sim20\mu g/(kg \cdot min)=2\sim20mL/h$。

③ 去甲肾上腺素注射液（0.3×体重）+5%葡萄糖注射液共50mL，$0.2\sim1.0\mu g/(kg \cdot min)=2\sim10mL/h$。

④ 去乙酰毛花苷 0.2～0.4mg+5% 葡萄糖注射液 20mL，缓慢静推，2～4h 可重复，24h 总量＜1.2mg。

（4）阿片类药物

吗啡注射液 10mg+0.9% 氯化钠注射液 9mL，静推 3mg（3mL）。

注：吗啡可使肺水肿症状暂时有所缓解，但增加机械通气的使用，不作为常规推荐。伴持续低血压、休克、意识障碍、COPD 等患者禁忌使用，老年患者慎用或减量。

（5）茶碱类药物

① 氨茶碱 0.125～0.25g+5% 葡萄糖注射液 20mL，10min 静推，4～6h 可重复。

② 二羟丙茶碱 0.25～0.5g+5% 葡萄糖注射液 20mL，静推。

注：茶碱类药物是既往治疗 AHF 的常用药物，可适用于伴有支气管痉挛的患者。此外，对于急诊一时难以鉴别的心源性及肺源性呼吸困难，应用茶碱也是有益的。因其增加心肌耗氧量，ACS 患者不宜使用，老年人与肝肾功能不全者用量酌减。严重不良反应包括低血压与休克，甚至室性心律失常而猝死，不能在急性左心衰患者中常规使用。

5. 超滤或肾脏替代治疗

应用于难治性淤血、对利尿药反应不佳的患者，但不建议作为代替袢利尿药作为一线治疗。

第四节　急性心律失常

急性心律失常是指紧急、突然发生或原有心律失常骤然加重和（或）伴有血流动力学影响的心律失常。主要分为快速型和缓慢型心律失常两大类。

首先识别是否存在血流动力学障碍，包括进行性低血压、休克、急性心力衰竭、进行性缺血性胸痛、晕厥、意识障碍等。快速型心律失常者，应首选电复律或电除颤治疗；缓慢型心律失常者，应用提高心率的药物或置入临时起搏电极。

一、阵发性室上性心动过速（PSVT）

（一）概述

一般特指房室结折返或房室折返性心动过速，多见于无器质性心脏病的中青年。

（二）诊断要点

1. 临床表现

突发突止，持续时间不等，可伴见心绞痛、黑矇、晕厥等血流动力学不稳表现。

2. 心电图特点

（1）心率 150～250 次 / 分，节律规则。

（2）QRS 波形态与时限均正常，但发生室内差异性传导或原有束支传导阻滞时，QRS 波形态异常。

（3）部分患者可见逆行 P' 波。

（三）急诊处置

1. 同步直流电复律

血流动力学不稳定或药物复律失败者，选择能量 50～100J 进行同步直流电复律。

2. 刺激迷走神经

① 用压舌板等刺激咽喉部产生恶心感。压迫眼球或按摩颈动脉窦现已少用。

② Valsalva 法：深吸气后屏住呼吸，再用力作呼气动作，维

持 10~30s。

③ 改良 Valsalva 法：使患者 45°半卧位，用力吹气 15s 并推开 10mL 的注射器，吹气结束后立即仰卧，同时助手举起患者双腿 45°~90°，维持 15s，15s 后回到半卧位。

3. 药物复律

① 普罗帕酮（心律平）注射液 70mg+5% 葡萄糖注射液 20mL，10min 内缓慢静注。

② 腺苷注射液 6~12mg，快速静注（1~2s 完成，并注意立即盐水快速静注将管道内残余液体推入）。

③ 维拉帕米（异搏定）注射液 2.5~5mg+5% 葡萄糖注射液 20mL，2min 以上缓慢静注。

④ 注射用地尔硫草 10mg+5% 葡萄糖注射液 20mL，2min 以上缓慢静注。

⑤ 胺碘酮注射液 150mg+5% 葡萄糖注射液 20mL，10min 以上缓慢静推。

注：胺碘酮不作首选，仅上述药物无效时或伴有器质性心脏病时选用。

4. 食管调搏

二、心房颤动 / 心房扑动

（一）概述

大多发生于器质性心脏病患者，少数患者可无器质性心脏病，但其发生率随年龄增高，房扑和房颤显著增加死亡、卒中、心衰、认知功能障碍和痴呆风险，特别是血栓栓塞的风险；主要病因有高血压、瓣膜性心脏病、冠心病、先天性心脏病、心肌病、甲亢、睡眠呼吸暂停综合征、慢阻肺以及不健康的生活方式。

（二）诊断要点

1. 心房颤动

① P 波消失，代之以 f 波，频率为 350~600 次 / 分。

② R-R 间期极不规则。

③ QRS 波形通常正常，如伴有室内差异性传导、束支传导阻滞或预激综合征（WPW）时，QRS 波可增宽变形，心室率通常在100～160 次 / 分。

2. 心房扑动

① 没有典型的 P 波，表现为形态、方向及大小完全相同，连续形成锯齿状的房扑波（F 波），在 Ⅱ、Ⅲ、aVF 或 V_1 导联最为明显。频率常为 250～300 次 / 分。

② 心室率根据房室传导的比例，可规则或不规则。

③ QRS 波形通常正常，如伴有室内差异性传导、束支传导阻滞或预激综合征（WPW）时，QRS 波可增宽变形。

（三）急诊处置

1. 同步直流电复律

血流动力学不稳定者，合并预激综合征者，选择能量 100～200J 进行同步直流电复律。

2. 药物复律

明确发病时间＜48h 血流动力学稳定者，可进行复律，复律的同时应用抗凝治疗；发作时间不明确者或＞48h 者，在未排除血栓情况下，不应盲目复律，以免血栓脱落造成栓塞事件，此时应采取心室率控制策略。

① 普罗帕酮注射液 70mg+5% 葡萄糖注射液 20mL，10min 内缓慢静注。

② 胺碘酮注射液 150mg+5% 葡萄糖注射液 20mL，10min 以上缓慢静推；胺碘酮注射液 300mg+5% 葡萄糖注射液 44mL，1mg/min=10mL/h，6h 后 0.5mg/min=5mL/h 泵入维持 18h。

注：唯一推荐用于严重结构性心脏病患者。

③ 伊布利特注射液 1.0mg，10min 以上静推，必要时 10min 后重复（＜60kg 用量 0.01mg/kg）。

3. 心室率控制

① β受体阻滞药：美托洛尔、艾司洛尔、比索洛尔等。

② 非二氢吡啶类钙通道阻滞药：维拉帕米、地尔硫䓬。

③ 洋地黄类：去乙酰毛花苷、地高辛。

4. 合并预激综合征

首选电复律，避免使用β受体阻滞药、非二氢吡啶类钙通道阻滞药、洋地黄、胺碘酮，以免引起房室1∶1传导而致室扑、室颤；可选用普罗帕酮、伊布利特。

三、室性心动过速

（一）概述

常发生于各种器质性心脏病患者。最常见为冠心病，特别是心肌梗死的患者，其次是心肌病、心力衰竭、二尖瓣脱垂、心瓣膜病等，其他病因包括代谢障碍、电解质紊乱、长Q-T综合征等。室速偶可发生在无器质性心脏病者。

（二）诊断要点

1. 临床表现

视发作时的心室率、持续时间、基础心脏病变和心功能状况不同而异，非持续性室速（发作时间短于30s，能自行终止）的病人通常无症状，持续性室速（发作时间大于30s，需药物或电复律终止）常伴有明显血流动力学障碍和心肌缺血，部分多形性室速、尖端扭转型室速发作后很快蜕变为心室颤动，导致心源性晕厥、心脏骤停和猝死，无脉性室速是心脏骤停的常见形式。

2. 心电图特点

（1）3个或以上的室性期前收缩连续出现。

（2）QRS波群形态畸形，时限超过0.12s；T波方向与QRS

波群主波方向相反。

（3）心室率通常为 100～250 次 / 分；心律规则，但亦可略不规则，如多形性室速。

（4）心房独立活动与 QRS 波群无固定关系，形成室房分离；偶尔个别或所有心室激动逆传夺获心房。

（5）通常发作突然开始。

（三）急诊处置

1. 电复律或电除颤

① 血流动力学不稳定的持续性单形性室速立即 100～200J 同步直流电复律，血流动力学稳定但药物不能复律，可行电复律。

② 血流动力学不稳定的多形性室性心动过速、无脉性室速按心室颤动处理。

2. 药物治疗

（1）持续单形性室速

首选胺碘酮（用法同上），利多卡因只在胺碘酮不适用或无效或心肌缺血时使用。

利多卡因 50～100mg（1.0～1.5mg/kg）3min 内静推；

利多卡因 300mg（5mL/0.1g 规格）+0.9% 氯化钠注射液 35mL，1～4mg/min=10～40mL/h 泵入。

（2）多形性室速

① 获得性 Q-T 间期延长者：积极去除药物、电解质紊乱、心肌缺血等诱因，补钾、补镁，维持血钾 4.5～5.0mmol/L；可考虑 β 受体阻滞药或利多卡因，禁用延长 Q-T 间期的药物如胺碘酮等。

② 先天性 Q-T 间期延长者：应用 β 受体阻滞药或利多卡因，禁用延长 Q-T 间期的药物如胺碘酮等。

③ Q-T 间期正常者：积极纠正诱因，如缺血、低钾、心衰；可考虑应用 β 受体阻滞药、胺碘酮或利多卡因。

④ 短联律间期者：首选维拉帕米，无效可应用胺碘酮。

⑤ Brugada 综合征：异丙肾上腺素可选用。

⑥ 儿茶酚胺敏感性多形性室速：首选 β 受体阻滞药。

四、无脉性室速 / 心室扑动 / 心室颤动

（一）概述

是心跳骤停的常见形式，其结果是心脏无排血，心音和脉搏消失，心、脑等器官和周围组织血液灌注停止，阿 - 斯综合征发作和猝死。

（二）诊断要点

1. 临床表现

意识丧失、抽搐、呼吸停止甚至死亡，听诊心音消失，脉搏触不到，血压无法测到。

2. 心电图特点

心室扑动呈正弦图形，波幅大而规则，频率 150～300 次 / 分（通常在 200 次 / 分以上）。心室颤动的波形、振幅与频率均极不规则，无法辨认 QRS 波群、ST 段与 T 波。

（三）急诊处置

1. 尽早进行规范的心肺复苏

2. 尽早电复律

一旦取得除颤器，立即予以最大能量（双相波 200J，单相波 360J）非同步直流电复律。电复律后立即重新恢复 CPR，直至 5 个周期的按压与通气（30∶2）后再判断循环是否恢复，确定是否需再次电复律。

3. 药物治疗

在 CPR 和电复律后，可开始建立静脉通道，考虑药物治疗。

①　实行至少 1 次电复律和 2min CPR 后心律失常仍持续时，可静脉应用肾上腺素，之后再次电复律。

②　对 CPR、电复律和肾上腺素无效时，可快速静注胺碘酮，之后再次电复律。

③　在无胺碘酮或不适用时，可用利多卡因。

④　心脏骤停为尖端扭转型室速所致时，可静滴硫酸镁。对其他心律失常不推荐使用。

⑤　电风暴者，首选胺碘酮，次选利多卡因，在此基础上联合应用 β 受体阻滞药。

五、缓慢型心律失常

（一）概述

包括窦性心动过缓、窦性停搏、传导阻滞（主要是窦房传导阻滞、房室传导阻滞）等。有些心动过缓（如三度房室传导阻滞）可继发 Q-T 间期延长而诱发尖端扭转型室速。

（二）诊断要点

1. 临床表现

轻者可无症状，严重的心动过缓可造成血流动力学障碍。

2. 心电图

心率常小于 50 次 / 分；房室传导阻滞出现窦房、房室不成比例下传或完全窦房、房室分离；长 R-R 间歇。

（三）急诊处置

（1）积极寻找可逆的诱因　如肺栓塞、急性下壁心肌梗死、心肌炎、低血容量、低氧、心脏压塞、张力性气胸、酸中毒、药物过量、体温过低和高钾血症等。

（2）药物治疗　仅作为紧急处理的过渡性治疗。

① 阿托品 0.5～1.0mg 静注（不宜用于二度 Ⅱ 型房室传导阻滞、三度房室传导阻滞伴室性逸搏心律的患者）。

② 异丙肾上腺素 1mg+5% 葡萄糖注射液 50mL，1～3μg/min=3～9mL/h 泵入。

（3）临时起搏植入　作为可逆性心动过缓或永久起搏治疗的过渡性治疗。

（4）心室停搏者　尽早实行心肺复苏。

第五节　急性主动脉夹层

急性主动脉夹层是由于各种原因导致主动脉内膜出现破口，血液流入，主动脉内膜与中膜撕裂、分离，致使主动脉腔被分隔为真腔和假腔。典型的主动脉夹层（AD）可以见到位于真腔、假腔之间的分隔或内膜片，真腔、假腔可以相通或不通，血液可以在真腔、假腔之间流动或形成血栓。

一、临床表现

1. 疼痛

见于 95% 以上的患者，特点如下。

（1）突发性　常由突然发力诱发，一开始即达高峰。

（2）剧烈性　撕裂样或刀割样胸痛，吗啡等镇痛药不能完全缓解。

（3）持续性　如未进行有效治疗，疼痛可持续数天。

（4）迁移性　随夹层的扩展疼痛部位发生移动，无放射痛，这有别于冠心病。

（5）体位性　个别主动脉夹层患者，疼痛与体位有关，由坐位变为卧位时，疼痛加剧，这是由假腔内血肿扩大，夹层进展所致。

2. 心血管系统

见于累及升主动脉的夹层。

（1）主动脉瓣关闭不全 可闻及主动脉瓣关闭不全杂音，是夹层使瓣环扩张、撕脱所致。

（2）心脏压塞 夹层破裂或渗漏造成心包积血，心电图可表现为急性心包炎甚至心脏压塞。

（3）急性心肌梗死 近端夹层累及冠状动脉开口，可导致急性心肌梗死，如误诊为急性 STEMI，进行溶栓治疗，死亡率高达 71%。

（4）累及冠状动脉时，如果左冠受累，可以出现期前收缩（早搏）、室速、室颤等；累及右冠，可以出现缓慢型心律失常；部分患者未累及冠脉，而是因为内膜撕裂牵拉颈动脉窦或主动脉弓压力感受器，反射性使心率减慢。

3. 血压变化

95% 以上患者合并高血压。

（1）约 1/3 有面色苍白、冷汗、脉搏细速等休克表现，但血压常无明显降低。

（2）夹层的压迫可使双上肢及双下肢的血压、动脉搏动不一致。

（3）夹层导致心脏压塞时，可出现低血压；夹层并发外膜破裂，患者可突然发生休克。

（4）夹层累及锁骨下动脉可引起假性低血压。

（5）夹层累及肾动脉可使血压短时间显著增高，舒张压可达 130mmHg。

4. 神经系统

（1）累及脑供血动脉、椎动脉或斑块脱落导致脑栓塞 可有头晕、晕厥、缺血性脑卒中，可出现偏瘫、单一肢体乏力及活动障碍、失明等。

（2）累及脊髓动脉 可出现截瘫、四肢瘫、尿失禁。

（3）夹层压迫颈交感神经节 可出现霍纳综合征。

（4）夹层压迫喉返神经 出现声音嘶哑。

（5）其他 感觉障碍等。

5. 消化系统

（1）肠系膜上动脉受累 可致肠坏死，出现腹痛、呕吐、便血等。

（2）肝动脉受累 可致黄疸、转氨酶升高。

（3）夹层压迫食管 可引起吞咽困难。

6. 泌尿系统

肾动脉受累 可导致肾血管性高血压、急性肾衰，出现腰痛、血尿、少尿等。

7. 呼吸系统

（1）夹层血肿较大时可压迫肺动脉，导致肺动脉高压，心电图出现类似急性肺栓塞的改变。

（2）夹层破入胸腔引起胸腔积血可出现呼吸困难、咳嗽等。

（3）夹层血肿压迫肺组织，导致肺水肿、肺不张、咯血等。

以上改变均可导致低氧血症甚至乳酸升高。

二、诊断要点

有以上临床症状和体征，胸痛且高度怀疑急性 AD 的患者，应完善常规检查如血常规及血型、尿常规、肝肾功能、血气分析、血糖、传染病筛查、心肌酶、肌红蛋白、凝血 5 项（包括 D- 二聚体）和血脂检查。这些检查有助于鉴别诊断（尤其是 A 型夹层与心肌梗死的鉴别）及评估脏器功能及手术风险，减少术前准备时间。患者 D- 二聚体快速升高时，拟诊为 AD 的可能性增大。AD 的影像学检查目的是要对全主动脉进行综合评价，包括 AD 受累的范围、形态、不同部位主动脉的直径、主动脉瓣及各分支受累情况、与周围组织的关系，以及 AD 的其他相关表现如心包积液、胸腔积液及脏器缺血情况等。推荐 CTA 作为首选影像学检查。2010 AHA 指南中提出疑诊 AD 的高危易感因素、胸痛特征和体征（表 3-1）。根据患者符合危险因素分类（高危易感因素、高危疼痛特征及高危体征）的类别数计 0～3 分（0 分为低危，1 分为中危，≥2 分为高危）；该评分≥1 分诊断 AD 的敏感度达 95.7%。

表 3-1　主动脉夹层的高危病史、症状和体征

高危病史	高危胸痛症状	高危体征
1. 马方综合征等结缔组织疾病	1. 突发疼痛	1. 动脉搏动消失或无脉
2. 主动脉疾病家族史	2. 剧烈疼痛、难以忍受	2. 四肢血压差异明显
3. 已知的主动脉瓣疾病	3. 撕裂样、刀割样疼痛	3. 局灶性神经功能缺失
4. 已知的胸主动脉瘤		4. 新发主动脉瓣杂音
5. 曾行主动脉介入或外科手术		5. 低血压或休克

三、治疗

AD 一旦确诊，应积极专科会诊手术治疗，急诊初步的处置原则：有效镇痛、控制心率和血压，减轻主动脉剪应力，降低主动脉破裂的风险。

1. 镇痛

适当肌注或静脉应用阿片类药物（吗啡 5～10mg、哌替啶 100mg，必要时 6～8h 给药 1 次）可降低交感神经兴奋导致的心率和血压的上升，提高控制心率和血压的效果。

2. 控制心率和血压

静脉应用 β 受体阻滞药（如美托洛尔、艾司洛尔等）是最基础的药物治疗方法，但应保证能维持最低的有效终末器官灌注。

对于降压效果不佳者，可在 β 受体阻滞药的基础上联用一种或多种抗高血压药物，药物治疗的目标为快速降压和控制心室率，保证组织灌注前提下，目标 SBP＜120mmHg，心率 50～60 次 / 分。推荐药物：首选 β 受体阻滞药如艾司洛尔等，联合尼卡地平、硝普钠、乌拉地尔等。需注意的是，若患者心率未得到良好控制，不要首选硝普钠降压。因硝普钠可引起反射性儿茶酚胺释放，使左心室收缩力和主动脉壁剪应力增加，加重夹层病情。

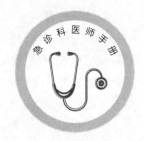

第四章
神经系统疾病

第一节　急性缺血性脑卒中

急性缺血性脑卒中又称急性脑梗死，指脑循环障碍导致脑血管堵塞或严重狭窄，使脑血流灌注不足，进而缺血、缺氧导致脑血管供血区脑组织死亡，临床上表现为突发局灶性或弥散性神经功能缺损，头颅 CT 或头颅 MRI 上形成新的局灶性脑梗死灶，24h 后往往遗留后遗症。

一、临床表现

1. 病史

起病突然；常伴有血管疾病危险因素及病因；劳累、腹泻、寒冷、熬夜是缺血性脑卒中常见的诱因；头晕、头痛等是缺血性脑卒中常见的先兆，也可以无诱因或无先兆。

2. 症状

（1）高级皮质功能受损　可出现昏迷、言语不流利和认知功能障碍等症状。

（2）运动功能受损　可出现视物成双、口角歪斜、饮水呛咳、肢体无力、步态不稳等症状。

（3）感觉功能受损　可出现视物模糊、面部和（或）肢体麻木等症状。

3. 体格检查

（1）专科查体 主要针对神经系统的查体，可发现与神经功能缺损症状相对应的阳性体征。涉及高级皮质功能、运动功能、感觉功能障碍及反射异常。反射检查的重点：① 检查意识，意识障碍往往反映大脑功能障碍；② 检查双侧瞳孔大小，对光反射是否存在、敏感，依次判断意识障碍是否存在脑疝的可能；③ 确认是否有病理征，主要包括 Babinski 征及 Chaddock 征。如果病理征阳性，则说明是中枢神经系统疾病，包括大脑和脊髓。

（2）系统查体 涉及缺血性卒中病因相关的查体，主要包括脑血管、心脏、血液等。

二、诊断

急性缺血性脑卒中诊断标准如下。

① 急性起病。

② 局灶神经功能缺损（一侧面部或肢体无力或麻木，语言障碍等），少数为全面神经功能缺损。

③ 影像学出现责任病灶或症状/体征持续 24h 以上。

④ 排除非血管性病因。

⑤ 脑 CT/MRI 排除脑出血。

三、治疗

（一）一般处理

1. 呼吸与吸氧

（1）必要时吸氧，应维持氧饱和度＞94%。气道功能严重障碍者应给予气道支持（气管插管或切开）及辅助呼吸。对有气道阻塞或误吸风险及怀疑颅内压增高患者，建议头部侧位且抬高20°～30°以避免呕吐导致误吸。

（2）无低氧血症的患者不需常规吸氧，对于能耐受平卧且不缺氧患者，推荐采取仰卧位。

2. 心脏监测与心脏病变处理

（1）脑梗死后 24h 内应常规进行心电图检查，根据病情，有条件时进行持续心电监护 24h 或以上，以便早期发现阵发性心房纤颤或严重心律失常等心脏病变。

（2）避免或慎用增加心脏负担的药物。

3. 体温控制

（1）对体温升高的患者应寻找和处理发热原因，如存在感染应给予抗感染治疗。

（2）对体温＞38℃的患者应给予退热措施。

4. 血压控制

（1）高血压　AHA/ASA 推荐对收缩压≥200mmHg 或舒张压≥110mmHg、未接受静脉溶栓及血管内治疗、无需要紧急降压处理的严重并发症的患者，可在发病后 24h 内将血压降低 15%；对接受静脉溶栓治疗的患者，血压控制目标控制在 180/100mmHg；对未接受静脉溶栓而计划进行动脉内治疗的患者，手术前应控制血压水平≤180/110mmHg；血管通路开通后对于高血压患者控制血压低于基础血压 20～30mmHg，但不应低于 90/60mmHg；我国推荐接受血管内取栓治疗患者术前血压控制在 180/105mmHg。

（2）卒中后低血压　卒中后低血压很少见，原因有主动脉夹层、血容量减少以及心输出量减少等。应积极查明原因，给予相应处理，必要时可采用扩容升压措施。

5. 血糖

（1）高血糖　血糖超过 10mmol/L 时可给予胰岛素治疗。应加强血糖监测，可将高血糖患者血糖控制在 7.8～10mmol/L。

（2）低血糖　低血糖直接导致脑缺血损伤和水肿加重而对预后不利，故应尽快纠正。血糖低于 3.3mmol/L 时，可给予

10%～20%葡萄糖口服或注射治疗。目标是达到正常血糖范围。

（二）特异性治疗

特异性治疗包括改善脑血循环（静脉溶栓、血管内治疗、抗血小板、抗凝、降纤、扩容等方法）、他汀类药物及神经保护等。

1. 改善脑血循环

（1）静脉溶栓　静脉溶栓是目前最主要恢复血流措施，是血管再通的首选方法，药物包括重组组织型纤溶酶原激活剂（rt-PA）、尿激酶和替奈普酶。rt-PA和尿激酶是我国目前使用的主要溶栓药，现认为有效挽救半暗带组织时间窗为4.5h内或6h内。静脉溶栓的适应证：① 年龄18～80岁；② 发病4.5h内；③ 脑功能损害的体征持续存在超过1h，且比较严重；④ 脑CT已排除颅内出血，且无早期大面积脑梗死的影像学改变；⑤ 患者或家属签署知情同意书。

（2）血管内介入　包括血管内机械取栓、动脉溶栓、血管成形术。

（3）抗血小板　① 对于不符合静脉溶栓或血管内取栓适应证且无禁忌证的缺血性脑卒中患者应在发病后尽早给予口服阿司匹林150～300mg/d治疗。急性期后可改为预防剂量（50～300mg/d）。② 溶栓治疗者，阿司匹林等抗血小板药物应在溶栓24h后开始使用，如果患者存在其他特殊情况（如合并疾病），在评估获益大于风险后可以考虑在阿替普酶静脉溶栓24h内使用抗血小板药物。③ 对不能耐受阿司匹林者，可考虑选用氯吡格雷等抗血小板治疗。④ 对于未接受静脉溶栓治疗的轻型卒中患者（NIHSS评分≤3分），在发病24h内应尽早启动双重抗血小板治疗（阿司匹林和氯吡格雷）并维持21d，有益于降低发病90d内的卒中复发风险，但应密切观察出血风险。⑤ 血管内机械取栓后24h内使用抗血小板药物替罗非班的疗效与安全性有待进一步研究，可结合患者情况个体化评估后决策（是否联合静脉溶栓治疗等）。⑥ 替格瑞洛的安全性与阿司匹林相似，可考虑作为有使用阿司匹林禁忌证的替代药物。

（4）抗凝 抗凝药物包括肝素、低分子量肝素、类肝素、口服抗凝药和凝血酶抑制剂。① 对大多数急性缺血性脑卒中患者，不推荐无选择地早期进行抗凝治疗。② 对少数特殊急性缺血性脑卒中患者（如放置心脏机械瓣膜）是否进行抗凝治疗，需综合评估（如病灶大小、血压控制、肝肾功能等），如出血风险较小，致残性脑栓塞风险高，可在充分沟通后谨慎选择使用。③ 特殊情况下溶栓后还需抗凝治疗患者，应在24h后使用抗凝药。

（5）降纤 降纤药物包括降纤酶、巴曲酶等，对于不适合溶栓并经过严格筛查的脑梗死患者，特别是高纤维蛋白原症患者可选用降纤治疗，可显著降低血浆纤维蛋白原，并有轻度溶栓和抑制血栓形成作用。

（6）扩容 对于低血压或脑血流低灌注所致的急性脑梗死如分水岭梗死可考虑扩容治疗，但应注意可能加重脑水肿、心力衰竭等并发症，对严重脑水肿及心力衰竭的患者不推荐使用扩容治疗。

（7）其他改善脑血循环药物 丁基苯酞、人尿激肽原酶。

2. 他汀药物

（1）急性缺血性脑卒中发病前服用他汀类药物的患者，可继续使用他汀治疗。

（2）在急性期根据患者年龄、性别、卒中亚型、伴随疾病及耐受性等临床特征，确定他汀治疗的种类及强度。

3. 神经保护

神经保护药物包括依达拉奉和胞磷胆碱，可根据具体情况个体化使用。

4. 其他疗法

高压氧和亚低温的疗效和安全性还需开展高质量的随机对照试验证实。

5. 传统医药

中成药、针刺等，根据具体情况结合患者意愿决定是否选用中成药或针刺。

（三）急性期并发症的处理

1. 脑水肿与颅内压增高

（1）避免和处理引起颅内压增高的因素，如头颈部过度扭曲、激动、用力、发热、癫痫、呼吸道不通畅、咳嗽、便秘等。

（2）建议对颅内压升高、卧床的脑梗死患者采用抬高头位的方式，通常抬高床头大于 30°。

（3）甘露醇和高张盐水可明显减轻脑水肿、降低颅内压，减少脑疝发生的风险，可根据患者的具体情况选择药物种类、治疗剂量及给药次数。必要时也可选用甘油果糖或呋塞米。

（4）对于发病 48h 内、60 岁以下的恶性大脑中动脉梗死伴严重颅内压增高患者，经积极药物治疗病情仍加重，尤其是意识水平降低的患者，可请脑外科会诊考虑是否行减压术，手术治疗可降低病死率，减少残疾率，提高生活自理率。60 岁以上患者手术减压可降低死亡和严重残疾，但独立生活能力并未显著改善。因此应更加慎重，可根据患者年龄及患者 / 家属对这种可能结局的价值观来选择是否手术。

（5）对压迫脑干的大面积小脑梗死患者可请脑外科会诊协助处理。

2. 梗死后出血性转化

（1）症状性出血转化　停用抗栓（抗血小板、抗凝）治疗等致出血药物。

（2）恢复开始抗凝和抗血小板治疗时机　对需要抗栓治疗的患者，可于症状性出血转化病情稳定后 10d 至数周后开始抗栓治疗，应权衡利弊；对于再发血栓风险相对较低或全身情况较差者，可用抗血小板药物代替华法林。

3. 癫痫

（1）不推荐预防性应用抗癫痫药物。

（2）孤立发作一次或急性期癫痫发作控制后，不建议长期使用抗癫痫药物。

（3）卒中后 2～3 个月再发的癫痫，建议按癫痫常规治疗进行长期药物治疗。

（4）卒中后癫痫持续状态，建议按癫痫持续状态治疗原则处理。

4. 肺炎

（1）早期评估和处理吞咽困难和误吸问题，对意识障碍患者应特别注意预防肺炎。

（2）疑有肺炎的发热患者应根据病因给予抗感染治疗，但不推荐预防性使用。

5. 排尿障碍与尿路感染

（1）有排尿障碍者，应早期评估和康复治疗。

（2）尿失禁者应尽量避免留置尿管，可定时使用便盆或便壶。

（3）尿潴留者应测定膀胱残余尿，可配合物理按摩、针灸等方法促进恢复排尿功能。必要时可间歇性导尿或留置导尿。

（4）有尿路感染者根据病情决定抗感染治疗，但不推荐预防性使用。

6. 深静脉血栓形成和肺栓塞

（1）鼓励患者尽早活动、抬高下肢；尽量避免下肢（尤其是瘫痪侧）静脉输液。

（2）抗凝治疗未显著改善神经功能及降低病死率，且增加出血风险，不推荐在卧床患者中常规预防性抗凝治疗（皮下注射低分子量肝素或肝素）。

（3）对于已发生深静脉血栓（DVT）及肺栓塞高风险且无禁忌者，可给予低分子量肝素或肝素，有抗凝禁忌者给予阿司匹林治疗。

（4）可联合加压治疗（交替式压迫装置）和药物预防深静脉血栓（DVT），不推荐常规单独使用加压治疗；但对有抗栓禁忌的缺血性卒中患者，推荐单独应用加压治疗预防深静脉血栓（DVT）和肺栓塞。

（5）对于无抗凝和溶栓禁忌的深静脉血栓（DVT）或肺栓塞患者，首先建议肝素抗凝治疗，症状无缓解的近端 DVT 或肺栓塞患者可给予溶栓治疗。

7. 压疮

（1）对有瘫痪者定期翻身，以防止皮肤受压；保持良好的皮肤卫生，保持营养充足。

（2）易出现压疮患者建议使用特定的床垫、轮椅坐垫和座椅，直到恢复行动能力。

8. 营养支持

（1）患者开始进食前，采用饮水试验进行吞咽功能评估。

（2）发病后注意营养支持。急性期伴吞咽困难者，应在发病7d 内接受肠内营养支持。

（3）吞咽困难短期内不能恢复者可早期放置鼻胃管进食。吞咽困难长期不能恢复者可行胃造口进食。

9. 卒中后情感障碍

（1）应评估患者心理状态，注意卒中后焦虑与抑郁症状，必要时请心理专科医师协助诊治。

（2）对有卒中后焦虑、抑郁症状的患者应行相应干预治疗。

10. 康复治疗

在病情稳定的情况下应尽早开始康复治疗，对轻至中度神经功能障碍的缺血性脑卒中患者可在发病 24h 后进行床边康复、早期离床期的康复训练，包括坐、站、走等活动。卧床者病情允许时应注意良肢位摆放。

11. 医患沟通

由于急性缺血性脑卒中治疗方案对患者及家属存在潜在的影响，包括治疗风险、费用、预期疗效等，应注意与患者及家属充分沟通，交代治疗的获益与风险，综合评估后选择临床诊疗方案。

12. 二级预防

急性期卒中复发的风险很高，卒中后应尽早开始二级预防。控制血压、血糖及使用抗血小板、抗凝、他汀等药物治疗。

第二节　脑出血

脑出血是指原发性非外伤性脑实质内出血，也称自发性脑出血，占急性脑血管病的 20%～30%。年发病率为（60～80）/10 万人，急性期病死率为 30%～40%，是急性脑血管病中病死率最高的。在脑出血中大脑半球出血约占 80%，脑干和小脑出血约占 20%。本节重点介绍最常见的高血压脑出血。

脑出血常发生于 50 岁以上患者；多有高血压病史；多在活动中或情绪激动时突然起病，少数在安静状态下发病。患者一般无前驱症状，少数可有头晕、头痛及肢体无力等轻微症状。发病后症状在数分钟至数小时内达到高峰。

一、临床表现

（一）壳核出血

（1）内囊损伤　对侧偏瘫、对侧偏身感觉障碍、同向性偏盲、双眼向病灶侧凝视。

（2）优势半球受累　失语。

（3）神志　出血量大者短期内昏迷，病情在数小时内迅速恶化。

（4）感觉　出血量小者纯运动或感觉障碍，仅凭临床表现无法与脑梗死区分。

（二）丘脑出血

（1）内囊损伤　对侧肢体瘫痪，多为下肢重于上肢。

（2）优势半球受累　失语。

（3）非优势半球受累　体向障碍、偏侧忽视。

（4）神志　精神障碍如情感淡漠、视幻觉、情绪低落等，或出现丘脑语言（音语缓慢不清、重复言语、发音困难、复述差、朗读正常）和丘脑痴呆（记忆力减退、计算力下降、情感障碍、人格改变）。

（5）出血向下扩展　至下丘脑或中脑上部时刻出现眼位异常，如垂直凝视或侧视麻痹、双眼分离性斜视、凝视鼻尖、瞳孔对光反射迟钝、假性展神经麻痹、会聚障碍。

（6）出血波及丘脑下部或突破第三脑室　意识障碍加深，瞳孔缩小，中枢性高热，去大脑强直。

（三）尾状核头出血

较少见，一般出血量不大，多经侧脑室前角破入脑室。临床表现为头痛、呕吐、对侧中枢性面舌瘫、轻度项强；也可无明显的肢体瘫痪，仅有脑膜刺激征，与蛛网膜下腔出血的表现相似。

（四）脑叶出血

脑叶出血占脑出血的5%～10%。常见原因有CAA、脑动静脉畸形、血液病、高血压、烟雾病等。血肿常局限于一个脑叶内，也可同时累及相邻的两个脑叶，一般以顶叶最多见，其次为颞叶、枕叶及额叶。与脑深部出血相比，一般血肿体积较大。临床可表现为头痛、呕吐等，癫痫发作比其他部位出血常见，肢体瘫痪较轻，昏迷较少见。

根据累及脑叶的不同，可出现不同的局灶性定位症状和体征。

（1）额叶出血　可有前额痛及呕吐，痛性发作较多见；对侧轻偏瘫、共同偏视、精神障碍；尿便障碍，并出现摸索和强握反射等；优势半球出血时可出现运动性失语。

（2）顶叶出血　偏瘫较轻，而偏侧感觉障碍显著；对侧下象限盲；优势半球出血时可出现混合性失语，非优势侧受累有体象障碍。

（3）颞叶出血　表现为对侧中枢性面舌瘫及上肢为主的瘫痪；对侧上象限盲。优势半球出血时可出现感觉性失语或混合性失语；可有颞叶癫痫、幻嗅、幻视等。

（4）枕叶出血　可表现为对侧同向性偏盲，并有黄斑回避现象，也可表现为对侧象限盲；可有一过性黑朦和视物变形，多无肢体瘫痪。

（五）脑干出血

脑干出血约占脑出血的 10%，绝大多数为脑桥出血，由基底动脉的脑桥支破裂导致。偶见中脑出血，延髓出血极为罕见。

脑桥出血临床表现为突然头痛、呕吐、眩晕、复视、眼球不同轴、侧视麻痹、交叉性瘫痪或偏瘫、四肢瘫等。出血量少时，患者意识清楚，可表现为一些典型的综合征，如 Foville 综合征。Milard-Gubler 综合征、闭锁综合征等。大量出血（＞5mL）时，血肿波及脑桥双侧基底和被盖部，患者很快出现意识障碍，出现针尖样瞳孔。四肢瘫痪、呼吸障碍、去大脑强直、应激性溃疡、中枢性高热等，常在 48h 内死亡。

中脑出血少见，轻症患者表现为突然出现复视、眼睑下垂、一侧或两侧瞳孔扩大、眼球不同轴、水平或垂直眼震、同侧肢体共济失调，也可表现为 Weber 或 Benedikt 综合征。严重者很快出现意识障碍、四肢瘫痪、去大脑强直，常迅速死亡。

延髓出血更为少见，临床表现为猝倒，意识障碍，血压下降，呼吸节律不规则，心律失常，继而死亡。轻症患者可表现为不典型的 Wllenberg 综合征。

（六）小脑出血

小脑出血约占脑出血的 10%。

（1）常见部位　最常见的出血动脉为小脑上动脉的分支，病变多累及小脑齿状核。

（2）发病特点　发病突然。

（3）临床表现　眩晕和共济失调明显，可伴有频繁呕吐及头后部疼痛等。当出血量不大时，主要表现为小脑症状，如眼球震颤病变侧共济失调，站立和步态不稳、肌张力降低及颈项强直、构音障碍和吟诗样语言，无偏瘫。出血量增加时，还可表现有脑桥受压体征，如展神经麻痹、侧视麻痹、周围性面瘫、吞咽困难及出现肢体瘫痪和（或）锥体束征等。大量小脑出血，尤其是蚓部出血时，患者很快昏迷，双侧瞳孔缩小呈针尖样，呼吸节律不规则，有去大脑强直发作，最后致枕骨大孔疝而死亡。

（七）脑室出血

脑室出血分为原发性和继发性脑室出血。原发性是指脉络丛血管出血或室管膜下 1.5cm 内出血破入脑室，继发性是指脑实质出血破入脑室者。在此仅描述原发性脑室出血。占脑出血的 3%～5%。

（1）出血量较少时，仅表现有头痛，呕吐，脑膜刺激征阳性，无局限性神经体征。临床上易误诊为蛛网膜下腔出血，需通过头颅 CT 扫描来确定诊断。

（2）出血量大时，很快进入昏迷或昏迷逐渐加深，双侧瞳孔缩小呈针尖样，四肢肌张力增高，病理反射阳性，早期出现去大脑强直发作，脑膜刺激征阳性，常出现丘脑下部受损的症状及体征，如上消化道出血、中枢性高热、大汗、应激性溃疡、急性肺水肿、血糖增高及尿崩症，预后差，多迅速死亡。

二、辅助检查

（1）头颅 CT 是确诊脑出血的首选检查。CT 可准确显示出血的部位、大小，脑水肿情况及是否破入脑室等，有助于指导治疗和判断预后。

（2）头颅 MRI 对幕上出血的诊断价值不如 CT，对幕下出血的检出率优于 CT。MRI 的表现主要取决于血肿中血红蛋白的氧合状态及血红蛋白的分解代谢程度等。发病 1 天内，血肿呈 T_1 等或低信号，T_2 高或混合信号；第 2 天至 1 周，T_1 为等或稍低信号，T_2 为低信号；第 2～4 周，T_1 和 T_2 均为高信号；4 周后，T_1 呈低信号，T_2 为高信号。此外，MRI 比 CT 更易发现脑血管畸形、脑肿瘤及血管瘤等病变。

（3）脑血管造影及增强 CT、MRA、CTA 和 DSA 等 可显示脑血管的位置、形态及分布等，并易于发现脑动脉瘤、脑血管畸形及烟雾病等脑出血病因。增强 CT 和 CTA 检查有助于在早期评价血肿扩大风险，可根据对比剂外渗情况或 CTA 斑点征（spot-sign）预测血肿扩大风险。

（4）其他检查 血常规、尿常规、血糖、肝功能、肾功能、凝血功能、血电解质及心电图等检查，有助于了解患者的全身状态。

三、诊断

（1）病史 50 岁以上中老年患者，有长期高血压病史，活动中或情绪激动时突然起病，血压常明显升高。

（2）症状　出现头痛、恶心、呕吐等颅内压升高的表现；有偏瘫、失语等局灶性神经功能缺损症状和脑膜刺激征，可伴有意识障碍，应高度怀疑脑出血。

（3）体征　脑膜刺激征阳性等病理征。

（4）辅助检查　头部 CT 检查有助于明确诊断。

四、治疗

基本治疗原则：脱水降颅压，减轻脑水肿；调整血压；防止继续出血；保护血肿周围脑组织；促进神经功能恢复；防治并发症。

1. 内科治疗

（1）一般治疗

① 卧床休息：一般应卧床休息 2～4 周，避免情绪激动及血压升高。

② 保持呼吸道通畅：昏迷患者应将头歪向一侧，以利于口腔分泌物及呕吐物流出，并可防止舌根后坠阻塞呼吸道，随时吸出口腔内的分泌物和呕吐物，必要时行气管切开。

③ 吸氧：有意识障碍、血氧饱和度下降或缺氧现象的患者应给予吸氧。

④ 鼻饲：昏迷或吞咽困难的患者，如短期内不能恢复自主进食，可通过鼻饲管进食。

⑤ 对症治疗：过度烦躁不安的患者可适量用镇静药；便秘者可选用缓泻药。

⑥ 预防感染：加强口腔护理，及时吸痰，保持呼吸道通畅；留置导尿时应做膀胱冲洗；昏迷患者可酌情用抗生素预防感染。

⑦ 观察病情：严密注意患者的意识、瞳孔大小、血压、呼吸等，有条件时应对昏迷患者进行监护。

（2）脱水降颅压，减轻脑水肿　颅内压升高的主要原因为早期血肿的占位效应和血肿周围脑组织的水肿，脑出血后 3～5 天，脑水肿达到高峰。颅内压升高是脑出血患者死亡的主要原因，因此降低颅内压为治疗脑出血的重要任务。脑出血的降颅压治疗首先以高渗脱水药为主，药物治疗的主要目的是减轻脑水肿、降低 ICP，防止脑疝形成。

渗透性脱水药甘露醇是最重要的降颅压药物。20% 的甘露醇用量为 125～250mL，快速静脉滴注，每 6～8h 1 次，使血浆渗透压维持在 310～320mOsm/kg，用药时间不宜过长，建议用 5～7 天。可同时应用呋塞米 20～40mg，静脉或肌内注射，二者交替使用，维持渗透梯度。用药过程中应该监测尿量、水及电解质平衡。甘油果糖 500mL 静脉滴注，每日 1～2 次，脱水作用温和，没有反跳现象，适用于肾功能不全患者。20% 人血白蛋白 50～100mL 静脉滴注，每日 1 次，能提高血浆胶体渗透压，减轻脑水肿，但价格昂贵，应用受限。皮质类固醇因其副作用大，且降颅压效果不如高渗脱水药，应慎用。用药建议详见如下。

① 甘露醇注射液 125～250mL　　　ivgtt　q6h～q8h
② 呋塞米注射液 20～40mg　　　　iv/im
③ 甘油果糖注射液 500mL　　　　ivgtt　qd～q12h
④ 20% 人血白蛋白 50～100mL　　　ivgtt　qd

（3）调控血压　脑出血多伴有血压升高，但脑出血急性期降压的时机及控制的目标尚存争议。一种观点认为过高的血压可导致血肿扩大，与不良预后密切相关。另一种观点认为脑出血时血压升高，是在颅内压增高的情况下，为了保证脑组织供血出现的脑血管自动调节反应，如血压控制过低，容易导致血肿周围脑组织发生缺血性损伤。近年发表的急性脑出血强化降血压试验研究表明，在脑出血急性期进行强化降血压是安全的，且可能获得更好的预后，如脑出血急性期收缩压＞180mmHg 或舒张压＞

100mmHg，可予以平稳降压治疗，目标在 140/90mmHg 以下，并严密观察血压变化。

（4）亚低温治疗 局部亚低温治疗是脑出血的一种新的辅助治疗方法，能够减轻脑水肿，减少自由基生成，促进神经功能缺损恢复，改善患者预后，且无不良反应，安全有效。初步的基础与临床研究认为亚低温是一项有前途的治疗措施，而且越早应用越好。

（5）纠正凝血异常 对于严重凝血因子缺乏或严重血小板减少的患者，推荐给予补充凝血因子和血小板；因口服华法林导致脑出血的患者，应立即停用华法林，给予维生素 K，可静脉输注新鲜冰冻血浆或凝血酶原复合物；因应用肝素引起的脑出血，应立即停用肝素，给予鱼精蛋白。

（6）并发症的防治 注意防治肺部感染、上消化道出血、吞咽困难和水电解质紊乱等。中枢性高热，主要是由于丘脑下部散热中枢受损所致，表现为体温迅速上升，出现 39℃以上的高热，躯干温度高，肢体温度次之。解热镇痛药无效，可予以物理降温治疗。其他常见并发症有下肢深静脉血栓形成肺栓塞肺水肿、冠状动脉性疾病和心肌梗死、心脏损害、癫痫发作等，要注意鉴别，并给予相应的治疗。

2. 外科治疗

主要目的是清除血肿，降低颅内压，挽救生命，其次是尽可能早期减少血肿对周围脑组织的损伤，降低致残率。同时应针对脑出血的病因，如脑动静脉畸形、脑动脉瘤等进行治疗。主要采用的方法有以下几种：去骨瓣减压术、小骨窗开颅血肿清除术、钻孔或锥孔穿刺血肿抽吸术、内镜血肿清除术、微创血肿清除术和脑室出血穿刺引流术等。

目前对手术适应证和禁忌证尚无一致意见。如患者全身状况允许，下列情况考虑手术治疗。

① 基底节区出血：中等量出血（壳核出血≥30mL，丘脑出血≥15mL）。

② 小脑出血：易形成脑疝，出血量≥10mL，或直径≥3cm，或合并脑积水，应根据患者的具体情况尽快手术治疗。

③ 脑叶出血：高龄患者常为淀粉样血管病出血，除血肿较大危及生命或由血管畸形引起需外科治疗外，宜行内科保守治疗。

④ 脑室出血：轻型的部分脑室出血可行内科保守治疗，重症全脑室出血（脑室铸型）需脑室穿刺引流加腰穿放液治疗。

3. 康复治疗

早期将患肢置于功能位，如病情允许，危险期过后，应及早进行肢体功能、言语障碍及心理的康复治疗。

第三节　癫痫与癫痫持续状态

一、癫痫

（一）定义

1. 癫痫

表现为反复癫痫发作的慢性脑部疾病称为癫痫。患者脑部存在能导致癫痫反复发作的易感性，由于这种发作所引起的神经生化、认知心理后果以及一次以上非诱发性（或反射性）的癫痫发作是癫痫存在的三要素。

2. 癫痫发作

由不同病因所引起的，脑部神经元高度同步化异常放电所导致的，反复、发作性、短暂性，通常也是刻板性的脑功能失调称为癫痫发作。由于起源神经元位置不同，传播过程不一致，这种脑功能失调所表现的症状和体征可以是感觉运动、自主神经、意识、精神、记忆、认知、行为异常或兼有之。

3. 癫痫综合征

在癫痫中由特殊的病因、特殊发病机制组成的特定癫痫现象称为癫痫综合征。

脑部神经元高度同步化异常放电是癫痫发作的根本原因。但并不是所有脑部神经元异常放电引起的发作都是癫痫发作，脑部神经元异常放电还可引起发作性神经痛等。国际抗癫痫联盟认为只有大脑、丘脑 - 皮质系统及中脑上部神经元的异常放电才会引起癫痫发作，这种异常放电的特征为神经元高度同步化活动。

4. 癫痫持续状态

癫痫持续状态（status epilepticus，SE）是神经科临床最为常见的急危重症。持续的癫痫发作不仅可引起细胞代谢紊乱、葡萄糖和氧耗竭、离子跨膜运动障碍，以致不能维持细胞正常生理功能导致脑部神经元的变性、坏死，而且还可因合并感染、电解质紊乱、酸碱平衡失调、呼吸循环衰竭和肝肾功能障碍加速患者的死亡。幸存者也常常留下严重的神经功能障碍，导致耐药性癫痫的发生。所以能否尽快更好地结束癫痫持续状态，正确处理癫痫持续状态的并发症是降低癫痫患者死亡率和致残率的重要途径，直接关系到患者的健康和生存质量。

传统定义认为癫痫持续状态指"癫痫全身性发作在两次发作间期意识不清楚，单次发作持续 30 分钟或在短时间内频繁发作"。2001 年，国际抗癫痫联盟提出了新的癫痫持续状态定义："超过大多数这种发作类型患者的发作持续时间后，发作仍然没有停止的临床征象，或反复的癫痫发作，在发作间期中枢神经系统的功能没有恢复到正常基线"。在没有办法确定"大多数患者发作持续时间"的情况下，倾向性的看法是"一次发作超过 5 分钟就是癫痫持续状态"。

（二）分类

癫痫发作类型很多，合理的分类能帮助医务人员归纳不同类型癫痫的特征，有利于学者间的交流。国际抗癫痫联盟最为重要的任务之一就是制定国际公认的分类方法，并提出新的分类。

癫痫分类非常复杂，通常情况下用两种不同的方法分别对癫痫发作类型和癫痫综合征进行分类。发作类型分类的依据是发作时的临床表现和脑电图特征，癫痫综合征的分类则是将癫痫的病因、发病机制、临床表现、疾病演变过程治疗效果等放到一起进行综合分类。日前临床上应用最广泛的发作类型分类是国际抗癫痫联盟 2001 年的分类（表 4-1），综合征的分类则是 2001 年的分类（表 4-2）。

表 4-1　癫痫发作的国际分类（2001 年）

一、自限性发作	1. 全面性癫痫	强直 - 阵挛性发作
		强直性发作
		阵挛性发作
		典型失神发作
		非典型失神发作
		肌阵挛失神发作
		肌阵挛性发作
		肌阵挛性失张力发作
		失张力性发作
		眼睑肌阵挛
		负性肌阵挛发作
		痉挛（主要指婴儿痉挛症）
		全面性癫痫综合征中的反射性癫痫
	2. 局灶性发作	局灶性感觉性发作
		局灶性运动性发作（包括癫痫自动症）

一、自限性发作	2. 局灶性发作	痴笑性发作
		偏侧阵挛发作
		局灶性继发为泛化性发作
		局灶性癫痫综合征中的反射性发作
二、持续性发作	1. 全面性癫痫持续状态	全面性强直阵挛性癫痫持续状态
		全面性强直性癫痫持续状态
		全面性阵挛性癫痫持续状态
		全面性肌阵挛性癫痫持续状态
		失神性癫痫持续状态
	2. 局灶性癫痫持续状态	Kojevnikow部分性持续性癫痫
		持续性先兆
		边缘叶性癫痫持续状态
		伴有轻偏瘫的偏侧抽搐状态

表 4-2　癫痫综合征国际分类（2001）

良性家族性新生儿惊厥	特发性光敏性枕叶癫痫
婴儿早期肌阵挛性脑病	其他视觉敏感性癫痫
大田原（Ohtahara）综合征	原发性阅读性癫痫
婴儿游走性部分性发作	惊吓性癫痫
West综合征	常染色体显性遗传夜间额叶癫痫
良性婴儿肌阵挛性癫痫	家族性颞叶癫痫
良性家族性婴儿惊厥	全面性癫痫伴热性惊厥重叠综合征
良性非家族性婴儿惊厥	病变多变的家族性局灶性癫痫
Dravet综合征	症状性（或可能为症状性）局灶性癫痫
HH综合征[1]	边缘叶癫痫
非进行性脑病中的肌阵挛状态[2]	伴海马硬化的颞叶内侧癫痫
伴中央颞区棘波的良性儿童癫痫	根据特定病因确定的颞叶内侧癫痫

续表

早发性良性儿童枕叶癫痫	根据部位和病因确定的其他类型
迟发性儿童枕叶癫痫（Gastaut 型）	新皮质癫痫
肌阵挛失神癫痫	Rasmussen 综合征
肌阵挛站立不能发作性癫痫	根据部位和病因确定的其他类型
Lennox-Gastaut 综合征	有癫痫样发作但不需诊断为癫痫的情况
Landau-Kleffner 综合征（LKS）	良性新生儿惊厥
慢波睡眠中持续棘慢复合波的癫痫（不含 LKS）	热性惊厥
儿童失神癫痫	反射性发作
进行性肌阵挛性癫痫	酒精戒断性发作
不同表型的特发性全面性癫痫	药物或其他化学物质诱导的发作
青少年失神癫痫	外伤后即刻或早期性发作
青少年肌阵挛癫痫	单次发作或单次簇性发作
仅有全面性强直 - 阵挛性发作的癫痫	极少发作的重复性发作（oligoepilepsy）
反射性癫痫	—

① 译者注：偏侧抽搐偏瘫综合征。
② 此综合征的概念有待进一步明确。

（三）诊断

癫痫诊断需遵循三步原则。

1. 首先确定是否为癫痫

人类癫痫有两个特征，即脑电图上的痫样放电和癫痫的临床发作，而病史是诊断癫痫的主要依据，需要通过病史了解：① 发作是否具有癫痫发作的共性；② 发作表现是否具有不同发作类型的特征，如全身强直 - 阵挛性发作的特征是意识丧失、全身抽搐，如仅有全身抽搐而无意识丧失则需考虑假性发作或低钙性抽搐，不支持癫痫的诊断；失神发作的特征是突然发生、突然终止的意识丧失，一般不出现跌倒，如意识丧失时伴有跌倒，则晕厥的可能性比失神发作的可能性大；自动症的特征是伴有意识障碍的，看似有目的，实际是无目的的异常行为，如发作后能复述发作的细节也不支持癫痫自动症的诊断。脑电图上的痫样放电是癫痫重要的诊断佐证，同时尚需除外其他非癫痫性发作疾病，如：假性发作、惊厥性晕厥、热性惊厥、高血压性脑病、过度换气综合征、短暂性脑缺血发作、低钙性抽搐、外伤后非癫痫性发作、子痫等。

2. 明确癫痫发作类型及是否为癫痫综合征

在肯定是癫痫后还需仔细区别癫痫发作的类型及明确是否为癫痫综合征。

癫痫发作类型是一种由独特病理生理机制和解剖基础所决定的发作性事件，是一个具有病因、治疗和预后含义的诊断。不同类型的癫痫需用不同方法进行治疗，发作类型诊断错误，可能导致药物治疗的失败。如将失神发作诊断成自动症而选用卡马西平治疗就可能加重病情。

癫痫综合征则是由一组特殊的体征和症状组成的特定癫痫现象，它所涉及的不仅是发作类型，还包含着其特殊的病因、病理、预后、转归，选药上也与其他癫痫不同，需仔细鉴别。

3. 确定癫痫的病因

如是继发性癫痫，还需确定癫痫的病因。为探讨脑部疾病的性质，可考虑进行头颅 CT、磁共振、同位素脑扫描或脑血管造影等检查。由于磁共振较 CT 更敏感，因而高度怀疑是继发性癫痫的患者，尤其是有局灶性神经系统定位体征的难治性癫痫，除非是急诊，否则都应该首先考虑进行磁共振检查。

（四）治疗

1. 治疗目标

癫痫治疗的目标应该是完全控制癫痫发作，没有或只有轻微的药物副作用，且尽可能少地影响患者的生活质量。

2. 病因治疗

有明确病因者应首先行病因治疗。如颅内肿瘤，需用手术方法切除新生物；寄生虫感染者，则需用抗寄生虫的方法进行治疗。

3. 药物治疗

无明确病因或虽有明确病因但不能根除病因者，需考虑药物治疗。

（1）癫痫发作间期的药物治疗　发作间期的药物治疗应遵循以下基本原则。

① 正确选择用药的时间：由于癫痫患者有 25% 左右的自发性缓解，所以传统认为癫痫首次发作不需用药，第二次发作以后才开始用药。但自从国际抗癫痫联盟提出癫痫新定义以来，学者们主张癫痫诊断一旦明确，除一些良性的癫痫综合征以外，都应该立即开始治疗。发作次数稀少者，如半年以上发作 1 次者，可在告之抗癫痫药可能的副作用和不治疗可能后果情况下，根据患者及家属的意愿，酌情选择用或不用抗癫痫药。

② 如何选药：临床上常将抗癫痫药按上市时间分为老和新的抗癫痫药。丙戊酸及以前上市的药物称为老的或传统的抗癫痫药，以后上市的则称为新的抗癫痫药。近几年的临床实践发现在新老抗癫痫药之间总的疗效并没有明显差异，但新抗癫痫药总体安全性要好一点。抗癫痫药物的选择需依据癫痫发作类型、副作用大小、药物来源、价格、患者年龄、性别等多种因素来决定。其中最主要的依据是癫痫发作类型，详见表 4-3。

表 4-3 按癫痫发作类型选药

发作类型	传统抗癫痫药物	新抗癫痫药物
部分性发作和部分性继发全身性发作	卡马西平、丙戊酸、苯妥英钠、苯巴比妥	左乙拉西坦、拉莫三嗪、托吡酯、奥卡西平
全身强直 - 阵挛性发作	丙戊酸、卡马西平、苯妥英钠	托吡酯拉莫三嗪、奥卡西平、加巴喷丁、左乙拉西坦
强直性发作	苯妥英钠、丙戊酸	托吡酯拉莫三嗪唑尼沙胺、左乙拉西坦
阵挛性发作	卡马西平、丙戊酸	左乙拉西坦托吡酯、拉莫三嗪、奥卡西平
典型失神和非典型失神发作	乙琥胺、丙戊酸、氯硝西泮	拉莫三嗪
肌阵挛发作	丙戊酸、氯硝西泮	左乙拉西坦托吡酯

选药不当，不仅治疗无效，而且可能加重癫痫发作，详见表 4-4。

表 4-4 已报道能加重癫痫发作的抗癫痫药

抗癫痫药	增加的癫痫发作类型
卡马西平、苯巴比妥、苯妥英钠、氨己烯酸、加巴喷丁	失神发作
卡马西平、氨己烯酸加巴喷丁、拉莫三嗪	肌阵挛性发作
氨己烯酸	自动症
卡马西平	强直 - 失张力性发作

癫痫综合征的用药可参考表 4-5。

表 4-5 常见癫痫综合征的用药

癫痫综合征	用药
伴中央 - 颞部棘波的良性儿童癫痫	多数不需治疗，少数可用卡马西平、丙戊酸
伴有枕叶阵发性放电的儿童癫痫	不需治疗，少数患者可用卡马西平

续表

癫痫综合征	用药
原发性阅读性癫痫	避开诱因，必要时可用丙戊酸、氯硝西泮
持续性部分性癫痫	地西泮（安定）、咪哒唑仑
良性新生儿家族性惊厥	不需治疗，必要时可用苯巴比妥、丙戊酸
良性新生儿惊厥	不需治疗，必要时可用苯巴比妥、丙戊酸
婴儿良性肌阵挛性癫痫	丙戊酸
儿童失神发作	乙琥胺、丙戊酸、氯硝西泮
青少年失神发作	乙琥胺加丙戊酸、拉莫三嗪
青少年肌阵挛性癫痫	丙戊酸、苯巴比妥、氯硝西泮
觉醒时伴有全身强直-阵挛性发作的癫痫	苯巴比妥
婴儿痉挛征	ACTH 泼尼松
Lennox-Gastaut 综合征	托吡酯、丙戊酸、拉莫三嗪
肌阵挛-起立不能性癫痫	首选丙戊酸，无效改用拉莫三嗪
肌阵挛失神发作性癫痫	乙琥胺加丙戊酸、拉莫三嗪
早发性肌阵挛性脑病	药物治疗无效
伴有暴发抑制的早发性婴儿癫痫性脑病	苯巴比妥
婴儿重症肌阵挛性癫痫	丙戊酸、苯二氮䓬类
慢波睡眠中伴有连续性棘慢复合波的癫痫	丙戊酸加苯二氮䓬类
获得性癫痫性失语（Landau-Kleffner 综合征）	丙戊酸、乙琥胺、地西泮

③ 如何决定药物的剂量：从小剂量开始，逐渐增加，以达到既能有效控制发作，又没有明显副作用为止。如不能达此目的，宁可满足部分控制，也不要出现副作用。在有条件的单位可选用进行血药浓度监测的方法来指导用药，以减少用药过程中的盲目性。

④ 单用或联合用药：单一药物治疗是应遵守的基本原则，如

治疗无效，可换用另一种单药，但换药期间应有 5～10 天的过渡期。

下列情况可考虑合理进行多药治疗。a. 有多种发作类型：如伴有失神发作的眼肌阵挛性发作、有多种发作类型的癫痫综合征等。b. 针对患者的特殊情况：如月经性癫痫的患者在月经前后可加用乙酰唑胺，以提高临床疗效。c. 对部分单药治疗无效的患者可考虑联合用药。④ 已经被临床实践证明需要联合用药的癫痫，如 Lennox-Gastaut 综合征等。

联合用药应注意：a. 不能将药理作用相同的药物合用，如扑米酮进入体内可代谢成苯巴比妥，故不能将两药合用。b. 尽量避开有相同副作用药物的合用；如苯妥英钠可通过坏死性脉管炎导致肝肾功能损伤，丙戊酸可引起特异性过敏性肝坏死，因而在对有肝功能损伤的患者联合用药时要注意这两种药物的副作用。c. 不能将多种药物联合作广谱抗癫痫药使用。d. 合并用药时要注意药物的相互作用，如一种药物的肝酶诱导作用可加速另一种药物的代谢，药物与蛋白的竞争性结合也会改变另一种药物起主要药理作用的血中游离浓度。

⑤ 如何服药：根据药物的性质可将日剂量分次服用。半衰期长者每日 1～2 次，如苯妥英钠、苯巴比妥等；半衰期短者每日服 3 次。由于多数抗癫痫药为碱性，因而饭后服药可减轻胃肠道反应。

⑥ 如何观察副作用：大多数抗癫痫药都有不同程度的副作用，因而除常规体检、用药前查肝肾功能、血尿常规外，用药后的首月还需复查血尿常规和肝肾功能，以后则需按药物的不同副作用不定期，有目的的检查相应器官的功能，至少持续半年。有条件的单位还可根据需要检查与药物代谢相关的基因，如白细胞相关抗原 1502B 等以提高临床用药的安全性。苯妥英钠用药后引起的恶心呕吐、厌食、齿龈和毛发增生、体重减少，对治疗无明显影

响也可以不处理；眼震、共济失调往往是中枢神经系统过量的表现，减量可好转。如出现严重的皮疹或肝肾功能、血液系统损伤，则需停药，更换其他药物进行治疗。

⑦ 何时终止治疗：除 25% 的自发性缓解外，余下患者的 50% 经正规治疗后可终生不再发病，因而多数患者不需长期服药。一般说来，全身强直 - 阵挛性发作、强直性发作、阵挛性发作完全控制 4～5 年后，失神发作停止半年后可考虑停药。但停药前应有一个缓慢减量的过程，尽管有争论，但一般情况下这个时期一般不应少于 1 年。有自动症的患者可能需要长期服药。

（2）耐药性癫痫的治疗 最为突出的特征就是对一线抗癫痫药耐药，因而用传统的治疗方法难以奏效，对这种癫痫的治疗应更多选用多种药物的联合应用或使用新的抗癫痫药，如仍无效则要考虑外科手术治疗，部分患者也可考虑药物辅助治疗、物理疗法等，同时需积极处理癫痫患者可能出现的并发症和药物副作用。

① 合理的多药治疗：抗癫痫药物应用的基本原则是单一治疗，主张只选用一种合适的药物用于癫痫患者，这种原则对大多数癫痫患者来讲是合适的，但由于耐药性癫痫是对常用抗癫痫药耐药的顽固性癫痫，单一药物治疗很难达到预期目的。另外，耐药性癫痫往往有多种不同的病因和发作类型，单一药物治疗可能对某些发作类型有效，而对另一种类型的发作则有加重作用，因而合理的多药治疗对耐药性癫痫可能是适宜的。实践证明，合理的多药治疗可使 50% 以上耐药性癫痫患者的发作明显减少。

多药联合治疗并不是随意地将多种药物合用，而应该遵循一定原则，参见治疗原则中联合用药原则。最近上市的左乙拉西坦由于其作用于突触囊泡，影响递质的释放，与其他抗癫痫药不同，因而可能更适合联合应用。

② 新抗癫痫药：新抗癫痫药上市几乎都是针对耐药性癫痫的，

也是治疗耐药性癫痫的主要药物。

a. 托吡酯（topiramate，TPM）：托吡酯是一种新的抗癫痫药。1996 年在国外上市，1999 年开始在中国使用。与其他抗癫痫药物的结构迥然不同，它是一种单糖磺基衍生物。最近几年的研究发现托吡酯可使 60% 左右耐药性癫痫患者的发作频率减少 50% 以上。

托吡酯有片剂和散剂，用药原则仍需遵循抗癫痫药物使用的基本准则，缓慢加量，达到既能有效控制癫痫发作，又没有明显副作用为止。成人初始量为 25mg/d，儿童 0.5mg/（kg·d），每晚一次口服，连续 1 周，以后可逐渐增加剂量，至发作停止或达到目标剂量 [成人 100～200mg/d，儿童 4～8mg/（kg·d）]。

b. 加巴喷丁：加巴喷丁（gabapentin，GBP）是人工合成能自由通过血脑屏障的拟 GABA 药。

主要用于耐药性癫痫的添加治疗，对自动症及部分继发全面性发作特别有效，可使 25% 的耐药性癫痫患者发作减少 50%，对于强直 - 阵挛性发作亦有效。但对失神发作无效，甚至可加重发作，对光敏性、肌阵挛性发作亦无效。

成人始量为 300mg/d，5～10 日增至 600～1800mg/d，分 3 次口服，儿童可按 10mg/（kg·d）应用，肾功能低下者宜减量。推荐日剂量为 600～1800mg，增加至 2400mg 也能很好耐受，最大剂量不宜超过 4800mg。

c. 奥卡西平：在对上千例耐药性癫痫患者进行的多中心临床研究中发现奥卡西平可使 40% 患者发作频率减少，对部分性和全身强直 - 阵挛性发作更有效。

成人奥卡西平的首次剂量一般为 0.15g，每日 2 次，以后逐渐增加剂量至 0.6～1.2g/d，分两次服用，必要时剂量还可增加。

d. 拉莫三嗪（lamotrigine）：国外对 4500 例耐药性癫痫患者进行的拉莫三嗪添加试验中发现其可使 66% 的患者发作频率减少

50%以上，并有相当部分患者的发作消失，表明拉莫三嗪对耐药性癫痫有明显的抑制作用。可用于耐药性部分性发作、全身强直-阵挛性发作，对 Lennox-Gastaut 综合征也有效，但对肌阵挛性发作无效，部分重症患者尚可出现发作加剧。

e. 左乙拉西坦：双盲、随机、安慰剂对照研究发现左乙拉西坦可使难治性癫痫患者发作次数明显下降，可以作为添加剂用于难治性局灶性发作、强直-阵挛性发作和 Lennox-Gastaut 综合征。

成人起始剂量为 500mg，每日 2 次，儿童为 15mg/（kg·d），分次服用，增量以每周 500~1000mg/d。合并用药的维持量为 1000~2000mg/d，每天两次。

（3）发作期的治疗　单次发作者，癫痫发作有自限性，多数患者不需特殊处理。强直-阵挛性发作时可扶助患者卧倒，防止跌伤或伤人。衣领、腰带解开，以利呼吸通畅。抽搐发生时，在关节部位垫上软物可防止发作时的擦伤；不可强压患者的肢体，以免引起骨折和脱臼。发作停止后，可将患者头部转向一侧，让分泌物流出，防止窒息。多次发作者，可考虑肌注苯巴比妥 0.2g，每日两次。对自动症患者，在保证安全前提下，不要强行约束患者，以防伤人和自伤。

二、癫痫持续状态

（一）临床表现

1. 强直-阵挛性癫痫持续状态

当反复出现癫痫强直-阵挛性发作，在发作间歇期意识不恢复，或一次发作持续 5min 以上，且脑电图上有持续性痫样放电时就称为强直-阵挛性癫痫持续状态。由 Calmeil 首次提出，Roger 等（1974）在第十届马赛癫痫学术讨论会上介绍了 100 例患者的研究得以总结推广。它是所有癫痫持续状态中最严重的类型，死亡率高。

2. 全身阵挛性癫痫持续状态

全身阵挛性癫痫持续状态占儿童癫痫持续状态的 50%～80%。常合并发热。临床表现为反复、发作性的双侧肌阵挛，可以不对称，有时也可为非节律性。脑电图表现为双侧同步的棘波，可以出现暴发性尖波或节律恢复后出现棘慢综合波。

3. 全身强直性癫痫持续状态

可见于儿童或成人，Lennox-Gastaut 综合征的儿童最常见。癫痫发作表现为短暂性、频繁的肢体强直，常伴有眼球凝视，面肌、颈肌、咽喉肌的强直和下肢的外展，发作间期生理功能一般不会回到基线水平。脑电图显示为去同步化，但更典型的为低电压快活动，频率为 20～30Hz，逐渐减慢为 10～20Hz，振幅增加，也可见到多棘 - 慢综合波。尽管对多种地西泮类抗癫痫药物耐药，但总体预后仍较好。

4. 肌阵挛性癫痫持续状态

肌阵挛性癫痫持续状态较为少见，多发生在症状性癫痫患者中。Jumaoas 等回顾了 23 例成人肌阵挛性癫痫持续状态，其中 15 例为缺氧性脑病，4 例为代谢性脑病，2 例为中枢神经系统变性疾病，2 例为药物诱发。在儿童，以肌阵挛为主要表现的癫痫持续状态主要见于癫痫综合征和非进行性癫痫性脑病。

5. 连续部分性癫痫持续状态

连续部分性癫痫持续状态（epilepsia partialis continua，EPC）也称为 Kojewnikow 部分性癫痫持续状态或 Kojewnikow 综合征，由 Kojewnikow 在 1895 年首次报道。2001 年，国际抗癫痫联盟将其归入部分性癫痫持续状态的一种亚型。典型的临床表现为反复的、规律或不规律的、局限于身体某一部分的肌阵挛，可持续数小时、数天甚至数年。远端肢体和上肢更易受累，体育锻炼、感觉刺激或运动都可增加肌阵挛的幅度或频率。患者可合并轻偏瘫或其他皮质源性运动障碍如震颤、共济失调等。还可有其他类型的癫痫发作，如继发性全面性癫痫发作或精神运动性发作。此外还有手足徐动症、腹壁肌肉阵挛和单侧面肌痉挛作为连续部分性癫痫持续状态表现的报道。

6. 持续先兆

国际抗癫痫联盟在新的癫痫词汇表中把先兆定义为"患者主观感觉到的发作现象，可能先于所观察到的发作出现，如果单独出现就是感觉性发作"，这种感觉性发作持续出现就是持续先兆，是部分性癫痫持续状态的一种亚型。

国际抗癫痫联盟提出的持续先兆主要是指没有明显运动成分的癫痫持续状态。从临床上看，可分为4种亚型：① 躯体感觉，如波及躯干、头部及四肢的感觉异常等；② 特殊感觉，如视觉、听觉、嗅觉、平衡觉及味觉异常；③ 自主神经症状明显的持续先兆；④ 表现为精神症状的持续先兆（VanNess，1997）。

持续性先兆的诊断需要满足两个基本条件：① 有表现为躯体感觉、特殊感觉、自主神经症状及精神异常的持续性先兆的临床表现；② 脑电图上可出现痫样放电。

持续性先兆一般不会引起明显的神经功能损伤，但有些可引起脑功能障碍，需合理地进行处理。88%的持续性先兆能被地西泮、咪哒唑仑及劳拉西泮所控制，因而这些药物可作为治疗的首选。

7. 边缘叶癫痫持续状态

边缘叶癫痫持续状态是指起自边缘系统，由临床表现和脑电图确定的癫痫发作。其多数来自或由持续先兆演变而成，两者在临床表现上有明显重叠，发作类型的划分是按照它们最后表现的症状。边缘叶癫痫持续状态的诊断依据主要有：① 有反复的类似复杂部分性发作的精神异常、行为异常及意识障碍，两次发作间意识没有完全恢复；② 发作期脑电图有反复的痫样放电；③ 静脉注射抗癫痫药多数有效。

8. 偏侧惊厥 - 偏瘫 - 癫痫综合征

也称为 HHE（hemiconvulsion-hemiplegia-epilepsy，HHE）综合征，意指偏侧惊厥，紧跟着有与惊厥同侧、持续时间不等的单侧偏瘫和通常起源于颞叶的局灶性癫痫共同组成的一种综合征。是一种没有得到广泛认同的癫痫持续状态。

一般发生在 4 岁以下，患儿出生时多数正常，发病时常有感染性疾病相关的高热。

主要表现为阵挛性发作，头眼转向一侧，偶有肢体的强烈抽搐。"单侧阵挛发作"的特征是：① 持续时间长，如果不治疗会持续很长时间（有时会超过 24h）；② 脑电图可见到在阵挛对侧半球有高振幅、节律性 2～3 次 / 秒的慢波，阵挛侧枕部有阵发性 10 次 / 秒的新节律，发作终止后有短暂的电抑制，继而患侧半球出现弥漫性高波幅 δ 波，而健侧半球则逐渐恢复正常背景活动；③ 意识损伤不确定；④ 发作起始多样化（头眼向一侧转动，单侧抽搐或者双侧抽搐演变成单侧抽搐）；⑤ 在长时间发作中存在或可能出现严重的自主神经症状（唾液分泌过多等）和发绀。

偏侧惊厥终止后出现惊厥一侧的运动障碍，程度不等，可为持续而严重的偏瘫，也可为逐渐减轻的轻偏瘫，运动障碍与惊厥持续时间和原发病有关。

（二）治疗

1. 治疗目标

癫痫持续状态的治疗需要解决几个主要问题：① 保持生命体征和内环境的稳定；② 终止呈持续状态的癫痫发作，包括癫痫的临床发作和脑电图上的痫样放电，减少发作对脑部神经元的损害；③ 寻找并尽可能根除病因及诱因；④ 处理并发症。

2. 保持生命体征和内环境的稳定

癫痫持续状态的治疗首先要保持生命体征和内环境的稳定，为后继治疗提供机会和打下基础。

3. 终止发作

目前主张将癫痫持续状态分成非难治性、难治性及特别难治性癫痫持续状态三类来进行治疗，其常用的药物选择见表4-6。

表4-6 临床上常用于癫痫持续状态的药物

地西泮[①]	丙戊酸[①]	咪达唑仑
劳拉西泮[①]	氯硝西泮[①]	异丙酚
苯巴比妥[①]	利多卡因	氯胺酮
苯妥英钠[①]	磷苯妥英[①]	左乙拉西坦
磷苯妥英[①]	戊巴比妥	其他：硫喷妥钠、托吡酯等

[①] 为一线抗癫痫持续状态的药物。

癫痫持续状态的药物选择顺序：首选地西泮或劳拉西泮→氯硝西泮→苯巴比妥或丙戊酸或左乙拉西坦→咪达唑仑或异丙酚→氯胺酮→低温或电休克→其他。

4. 病因和处理并发症

癫痫持续状态的发生往往有明确病因或诱因，国内流行病学调查发现抗癫痫药物的突然停用或过量、中枢神经系统的感染都是引起癫痫持续状态常见病因，急查药物血浓度和进行相关检查可以帮助明确诊断。癫痫持续状态常引起明显的脑水肿，选择合适的脱水药也是必要的。长时间的癫痫发作还可引起脑细胞坏死，需要进行合理的脑保护治疗，如低温、抗兴奋性氨基酸的药物（如托吡酯、拉莫三嗪等）都被临床选用。癫痫持续状态中由于肌肉持续性收缩和呼吸停止，脑部糖代谢由有氧代谢转变成无氧酵解，引起乳酸堆积，导致酸中毒的产生。故血气分析监测甚为必要。

第四节　急性中枢神经系统感染

中枢神经系统感染性疾病是病原微生物侵犯中枢神经系统的实质、被膜及血管等引起的急性或慢性炎症性疾病，少数疾病在病理上表现为非炎性改变。这些病原微生物包括病毒、细菌、真菌、螺旋体、寄生虫、立克次体和朊蛋白等。

一、急性病毒感染

（一）单纯疱疹病毒性脑炎

单纯疱疹病毒性脑炎（herpes simplex virus encephalitis，HSE）是由单纯疱疹病毒感染引起的一种急性中枢神经系统感染性疾病，病变主要侵犯颞叶、额叶和边缘系统，引起脑组织出血性坏死和（或）变态反应性脑损害。

Ⅰ型疱疹病毒性脑炎临床较为常见，它的发病无季节性、地区性和性别差异。Ⅱ型疱疹病毒性脑炎多见于1岁以下婴儿。

【诊断】

单纯疱疹病毒性脑炎临床诊断的主要依据如下。

① 病史及前驱症状：有上呼吸道感染的前驱症状，如发热、咳嗽等，有疱疹病史。

② 起病特点：起病急，病情重。

③ 症状及体征：明显的精神行为异常、认知功能下降、癫痫、意识障碍。

④ 辅助检查：脑脊液常规检查白细胞数正常或轻度增多，糖和氯化物多数正常，有灶性出血时红细胞数增多；脑电图以颞叶、

额叶损害为主的弥漫性异常及癫痫样放电；影像学发现颞叶、额叶及边缘叶的炎症性异常信号，以及伴有灶性出血时的混杂性高信号。

确诊尚需选择如下检查：① 双份血清和脑脊液检查发现 HSV 特异性抗体有显著变化趋势；② 脑脊液的 PCR 检测发现该病毒 DNA；③ 脑组织活检发现组织细胞核内嗜酸性包涵体，电镜下发现 HSV 病毒颗粒；④ 脑组织或脑脊液标本 HSV 分离、培养和鉴定。

【治疗】

早期诊断和治疗是降低本病死亡率的关键，主要包括抗病毒治疗，辅以免疫治疗和对症支持治疗。

1. 抗病毒药物治疗

（1）阿昔洛韦　是治疗单纯疱疹病毒性脑炎的首选药物。阿昔洛韦为一种鸟嘌呤衍生物，能抑制病毒 DNA 的合成，是广谱抗病毒药物，对 HSV-1 和 HSV-2 均有强烈的抑制作用，对水痘 - 带状疱疹病毒也有抑制作用，对巨细胞病毒的抑制作用相对较弱。阿昔洛韦可透过血脑屏障，脑脊液中的药物浓度为血浓度的 50%。常用剂量为 15～30mg/（kg·d），分 3 次静脉滴注，连用 14～21 天。

阿昔洛韦注射液 5～10mg/kg 0.5% 葡萄糖注射液或 0.9% 氯化钠注射液 250mL	ivgtt tid 连用 14～21 天 注意：为避免静脉炎，浓度不超过 7g/L。

若病情较重，可延长治疗时间或者再重复治疗一个疗程。当临床提示 HSE 或不能排除 HSE 时，应立即给予阿昔洛韦治疗，不应等待病毒学结果而延误用药。阿昔洛韦的不良反应相对较少，主要有恶心、呕吐、血清转氨酶升高、皮疹、谵妄、震颤等。

（2）更昔洛韦　更昔洛韦的抗病毒谱与阿昔洛韦类似，更昔洛韦对阿昔洛韦耐药的 HSV 突变株亦敏感，对巨细胞病毒有强烈的抑制作用。用量是 5～10mg/（kg·d），分 2 次静脉滴注，疗程 14～21 天。

更昔洛韦注射液 5～10mg/kg × $\frac{1}{2}$ 0.5% 葡萄糖注射液或 0.9% 氯化钠注射液 100mL	ivgtt bid 连用 14～21 天 注意：滴注浓度不超过 10mg/mL。

注意： 更昔洛韦注射液的配制方法是，首先根据体重确定使用剂量，用适量注射用水或氯化钠注射液将之溶解，浓度达 50mg/mL，再加入溶剂中配制使用，滴注浓度不超过 10mg/mL。主要不良反应是肾功能损害和骨髓抑制（中性粒细胞、血小板减少），并与剂量相关，停药后可恢复。

2. 肾上腺皮质激素

对应用糖皮质激素治疗本病尚有争议，目前仍没有确切依据支持所有单纯疱疹病毒性脑炎患者使用糖皮质激素。理论上，糖皮质激素可抑制神经炎症反应而获益，但同时也会加剧中枢神经系统的病毒感染而加重病情。仅对于严重脑水肿不适于腰椎穿刺患者可酌情使用。

3. 对症支持治疗

对高热、抽搐、精神症状或颅内压增高者，可分别给予降温、抗癫痫、镇静和脱水降颅压治疗。对昏迷患者应保持呼吸道通畅，并维持水、电解质平衡，给予营养代谢支持治疗，加强护理，预防压疮、呼吸道感染和泌尿系感染等。恢复期可采用理疗、按摩、针灸等帮助肢体功能恢复。

（二）巨细胞病毒性脑炎

巨细胞病毒性脑炎（cytomegalovirus encephalitis，CMVE）是由巨细胞病毒引起的急性中枢神经系统感染。巨细胞病毒性脑炎好发于免疫功能低下者，最常见于 HIV 感染（占 85%），其次是器官移植等其他原因导致的免疫抑制（占 12%），极少数也可见于免疫功能正常者（占 3%）。

【临床表现】

（1）病史　免疫功能低下病史，如 HIV 感染；免疫抑制病史，如器官移植。

（2）症状、体征　① 免疫功能正常者原发感染或潜伏病毒活化感染多呈亚临床感染，临床症状轻微，可出现发热、头痛等，极少数引起巨细胞病毒性脑炎。② 其症状和体征与病变的分布广泛性相一致，艾滋病患者巨细胞病毒性脑炎可表现为小胶质细胞结节脑炎和脑室脑炎。③ 小胶质结节脑炎常以痴呆为主要表现。④ 脑室脑炎亚急性起病，出现进行性嗜睡、昏睡、意识模糊等脑病症状，及脑神经损害等局灶体征，病情发展较快，常数周内死亡。

【辅助检查】

（1）脑脊液检查　不具有特异性，颅压正常或轻度增高，细胞数、蛋白可轻度升高，糖可降低。

（2）影像学检查　头颅 CT/MRI 可显示脑室扩大，弥漫性或局限性脑内病灶，也可表现正常。增强 MRI 所见侧脑室周边强化具有一定特征性。

（3）病原学检查

① 细胞学检查：收集唾液，尿液标本，离心后沉渣涂片，观察巨大细胞及核内和浆内嗜酸性包涵体。该方法简单，可用于辅助诊断，但阳性率不高。

② HCMV 抗体检测：应用酶联免疫吸附试验（ELISA）检测血清和脑脊液中 HCMV 的 IgM、IgG 抗体。IgM 阳性表明近期感染，IgG 阳性提示既往感染。HCMV 抗体检测对免疫功能正常者意义较大。

③ HCMV 抗原检测：HCMV 感染细胞后，复制过程中表达

各期细胞抗原。检测血清中白细胞 HCMV PP65（phosphoprotein 65）抗原，可早期临床诊断。

④ 核酸检测：应用聚合酶链反应（PCR）技术检测脑脊液中 HCMV-DNA，灵敏度和特异度均高，为临床上最重要的诊断方法。

【诊断】

免疫功能正常者，血清或脑脊液中 HCMV IgM 抗体阳性，出现神经系统损害症状，即可临床诊断。但对艾滋病等免疫功能低下者，鞘内抗体表达常低下或不具特异性。临床中，急性或亚急性起病，出现神经系统损害症状，既往有艾滋病病史，结合实验室检查，可考虑本病的诊断。脑脊液中检测出 HCMV-DNA 可确定诊断。

【治疗】

巨细胞病毒药物治疗效果较差，目前主要静脉应用更昔洛韦和膦甲酸两种抗病毒药物。

（1）更昔洛韦（GCV）为广谱抗病毒药物，对巨细胞病毒抑制作用较强。不良反应为粒细胞减少。

（2）膦甲酸（PFA）抗病毒效果不及更昔洛韦，不良反应为剂量依赖肾毒性。两者联用，可提高治疗效果。欧洲神经病学联盟建议初始可联合用药 GCV 5mg/kg，每天 2 次及 PFA 90mg/kg，每天 2 次。巩固期 GCV 5mg/(kg·d) 或 PFA 60～120mg/(kg·d)。对免疫功能正常者治疗周期为 3 周，免疫低下者 6 周。

① 初始治疗

a. 更昔洛韦注射液 5mg/kg   ivgtt bid 2w（免疫正常）/6w

0.5% 葡萄糖注射液或   （免疫低下）注意：滴注浓度

0.9% 氯化钠注射液 100mL   不超过 10mg/mL。

b. 膦甲酸注射液 90mg/kg

0.5% 葡萄糖注射液或

0.9% 氯化钠注射液 100mL | ivgtt bid 2w（免疫正常）/6w（免疫低下）

② 巩固期治疗

a. 更昔洛韦注射液 5mg/kg×$\frac{1}{2}$

0.5% 葡萄糖注射液或

0.9% 氯化钠注射液 100mL | ivgtt bid 2w（免疫正常）/6w（免疫低下）注意：滴注浓度不超过 10mg/mL。

b. 膦甲酸注射液

60～120mg/kg×$\frac{1}{2}$

0.5% 葡萄糖注射液或

0.9% 氯化钠注射液 100mL | ivgtt bid 2w（免疫正常）/6w（免疫低下）

但以上用药推荐证据级别均较低。

（三）病毒性脑膜炎

病毒性脑膜炎（viral meningitis）是由各种嗜神经病毒感染引起的软脑膜及软脊膜急性炎症性疾病。临床以发热、头痛和脑膜刺激征为主要表现。本病病程一般较短，并发症少，多呈良性过程，偶有小规模流行。

【临床表现】

（1）起病特点　通常急性或亚急性起病，任何年龄段均可发病，青少年常见，病程在儿童常超过 1 周，成人可持续 2 周或更长。

（2）症状　表现为发热、畏光、肌痛、食欲减退、腹泻及全身乏力等病毒感染的全身症状，体温一般不超过 40℃，部分患者表现为头痛，甚至剧烈头痛，部位多在额部或眶后，并伴有恶心呕吐。临床表现可因患者的年龄、免疫状态和病毒种类及亚型的不同而异。如非特异性皮疹常见于埃可病毒 9 型脑膜炎，手足口综合征常发生于肠道病毒 71 型脑膜炎。

（3）体征　神经系统检查除发现轻度颈项强直、Kernig 征阳性外，一般无其他神经系统阳性体征，如病人有局灶神经功能障碍或癫痫发作、病理征阳性等，需要考虑合并脑实质受累。

【辅助检查】

（1）脑脊液检查　脑脊液压力正常或轻至中度增高，外观无色透明，白细胞正常或轻度增高，一般在 $100×10^6/L$ 以下，早期以多形核细胞为主，8～48h 后以淋巴细胞为主；蛋白含量正常或轻度增高，糖和氯化物含量正常。

（2）影像学检查　头颅 CT 或 MRI 平扫一般没有阳性发现，部分患者头颅 MRI 增强扫描可见软脑膜细线样强化。

（3）病原学检测　① 病毒抗体检测：急性期和恢复期病毒抗体检测有助于明确感染的病毒种属，但由于病毒抗体可以长时间存在，血清抗体阳性本身并不能诊断，仅比较急性期与恢复期抗体 IgM 或 IgG 滴度明显增高（大于 4 倍）有意义。② 脑脊液病毒培养：可确诊该病，但平均培养时间需 3.7～8.2 天，耗时较长，临床指导价值滞后。③ 聚合酶链反应（PCR）：其敏感性及特异性均高于脑脊液病毒培养，且耗时较短，临床诊断意义较大。

【诊断】

病毒性脑膜炎的诊断依据如下：

① 急性或亚急性起病。

② 病毒感染的全身症状和脑膜刺激症状，如发热、头痛、颈项强直等。

③ 脑脊液淋巴细胞轻度增高，糖、氯化物含量正常。

④ 确诊需脑脊液病原学检查。

【治疗】

本病是一种自限性疾病，主要是对症支持治疗和防治并发症。对症治疗如颅内压增高引起的头痛可适当给予脱水药物治疗，必要时可加用止痛药。支持治疗主要是加强营养、维持水电解质平衡等。抗病毒治疗可明显缩短病程，应酌情给予抗病毒药物。

二、急性细菌感染

由各种细菌侵犯神经系统所致的炎症性疾病称为神经系统细菌感染。在各种神经系统感染性疾病中，细菌感染较常见。细菌可侵犯中枢神经系统软脑膜、脑实质、脊髓，或感染其他邻近组织如静脉窦、周围神经等。本节以化脓性脑膜炎和结核性脑膜炎为例，介绍中枢神经系统细菌感染性疾病。

（一）化脓性脑膜炎

化脓性脑膜炎（purulentmeningitis）是由中枢神经系统常见的化脓性细菌感染引起的急性脑和脊髓的软脑膜、软脊膜、蛛网膜及脑脊液的炎症，常合并化脓性脑炎或脑脓肿，是一种极为严重的颅内感染性疾病。婴幼儿、儿童和老年人更易患此病。

【临床表现】

各种细菌感染引起的化脓性脑膜炎临床表现类似。

（1）起病形式　多呈暴发性或急性起病。

（2）感染症状　发热、寒战或上呼吸道感染症状等。

（3）脑膜刺激征　表现为颈项强直、Kernig 征和 Brudzinski 征阳性。但新生儿、老年人或昏迷患者脑膜刺激征常不明显。

（4）颅内压增高　表现为剧烈头痛、呕吐、意识障碍等。腰椎穿刺时检测颅内压明显升高。

（5）局灶症状　部分患者可出现以皮质为主的定位症状如癫痫、单瘫等。

（6）其他症状　部分患者有比较特殊的临床特征，如脑膜炎双球菌所致菌血症时出现的出血性皮疹，开始为弥散性红色斑丘疹，迅速转变成皮肤瘀点、瘀斑，主要见于躯干、下肢、黏膜以及结膜，偶见于手掌及足底。

【辅助检查】

（1）血常规 患者外周血中白细胞总数及中性粒细胞均明显升高。

（2）脑电图 无特征性改变，可表现为弥漫性慢波。

（3）影像学检查 MRI诊断价值高于CT，可显示病变部位和病变特征，特征性的表现为MRI增强扫描T_1加权像可见幕上沟回表面蛛网膜及软脑膜弥漫性明显强化，强化的脑膜可以增厚，并可伸入脑沟内，呈条索状或线状。

（4）脑脊液检查 腰穿压力增高；外观浑浊或呈脓性；白细胞总数明显增多，常在（1000～10000）$\times 10^6$/L，中性粒细胞占绝对优势；蛋白含量增多，糖含量下降明显，脑脊液糖/血清糖比值多小于0.4，氯化物降低，乳酸多高于0.3g/L；细菌涂片和（或）细菌培养可检出病原菌。

（5）血细菌培养 常可检出致病菌。

【诊断】

（1）病史 急性起病。

（2）症状 高热、头痛、呕吐、抽搐、意识障碍等。

（3）体征 脑膜刺激征阳性。

（4）辅助检查 ①脑脊液检查：腰穿示颅内压增高，脑脊液以中性粒细胞为主的白细胞明显升高即可考虑本病，脑脊液糖/血清糖比值小于0.4、脑脊液乳酸高于0.3g/L支持化脓性脑膜炎诊断。②影像学检查：可见幕上沟回表面软脑膜及蛛网膜弥漫性线状或条索状明显强化。③病原学检查：脑脊液细菌涂片检出病原菌和细菌培养阳性可确诊。

【治疗】

化脓性脑膜炎的治疗包括病原学治疗和对症支持治疗。首先是针对病原菌选取足量敏感的抗生素，并防治感染性休克，维持血压，防止脑疝。

1. 抗菌治疗

应掌握的原则是及早使用抗生素，通常在确定病原菌之前使用广谱抗生素，若明确病原菌则应选用对病原菌敏感的抗生素，并足量、足疗程给药。

（1）未确定病原菌 第三代头孢菌素的头孢曲松或头孢噻肟常作为化脓性脑膜炎首选用药，对脑膜炎双球菌、肺炎球菌、流感嗜血杆菌及乙型链球菌引起的化脓性脑膜炎疗效比较肯定。用法：头孢噻肟 8~12g/d，每 4 小时 1 次或每 6 小时 1 次；头孢曲松 4g/d，每 24 小时 1 次，治疗至少 7 日。美罗培南体外抗菌谱广，临床效果和预后显示与头孢噻肟或头孢曲松相似，可作为后者的替代药物治疗化脓性脑膜炎。即：

① 注射用头孢噻肟钠 8~12g/d
0.9% 氯化钠注射用 100mL 或
10% 葡萄糖注射液 100mL
｜ ivgtt q4h/q6h，
｜ 至少使用 7 天

② 注射用头孢曲松钠 4g/d
0.9% 氯化钠注射用 100mL 或
10% 葡萄糖注射液 100mL
｜ ivgtt qd，
｜ 至少使用 7 天

③ 注射用美罗培南 2000mg
0.9% 氯化钠注射用 100mL 或
10% 葡萄糖注射液 100mL
｜ ivgtt q8h

（2）确定病原菌 应根据病原菌选择敏感的抗生素。

① 肺炎球菌：对青霉素敏感者可用大剂量青霉素，成人每天 2000 万~2400 万 U，儿童每天 40 万 U/kg，分次静脉滴注。

a. 成人 青霉素 2000 万~2400 万 U
0.9% 氯化钠注射液 100mL
｜ ivgtt 分 2~4 次
｜ 给药

b. 儿童 青霉素 40 万 U/kg
0.9% 氯化钠注射液 100mL
｜ ivgtt 分 2~4 次
｜ 给药

对青霉素耐药者，可考虑用头孢曲松或头孢噻肟，必要时联合万古霉素治疗。通常开始抗生素治疗后 24～36 小时内复查脑脊液，以评价治疗效果，疗程 10～14 日。

② 脑膜炎双球菌：首选青霉素或氨苄西林，耐药者选用头孢噻肟或头孢曲松，也可选用氯霉素、喹诺酮类、美罗培南，疗程 7 日。

③ 流感嗜血杆菌：抗生素选择与 β- 内酰胺酶有关，此酶阴性者应选氨苄西林，阳性者选用三代头孢菌素，疗程 7 日。

④ 金黄色葡萄球菌：甲氧西林敏感株可选用奈夫西林或苯唑西林，但多高度耐药。耐甲氧西林株及表皮葡萄球菌应选用万古霉素，可考虑联合利福平。

⑤ 革兰氏阴性杆菌：对铜绿假单胞菌引起的脑膜炎可使用头孢吡肟或头孢他啶，且应联合氨基糖苷类。其他革兰氏阴性杆菌脑膜炎可用头孢曲松、头孢噻肟或头孢他啶，疗程为 3 周。

2. 对症支持疗法

（1）肾上腺皮质激素　激素可以抑制炎性细胞因子的释放，稳定血脑屏障，减少脑膜粘连、降低听力损害等并发症，尤其对于肺炎球菌和 B 型流感嗜血杆菌脑膜炎。对病情较重且没有明显激素禁忌证的患者可考虑应用，一般为地塞米松 10～20mg/d，静脉滴注，连用 3～5 天，建议与抗生素同步应用。

地塞米松磷酸钠注射液 10～20mg/d	ivgtt qd　连用
5% 葡萄糖注射液 250mL	3～5 天

（2）颅内压增高者予以甘露醇脱水降颅压；高热予物理降温或使用解热药；惊厥者予以抗癫痫药物；化脓性脑膜炎易发生低钠血症，应注意水和电解质平衡。

（二）结核性脑膜炎

结核性脑膜炎（tuberculousmeningitis，TBM）是由结核杆菌引起的脑膜非化脓性炎性疾病。TBM 占神经系统结核病的 70%

左右。结核性脑膜炎可伴或不伴全身结核如粟粒型肺结核、淋巴结核、骨关节结核等。好发于儿童和青年人，冬春季多见。

【临床表现】

起病隐袭，也可急性或亚急性起病，可缺乏结核接触史，病程较长，症状往往轻重不一，其自然病程发展一般表现如下。

（1）结核菌毒血症状　低热、盗汗、食欲减退、全身倦息无力、精神萎靡不振常常持久存在。

（2）颅内压增高　头痛、恶心、呕吐、视盘水肿。

（3）脑膜刺激征　剧烈头痛、颈项强直，Kernig 征和 Brudzinski 征阳性。

（4）脑神经受损　单侧或双侧脑神经受累，展神经最多见，其次是动眼神经、滑车神经、面神经，随病情进展逐渐加重。

（5）结核性闭塞性动脉炎　血管逐渐狭窄甚至闭塞会出现相应血管闭塞症状。

（6）脑实质损害　如早期未能及时治疗，随着病情进展严重时出现脑实质损害症状，严重时可出现去大脑强直、去皮质强直表现。

【辅助检查】

1. 实验室常规检查

血常规检查大多正常或白细胞轻度增高，部分患者血沉可增快，由于结核性脑膜炎可引起抗利尿激素分泌综合征，患者可出现低钠血症和低氯血症。

2. 结核菌素试验

结核菌素试验阳性提示活动性结核、曾经进行过卡介苗接种或感染过结核，营养不良、严重全身性疾病、严重结核患者结核菌素试验可为阴性。

3. 影像学检查

（1）胸部 X 线片或胸部 CT　由于结核性脑膜炎常为全身性

结核的一部分，部分患者甚至有粟粒型肺结核，因此，临床疑诊结核性脑膜炎患者应行胸部 X 线片或胸部 CT 检查。胸部 X 线片能很好地显示陈旧结核病灶和钙化，但对活动期病灶显示不如胸部 CT。胸部 CT 能很好地显示肺部粟粒型病灶。

（2）影像学改变　头颅 CT 平扫可发现脑积水造成的脑室扩张和脑室旁低密度，增强 CT 扫描可显示颅底基底池、外侧裂及脑干周围脑膜强化。颅内结核病变的磁共振表现有赖于其病理基础。非干酪样结核球：往往 T_1 像呈低信号，T_2 像呈高信号，T_1 增强扫描病灶呈均一增强。干酪样坏死结节：T_1 像呈低或等信号，T_2 像呈低或等信号，边缘强化；液化的干酪样坏死灶中心区 T_1 像呈低信号，T_2 像呈高信号，边缘强化，与脓肿信号一样。结核性脑膜改变：磁共振可显示基底池及外侧裂不同于脑脊液的异常信号，T_1 像呈稍高信号，T_2 像呈高信号。增强扫描可见颅底脑膜及侧裂池呈不规则条状、结节状显著强化，脑神经增粗。MRA 与 CTA 可显示颈内动脉远端及大脑前动脉、大脑中动脉近端血管狭窄，MRI、DWI 可显示合并脑梗死的影像学改变。

4. 脑脊液检查

（1）常规检查　不同病程阶段有不同的脑脊液表现，典型的脑脊液外观多无色透明或混浊呈毛玻璃状，放置数小时后可有薄膜形成。颅内压常升高，增高可达 400mmH_2O 或以上；细胞数增高至（50～500）×10^6/L，未经治疗的患者脑脊液以中性粒细胞为主，恢复期以淋巴细胞为主。糖和氯化物含量降低，脑脊液葡萄糖与血糖比例通常小于 0.5，氯化物降低比其他性质的脑膜炎明显。蛋白含量多中度增高，通常为 1～2g/L。

（2）涂片和培养　脑脊液抗酸染色涂片阳性和脑脊液培养出结核杆菌可确诊。但脑脊液镜检到抗酸杆菌阳性率很低，分离培养结核菌需大量脑脊液和数周时间，给临床及时诊断带来不便。近年来我国学者针对结核分枝杆菌为胞内寄生菌，对传统抗酸染色进行了改良，通过去垢剂 Triton-100 预处理可提高细胞膜通透性，从而显著提高脑脊液细胞内、外结核菌的检出率。

（3）核酸检测　用 PCR 检测脑脊液中分枝杆菌的 DNA 片段是目前诊断结核性脑膜炎最快的方法，其缺点是容易出现假阳性。发展自动化、快速、高效的诊断试剂盒已成为目前结核性脑膜炎诊断领域发展最快的方向。

（4）腺苷脱氨酶（ADA）　ADA 是一种与机体细胞免疫活性有重要关系的核酸代谢酶，能催化腺嘌呤核苷生成次黄嘌呤核苷。脑脊液 ADA 增高有助于结核脑膜炎诊断，但是 ADA 指标的特异性较低。

【诊断】

（1）病史　既往结核病病史或接触史。

（2）起病特点　急性或亚急性起病，慢性迁延性病程。

（3）症状　出现头痛、呕吐等颅内压增高症状。

（4）体征　脑膜刺激征。

（5）辅助检查　① 脑脊液：腰椎穿刺压力明显增高，CSF 淋巴细胞增多及氯化物和糖含量减低。② 影像学检查：可见颅底脑膜及侧裂池呈点状或团块状明显强化，伴有脑积水等特征性改变，可考虑结核性脑膜炎的临床诊断。③ 其他：改良抗酸染色和分子生物学手段检测结核分枝杆菌特异性核酸或抗原有助于确定诊断。

【治疗】

结核性脑膜炎的治疗是综合性的，包括药物治疗、全身支持、并发症的防治以及对症治疗等，抗结核治疗是整体治疗的中心环节。只要患者临床表现、体征及实验室检查高度提示本病，即使抗酸染色等检查阴性亦应立即开始抗结核治疗。

1. 抗结核治疗

抗结核药物的使用原则是早期、联合、足量和长期用药。抗结核药物早期应用，会使结核菌对药物敏感性增高，药物容易渗入病灶。3 种以上的联合用药可增强药效并防止和延缓细菌产生耐药性。而足量用药能够使血液和病灶中有较高的药物浓度。坚持长期规律用药可保证和巩固抗结核治疗效果。

异烟肼（H）、利福平（R）、吡嗪酰胺（Z）、链霉素（S）、乙胺丁醇（E）是最有效的抗结核一线药物。乙胺丁醇对儿童视神经易产生毒性作用，故儿童尽量不选择乙胺丁醇；链霉素易对胎儿的听神经产生不良影响，故孕妇不选用链霉素。常用药物见表 4-7。

表 4-7　常用抗结核药物

药物	每日用量/(mg/kg)	成人每日常用量	每日给药次数	用药途径	用药持续时间
异烟肼	10～20	600	1	静脉/口服	1～2 年
利福平	10～20	450～600	1	口服	6～12 个月
吡嗪酰胺	20～30	1500	3	口服	2～3 个月
乙胺丁醇	15～20	750	1	口服	2～3 个月
链霉素	20～30	750	1	口服	3～6 个月

（1）异烟肼　异烟肼可抑制结核杆菌 DNA 合成，破坏菌体内酶活性，对细胞内外、静止期或生长期的结核杆菌均有杀灭作用。容易通过血脑屏障，结核性脑膜炎患者脑脊液中药物浓度可达血药浓度的 90%。主要不良反应有末梢神经炎、肝损害等。异烟肼治疗时，应同时给予 B 族维生素，以预防异烟肼导致的周围神经病。

（2）利福平　利福平与细菌的 RNA 聚合酶结合，干扰 mRNA 的合成，抑制细菌的生长繁殖，导致细菌死亡。对细胞内外结核杆菌均有杀灭作用。利福平不能透过正常的脑膜，只部分透过炎性脑膜。利福平的毒副作用较少，主要不良反应有肝毒性、过敏反应等。

（3）吡嗪酰胺 吡嗪酰胺在酸性环境中对细胞内结核菌具有杀灭作用，特别对半休眠状态的菌群更有效，对细胞外细菌无效。吡嗪酰胺能够自由通过正常脑膜和炎性脑膜。主要不良反应有肝损害、血尿酸增加、关节酸痛肿胀强直、活动受限等。

（4）链霉素 为氨基糖苷类抗生素，仅对吞噬细胞外的结核菌有杀灭作用，为半效杀菌药。链霉素能透过部分炎性的血脑屏障。主要不良反应有耳毒性和肾毒性。

（5）乙胺丁醇 通过抑制细菌 RNA 合成而抑制结核杆菌的生长。对生长繁殖状态的结核杆菌有作用，对静止状态的细菌几乎无影响。单独治疗产生耐药速度缓慢，与其他抗结核药物联合使用能防治耐药菌产生。主要不良反应有视神经损害、末梢神经炎、过敏反应等。

结核性脑膜炎治疗分为初始强化期和巩固期。WHO 的建议初始应至少选择三种药物联合治疗，常用异烟肼、利福平和吡嗪酰胺，轻症患者治疗 3 个月后可停用吡嗪酰胺，再继续使用异烟肼和利福平 7 个月。耐药菌株可加用第四种药如链霉素或乙胺丁醇，利福平不耐药菌株，总疗程 9 个月已足够；利福平耐药菌株需连续治疗 18～24 个月。由于中国人对异烟肼为快速代谢型，有人主张对成年患者加大每日剂量至 600～1200mg。治疗期间应监测肝酶水平，因为利福平、异烟肼和吡嗪酰胺都有肝毒性，但即使肝酶水平轻度升高，只要患者无肝脏受损的临床表现，仍应继续坚持治疗。

2. 糖皮质激素

近来研究认为对于结核性脑膜炎在有效抗结核治疗的基础上使用糖皮质激素可减轻中毒症状，抑制炎性反应及脑水肿，降低颅内压和抑制脑膜纤维化防止粘连。出现以下指征时，均可给予皮质激素治疗：① 明显的颅内压增高；② 结核性脑膜炎合并脑积水、血管炎；③ 脑脊液中蛋白浓度较高，有可能形成凝块造成椎管堵塞。激素宜早期、小剂量、短程应用。成人可用泼尼松龙 4mg/（kg·d），地塞米松 0.4mg/（kg·d），静脉使用，2～4 周逐渐减量，后续口服地塞米松，总疗程可达 8 周。

① 泼尼松龙 4mg/kg
5% 葡萄糖注射液 100mL/250mL　｜ ivgtt qd
② 地塞米松磷酸钠注射液 0.4mg/kg
5% 葡萄糖注射液 100mL/250mL　｜ ivgtt qd

3. 对症治疗

颅内压增高者可选用渗透性利尿药，如 20% 甘露醇、甘油果糖或甘油盐水等，同时需及时补充丢失的液体和电解质。出现癫痫发作患者予以抗癫痫药物。抗结核和激素等治疗无效的脑积水可考虑神经外科治疗。对于交通性脑积水应先予呋塞米、乙酰唑胺等药物治疗，或反复腰椎穿刺行脑脊液引流，以上效果不佳时可行脑室分流引流术。对于引流管反复阻塞者，可考虑在有条件的单位行内镜第三脑室底造口术。

三、脑寄生虫感染

中枢神经系统寄生虫感染（central nervous system parasitic infection）是指寄生虫病原体引起脑和脊髓的感染。常见的感染神经系统的寄生虫有蠕虫中的囊虫、血吸虫、肺吸虫、包虫等，原虫中的疟原虫、弓形虫、阿米巴原虫等。临床上以脑损害为主的常见中枢神经系统寄生虫感染有脑囊虫病、脑型血吸虫病、脑型肺吸虫病及脑型疟疾。本章节重点介绍脑型疟疾。

脑型疟疾（cerebralmalaria）是一种由恶性疟原虫感染引起的急性弥漫性脑病，是指高热伴有中枢神经系统受损症状的凶险型疟疾，死亡率达 10%～50%。在我国，本病主要流行于广东、广西、云南、贵州、海南等地，多见于16岁以下青少年，四季均有，夏秋两季多见。

【临床表现】

（1）症状 寒战、高热是大多数脑型疟疾的首发症状，体温可达42℃，少数不发热或体温降低；患者可出现不同程度的意识障碍、反应迟钝、谵妄、昏迷等，多发生于病后2~7天内；部分患者出现颅内压增高表现及癫痫发作，表现为全面强直阵挛抽搐或局限性发作或双侧交替发作。

（2）体征 绝大部分患者有脾大、肝大、不同程度的贫血等全身表现。可以出现视盘水肿、瞳孔不等大或双侧散大、对光反射消失、失语、失明、失聪、单瘫、偏瘫、脑膜刺激征等。

【辅助检查】

（1）血常规 白细胞总数和嗜酸性粒细胞偏高，网织红细胞增加。

（2）病原体检查 多采取外周血或静脉血检查，一旦发现疟原虫则可确诊疟疾。检查方法多采用薄、厚血膜片法，厚血膜片有利于增加发现疟原虫的机会，薄血膜片则有利于分辨疟原虫的形态。此外，骨髓涂片检查疟原虫的阳性率高于外周血涂片。

（3）脑脊液检查 部分患者脑脊液压力增高，蛋白增高，细胞数增加，以淋巴细胞为主。

（4）影像学检查 CT和MRI多数患者无异常变化，部分患者显示脑水肿、脑室变小或类似脑梗死病灶。

【诊断】

（1）病史 可能在疟疾流行病区居住或旅游者、近年来有疟疾发作史或近期内接受过输血者应重点关注。

（2）症状 若早期出现畏寒、发热等症状，随即出现意识障碍、癫痫发作、脑膜刺激征等，应高度怀疑脑型疟疾的可能。

（3）辅助检查　血涂片或骨髓涂片发现疟原虫具有确诊意义。

【治疗】

脑型疟疾死亡率高，起病凶险，应尽早治疗，应选用作用迅速，可静脉滴注或肌内注射的药物。

1. 病因治疗

（1）二盐酸奎宁

① 成人：二盐酸奎宁 0.5g 5% 葡萄糖注射液 500mL	ivgtt 8 小时后可重复 1 次， 24 小时不超过 3 次。
② 儿童：二盐酸奎宁 5～10mg/kg 5% 葡萄糖注射液 500mL	ivgtt 8 小时后可重复 1 次， 24 小时不超过 3 次。

患者清醒后改口服氯喹。

（2）磷酸氯喹

① 成人：磷酸氯喹注射液 0.5g 5% 葡萄糖注射液 500mL	ivgtt 第 1 天 3 次，必要时 第 2～3 天可各再给 1 次。
② 儿童：磷酸氯喹注射液 3～5mg/kg 5% 葡萄糖注射液 500mL	ivgtt 第 1 天 3 次，必要时 第 2～3 天可各再给 1 次。

（3）蒿甲醚　为我国研制的一种青蒿素衍生物，对恶性疟疾疗效较佳，可与氯喹等喹啉类药物合用。具体用法为第 1 天 320mg，第 2、第 3 天各 160mg，肌内注射。

2. 对症治疗

脑型疟疾常伴有脑水肿或颅内压增高、高热、癫痫发作、贫血、肺水肿等，对并发症应给予及时处理。

（1）防治脑水肿，降低颅内压　可给予甘露醇、甘油果糖等脱水药，必要时加用糖皮质激素如地塞米松和氢化可的松。

（2）癫痫发作　及时通过静脉或肌内注射途径子以抗癫痫药物以控制癫痫发作。

【预后】

脑型疟疾在有效抗疟药物治疗后，特别是配合激素治疗后大部分昏迷患者会很快苏醒。

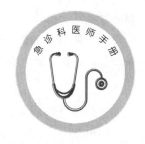

第五章
呼吸系统疾病

第一节 支气管哮喘急性发作

哮喘急性发作是指患者喘息、气急、胸闷、咳嗽等症状在短时间内迅速加重，肺功能恶化，需要给予额外的缓解药物进行治疗的情况。哮喘发作的常见诱因有接触变应原、各种理化刺激或上呼吸道感染等，部分哮喘发作也可以在无明显诱因的情况下发生。

一、临床表现

（1）呼吸困难　常紧随先兆症状后出现胸闷、胸部紧迫感甚至会发生窒息，胸部似被重石强压，10～15min 后发生以呼气障碍为主的呼吸困难，并附带哮鸣音。病人被迫端坐呼吸，不能平卧，头向前，双肩耸起，双手撑膝，用力喘气。发作可持续几十分钟到数小时，自行或治疗后可缓解。

（2）咳嗽、咳痰　于先兆期因支气管黏膜过敏而引起咳嗽。一般为干性无痰咳嗽，程度不等。至发作期时咳嗽减轻，以喘息为主。待发作接近尾声时，支气管痉挛及黏膜水肿减轻，大量分泌物得以排出，而咳嗽、咳痰症状加重，咳出较多稀薄痰液或黏液性痰栓。若合并感染时，可咳出脓性痰。

（3）症状呈反复发作性，常在夜间和（或）清晨发作或加剧；

有多种诱发因素包括室内外变应原，冷空气，物理化学性刺激，病毒性上、下呼吸道感染，运动，药物或食品添加剂，吸烟或过度情绪激动，胃食管反流等。

二、诊断

主要根据流行病学史、临床表现、体征、实验室检查、影像学检查，肺功能检测、家族史、过敏史等，综合分析做出诊断。

（1）症状和诱发因素　反复发作喘息、气急，伴或不伴胸闷或咳嗽，夜间及晨间多发，多与接触变应原、冷空气、物理性和化学性刺激，以及病毒性上呼吸道感染、运动等有关。

（2）体征　发作时在双肺可闻及散在或弥漫性哮鸣音，呼气相延长。

（3）缓解因素　上述症状和体征可经治疗缓解或自行缓解。

（4）肺功能　可变气流受限的客观检查。

① 支气管激发试验阳性；② 支气管舒张试验阳性（吸入支气管扩张药后，FEV_1 增加＞12%，且 FEV_1 增加绝对值＞200mL）；③ 呼气流量峰值（PEF）平均每日昼夜变异率（至少连续 7 天，每日 PEF 昼夜变异率之和 /7）＞10%。或者 PEF 周变异率（2 周内最高 PEF−最低 PEF）/［（2 周内最高 PEF+ 最低 PEF）×1/2］×100%＞20%。

符合上述症状和体征，同时具备气流受限客观检查中的任一条，并除外其他疾病所引起的喘息、气急、胸闷及咳嗽，可以诊断为哮喘。

三、治疗

（一）处理原则

迅速缓解支气管痉挛和控制呼吸道炎症，纠正低氧血症和呼吸衰竭，及时发现和处理并发症。治疗措施包括：支气管扩张药和全身激素应用、氧疗（需将动脉血氧饱和度维持在93%以上）和呼吸支持治疗等。

（二）药物治疗

1. 支气管扩张药

联合吸入 β_2 受体激动药和抗胆碱能药物能取得更好的支气管扩张作用，沙丁胺醇 2.5mg 或特布他林 5mg 联合异丙托溴铵 0.5mg，每 4～6h 1 次。给予负荷量氨茶碱（4～6mg/kg）静脉缓慢注射（≥20min），然后可予维持量［0.6～0.8mg/（kg·h）］静脉滴注。多索茶碱不良反应较少，可静脉注射（0.2g/12h）或静脉滴注（0.3g/12h）。

2. 激素

可用甲泼尼龙 40～80mg/d，疗程一般为 5～7d。部分极重症患者可能需要较大剂量激素，可用甲泼尼龙 160～320mg/d 或等效剂量的其他激素，根据病情使用 1～3d 后逐渐减量，疗程根据病情严重度及治疗反应确定。

3. 抗菌药物

有确凿的证据提示细菌感染者可给予抗菌药物。选择依据病情、个体情况及痰细菌培养及药敏试验结果而定。

（三）机械通气治疗

经上述药物治疗仍未改善或继续恶化，应及时应用机械通气呼吸支持治疗，如经鼻高流量氧疗、经鼻面罩无创通气治疗，若无效则应尽早气管插管机械通气治疗。指征为重度低氧血症和（或）CO_2 潴留。

（四）纠正水电解质和酸碱失衡

纠正脱水、湿化气道、防止黏液痰栓形成。每日输液量2500～4000mL，每日尿量达1000mL以上。需要时可采用支气管肺泡灌洗方法处理气道黏液栓。及时发现和纠正酸碱失衡及电解质紊乱，仅有呼吸性酸中毒时，当pH＜7.20时可补碱（5%碳酸氢钠），达到pH＞7.20即可；若有混合性酸中毒存在时，pH＞7.20可补碱，达到pH＞7.30即可。β_2受体激动药和激素会导致高血钾和高血糖，因此应注意监测血清电解质和血糖。

第二节　急性肺栓塞

肺栓塞是由内源性或外源性栓子阻塞肺动脉或其分支引起肺循环和右心功能障碍的临床综合征，包括肺血栓栓塞（PTE）、脂肪栓塞、羊水栓塞、空气栓塞、肿瘤栓塞等。PTE是最常见的急性肺栓塞类型，由来自静脉系统或右心的血栓阻塞肺动脉或其分支所致，以肺循环和呼吸功能障碍为主要病理生理特征和临床表现，占急性肺栓塞的绝大多数，通常所称的急性肺栓塞即PTE。

一、临床表现

1. 症状

缺乏特异性，表现取决于栓子的大小、数量、栓塞的部位及患者是否存在心、肺等器官的基础疾病。多数患者因呼吸困难、胸痛、先兆晕厥、晕厥和（或）咯血而疑诊为急性肺栓塞。

胸痛是急性肺栓塞的常见症状；呼吸困难在中央型急性肺栓塞患者中急剧而严重，而在小的外周型急性肺栓塞患者中通常短暂且轻微。既往存在心力衰竭或肺部疾病的患者，呼吸困难加重可能是急性肺栓塞的唯一症状。

咯血提示肺梗死，多在肺梗死后 24h 内发生，呈鲜红色，数日内发生可为暗红色；晕厥虽不常见，但无论是否存在血流动力学障碍均可发生，有时是急性肺栓塞的唯一或首发症状；急性肺栓塞也可完全无症状，仅在诊断其他疾病或尸检时意外发现。

2. 体征

主要表现为呼吸系统和循环系统的体征，特别是呼吸频率增加（>20 次 / 分）、心率加快（>90 次 / 分）、血压下降及发绀。低血压和休克罕见，但一旦发生常提示中央型急性肺栓塞和（或）血流动力学储备严重降低。

二、诊断

急性肺栓塞不仅临床表现缺乏特异性，常规检查如胸部 X 线片、心电图、血气分析、超声心动图等也缺乏特异性。结合我国实际情况，参照欧洲心脏病学学会（ESC）急性肺栓塞诊疗指南，我们推荐对怀疑急性肺栓塞的患者采取"三步走"策略，首先进行临床可能性评估，然后进行初始危险分层，最后逐级选择检查手段如 CTPA、D- 二聚体、心脏超声等明确诊断。

临床可能性评估：常用的临床评估标准有加拿大 Wells 评分和修正的 Geneva 评分，二者简单易懂，所需临床资料易获得，适合基层医院。最近，Wells 和 Geneva 评分法则均进一步简化，更增加了临床实用性，有效性也得到证实（表 5-1、表 5-2）。

表 5-1　急性肺栓塞临床可能性评估的 Wells 评分标准

项目	原始版 / 分	简化版 / 分
既往肺栓塞或 DVT 病史	1.5	1
心率≥ 100 次 / 分	1.5	1
过去 4 周内有手术或制动史	1.5	1

续表

项目	原始版 / 分	简化版 / 分
咯血	1	1
肿瘤活动期	1	1
DVT 临床表现	3	1
其他鉴别诊断的可能性低于肺栓塞	3	1

注：临床可能性根据各项得分总和推算；三类法（简化版不推荐三分类法）中总分 0～1 分为低度可能，2～6 分为中度可能，≥7 分为高度可能；二分类法中，对于原始版评分标准而言 0～4 分为可能性小，≥7 分为可能，对于简化版评分标准而言 0～1 分为可能性小，≥2 分为可能；DVT 为深静脉血栓形成。

表 5-2 急性肺栓塞临床可能性评估的 Geneva 评分标准

项目	原始版 / 分	简化版 / 分
既往肺栓塞或 DVT 病史	3	1
心率		
75～94 次 / 分	3	1
≥95 次 / 分	5	2
过去 1 个月内手术或骨折	2	2
咯血	2	1
肿瘤活动期	2	1
单侧下肢痛	3	1
下肢深静脉触痛和单侧肿胀	4	1
年龄＞65 岁	1	1

注：临床可能性根据各项得分总和推算；三分类法中，对于原始版评分标准而言总分 0～3 分为低度可能、4～10 分为中度可能、≥11 分为高度可能；对于简化版评分标准而言 0～1 分为低度可能，2～4 分为中度可能，≥5 分为高度可能；二分类法中，对于原始版评分标准而言 0～2 分为可能性小、≥3 分为可能；DVT 为深静脉血栓形成。

三、治疗

急性肺栓塞的抗栓治疗主要包括抗凝治疗、溶栓治疗、经皮导管介入治疗及外科血栓清除术,其目的在于恢复闭塞肺动脉的血流以挽救生命,或者预防潜在致命性栓塞的再发。

1. 抗凝治疗

(1)抗凝适应证

① 对于高度或中度临床可能性的患者,等待诊断结果的同时应给予抗凝治疗。

② 所有明确诊断为急性肺栓塞(亚段肺栓塞除外)且无抗凝禁忌证需立即开始抗凝治疗。

③ 亚段肺栓塞(SSPE),且无下肢近端深静脉血栓形成(DVT),伴低 VTE 再发风险的患者,建议进行临床观察,而对于 SSPE 伴高 VTE 再发风险的患者,建议进行抗凝治疗。

(2)抗凝药物

① 对于高危肺栓塞患者,推荐立即静脉给予肝素抗凝治疗。

② 对于大多数中低危肺栓塞患者,推荐给予低分子量肝素(LMWH)或璜达肝癸钠抗凝治疗。

③ 对于大多数中低危患者,推荐以利伐沙班(15mg 每日 2 次,持续治疗 3 周后改为 20mg 每日 1 次)替代肠道外抗凝序贯维生素 K 拮抗剂治疗。

④ 对于大多数中低危患者,推荐以达比加群(150mg 每日 2 次,对于年龄>80 岁或使用维拉帕米者,推荐剂量为 110mg 每日 2 次)替代维生素 K 拮抗剂治疗,联合肠道外抗凝治疗。

⑤ 有严重肾功能不全者不推荐使用新型口服抗凝药。

⑥ 在肺栓塞不合并恶性肿瘤且适用新型口服抗凝药的患者中,长期抗凝(3 个月)推荐应用达比加群、利伐沙班。

⑦ 对于合并恶性肿瘤的患者,推荐应用 LMWH 作为长期抗凝药。

（3）抗凝治疗疗程

① 在有明确诱发因素（如手术、创伤、制动、妊娠、口服避孕药或激素替代治疗等）的急性肺栓塞患者中，建议抗凝治疗 3 个月。其优于短疗程抗凝（抗凝疗程＜3 个月），长疗程抗凝（如 6 个月、12 个月、24 个月），以及延长抗凝（无预期抗凝终点）。

② 对于无明显诱因首次发生肺栓塞，伴有低中度出血风险的患者，推荐延长抗凝治疗（无预期抗凝终点），伴有高度出血风险的患者，推荐 3 个月抗凝治疗。

③ 对于无明显诱因的复发肺栓塞，伴有低度出血风险的患者，推荐延长抗凝治疗（无预期抗凝终点）；伴有中度出血风险的患者，推荐延长抗凝治疗（无预期抗凝终点）；重度出血风险的患者，推荐 3 个月抗凝治疗。

④ 对于肺栓塞合并恶性肿瘤的患者，推荐延长疗程抗凝。

2. 溶栓治疗

（1）溶栓治疗时间窗　急性肺栓塞发病 48h 内开始行溶栓治疗，疗效最好；对于有症状的急性肺栓塞患者在 6～14 天内溶栓治疗仍有一定作用。

（2）溶栓治疗的适应证

① 对于高危肺栓塞患者，推荐溶栓治疗。

② 对于没有休克或低血压的患者不推荐常规全身溶栓治疗。

③ 推荐对中高危的急性肺栓塞患者严密监测以及时发现血流动力学失代偿，同时应及时行再灌注治疗。

④ 推荐对中高危的和有血流动力学障碍临床征象的患者行溶栓治疗。

（3）溶栓治疗禁忌证

① 绝对禁忌证：出血性卒中；3～6 个月内缺血性卒中；已知

的结构性脑血管疾病（如动静脉畸形）或恶性颅内肿瘤；近 3 周内重大外伤、手术或头部外伤；疑似主动脉夹层；1 个月内消化道出血；已知的高出血风险患者。

② 相对禁忌证：年龄 ≥75 岁；6 个月短暂性脑出血发作（TIA）发作；应用口服抗凝药；妊娠或分娩后 1 周；不能压迫止血部位的血管穿刺；近期曾行心肺复苏；难以控制的高血压（收缩压＞180mmHg 或舒张压＞110mmHg）；严重肝功能不全；感染性心内膜炎；活动性溃疡。对于危及生命的高危急性肺栓塞患者大多数禁忌证应视为相对禁忌证。

（4）溶栓治疗方案　目前，我国临床上常用的溶栓药物有尿激酶、阿替普酶（rt-PA）和瑞替普酶（r-PA）。

3. 经皮导管介入治疗

4. 外科血栓清除术

第三节　自发性气胸

自发性气胸（spontaneous pneumothorax）是在无外伤及人为因素情况下脏层胸膜破裂，肺或支气管内的空气进入胸膜腔引起的胸膜腔积气。根据病理生理变化，气胸分为三种类型：① 闭合性气胸（单纯性）；② 交通性气胸（开放性）；③ 张力性气胸（高压性）。

一、临床表现

（1）病史　患者多有劳累、用力病史，或有反复发作的气胸病史。

（2）症状　突发的胸痛，刺激性干咳，呼吸困难等。

（3）体征　胸腔内大量积气时，可有气管向健侧移位，患侧胸廓饱满，呼吸运动减弱，语颤减弱，叩诊呈鼓音，听诊呼吸音减弱或消失。重症时可出现休克，此时应注意血气胸的可能。

二、诊断

主要根据流行病学史，临床表现，影像学检查等，综合分析做出诊断。

（1）流行病学史　多见于瘦高体型的青年男性或有 COPD、肺结核、哮喘等肺部基础疾病。

（2）突发一侧胸痛伴有不同程度胸闷、呼吸困难、胸痛、刺激性咳嗽等临床表现。

（3）患侧胸廓饱满、呼吸运动减弱，叩诊鼓音，肝肺浊音界消失，听诊呼吸音减弱，甚至消失。

（4）发病时胸部 X 线检查或胸部 CT 检查是诊断气胸最准确和可靠的方法。

三、治疗

（1）一般治疗　卧床休息，必要时给予吸氧，止痛及镇咳治疗。

（2）排气治疗

① 肺组织压缩小于30%且无明显呼吸困难者，不需抽气。肺组织压缩大于30%，采取胸腔抽气，第一次抽气量小于 1000mL。对交通性气胸采取胸腔闭式引流术。张力性气胸可紧急排气后行胸腔闭式引流术。

② COPD 患者发生自发性气胸后应采取胸腔闭式引流排气。

（3）气胸经内科治疗效果不佳时，可考虑手术治疗。

第四节　急性呼吸窘迫综合征

急性呼吸窘迫综合征（acute respiratory distress syndrome，ARDS）是各种原因引起的肺泡上皮细胞和肺毛细血管内皮细胞损伤，从而引起弥漫性肺泡损伤所造成的临床综合征。其病理生理特点是：肺容积减少、通气血流比例失调、肺顺应性下降。临床表现为进行性低氧血症和呼吸窘迫，影像学呈现出不均一性。ARDS 可由各种病因引起，如创伤、休克、感染等，最终引起了机体炎症反应失控，导致了肺损伤。在 ARDS 中，肺泡膜通透性增加、肺泡表面张力增高、肺泡透明膜形成（富含蛋白的肺泡和间质水肿），肺可出现纤维化等病变，这都会影响机体的弥散功能，从而出现低氧血症。

一、临床表现

ARDS 大多数于原发病起病后 72 小时内发生，几乎不超过 7 天。除原发病的相应症状和体征外，最早出现的症状是呼吸增快，并呈进行性加重的呼吸困难、发绀，常伴有烦躁、焦虑、出汗等。

其呼吸困难的特点是呼吸甚快、费力，病人常感到胸廓紧束、严重憋气，即呼吸窘迫，不能用通常的吸氧疗法改善，亦不能用其他原发心肺疾病（如气胸、肺气肿、肺不张、肺炎、心力衰竭）解释。

早期体征可无异常，或仅在双肺闻及少量细湿啰音；后期多可闻及水泡音，可有管状呼吸音。

二、诊断

根据 ARDS 柏林定义标准，具体包括以下四个方面。

① 患者呼吸系统症状 1 周内急性起病或者症状加重。

② 患者氧合指数＜300，且持续气道正压通气或者呼气末正压≥5cmH$_2$O。

③ 患者胸部 X 线片显示双肺均存在浸润影现象，但是无法用肿块、结节、肺叶塌陷以及胸腔积液等进行合理解释。

④ 患者具有呼吸衰竭症状，但是无法用液体负荷或者心功能不全进行解释；同时患者不存在高静水压性肺水肿。

三、治疗

主要治疗措施包括：积极治疗原发病、氧疗、机械通气以及调节液体平衡、糖皮质激素、ECMO 替代治疗等。

1. 治疗原发病

这是治疗 ARDS 的首要原则和基础，应积极寻找原发病并予以彻底治疗。感染是 ARDS 的常见原因，也是 ARDS 的首位高危因素，而 ARDS 又易并发感染，所以对所有病人都应怀疑感染的可能，除非有明确的其他导致 ARDS 的原因存在。

治疗上宜选择广谱抗生素。控制原发病，遏制其诱导的全身失控性炎症反应，是预防和治疗 ARDS 的必要措施。

2. 氧疗

纠正缺氧，患者吸氧治疗的目的是改善低氧血症。ARDS 患者往往低氧血症严重，大多数患者一旦诊断明确，常规的氧疗常常难以奏效，机械通气仍然是最主要的呼吸支持手段。

3. 机械通气

目前针对 ARDS 的治疗除积极处理原发病外，呼吸支持技术是主要的治疗方式，其目的是纠正顽固性低氧血症，防止肺泡塌陷，减轻肺水肿程度，改善氧合，减轻呼吸机疲劳。

（1）PEEP 的调节　使用 PEEP 通常可以改善气体交换，并有助于减少对 FiO_2 的需求。此外，适当的 PEEP 可能会通过维持肺复张、改善肺顺应性和减少呼吸机诱发的肺损伤（VILI）。

在中重度 ARDS 患者中，PEEP 应至少设置为 $5cmH_2O$，采用较高 PEEP 时，ARDS 患者的病死率会降低。但在轻度 ARDS 患者中，高水平 PEEP 与低水平 PEEP 相比病死率无明显统计学差异。

（2）小潮气量　尽管高潮气量（＞10mL/kg 预计体重）和提高气道平台压可能会增加肺复张。但在 ARDS 患者中，大潮气量可能会导致肺过度拉伸，引起肺及全身的炎性细胞反应。潮气量的减少可减轻 VILI，从而改善患者的预后。

迄今为止，对 ARDS 病人机械通气时如何选择通气模式尚无统一标准。压力控制通气可以保证气道吸气压不超过预设水平，避免呼吸机相关性肺损伤，因而较容量控制通气更常用。

4. 液体管理

合理限制液体摄入量，液体出入量应处于轻度负平衡，即摄水量小于排水量。特别值得注意的是，限制性液体管理组的休克和低血压的发生率并无增加。可见，在维持循环稳定，保证器官灌注的前提下，限制性的液体管理策略对 ARDS 患者是有利的。

5. 营养支持

ARDS 时机体处于高代谢状态，应补充足够的营养。

6. 药物治疗

① 糖皮质激素：在 ARDS 早期和晚期，均有许多研究试图用糖皮质激素减轻肺内炎症反应，但很少能证明糖皮质激素的益处。所以目前证据不支持用大剂量糖皮质激素治疗 ARDS 患者。

② 神经肌肉阻滞剂（NMBA）：被认为可以通过抑制呼吸肌的收缩从而降低耗氧量，减少肺部和全身炎性反应，减少耗氧

量和心输出量，并且提高肺复张和混合静脉血氧分压，从而在ARDS 患者中发挥有益作用。

7. 替代治疗

ECMO 人工心肺替代治疗。

第五节　重症肺炎

肺炎是指终末气道、肺泡和肺间质的炎症。临床主要症状为发热、咳嗽、咳痰、痰中带血，可伴胸痛或呼吸困难等。肺炎是严重危害人类健康的一种疾病，占感染性疾病的死亡率之首，在人类总死亡率中排第 5~6 位。

重症肺炎除具有肺炎常见呼吸系统症状外，尚有呼吸衰竭和其他系统明显受累的表现。

一、临床表现

重症肺炎可急性起病，部分病人除了发热、咳嗽、咳痰、呼吸困难等呼吸系统症状外，可在短时间内出现意识障碍、休克、肾功能不全、肝功能不全等其他系统表现。少部分病人甚至可没有典型的呼吸系统症状，容易引起误诊。也可起病时较轻，病情逐步恶化，最终达到重症肺炎的标准。

二、诊断

中华医学会呼吸病学分会在 2016 年制定的《中国成人社区获得性肺炎诊断和治疗指南》（2016 年版）中，对于重症肺炎提出了明确的诊断标准。

（1）主要标准　①需要气管插管行机械通气治疗；②脓毒血症休克经积极液体复苏后仍需要血管活性药物治疗。

（2）次要标准　①呼吸频率＞30次／分；②氧合指数＜250mmHg；③多肺叶浸润；④意识障碍和（或）定向障碍；⑤血尿素氮＞7mmol/L；⑥收缩压＜90mmHg需要积极的液体复苏。

重症肺炎的诊断标准：符合上述1项主要标准或≥3项次要标准者可诊断为重症肺炎，需密切观察，积极救治，有条件时收入ICU治疗。

三、治疗

1. 药物治疗

抗感染治疗是肺炎治疗的最主要环节。细菌性肺炎的抗菌治疗包括经验性治疗和抗病原体治疗。前者主要根据本地区、本单位的肺炎病原体流行病学资料，选择可能覆盖病原体的抗生素；后者则根据呼吸道或肺组织标本的培养和药敏试验结果，选择体外试验敏感的抗生素。重症肺炎应重视病原学诊断，及早采集呼吸道标本，采用血培养、血清学检测等多种方法查找病原体。

重症肺炎的治疗首先应选择广谱强力抗菌药物，并应足量、联合用药。

①社区获得性肺炎常用大环内酯类联合第三代头孢菌素，或联合广谱青霉素 /β- 内酰胺酶抑制剂、碳青霉烯类；青霉素过敏者用喹诺酮类联合氨基糖苷类。

②医院获得性肺炎可用喹诺酮类或氨基糖苷类联合抗假单胞菌的 β- 内酰胺类、广谱青霉素 /β- 内酰胺酶抑制剂、碳青霉烯类抗生素的任何一种，必要时可联合万古霉素。大多数患者需要7～10d或更长疗程。

2. 氧疗

必要时行机械通气。

3. 化痰

加强痰液引流。必要时可吸入氨溴索、浓盐水化痰。

4. 支持治疗

加强营养,增强免疫,以及中医中药治疗。

第六节 慢性阻塞性肺疾病急性加重

慢性阻塞性肺疾病(chronic obstructive pulmonary diseases,COPD)是一种异质性的肺部疾病,其特征是由于呼吸道异常(支气管炎、毛细支气管炎)和(或)肺泡(肺气肿)引起的慢性呼吸道症状(包括呼吸困难、咳嗽、咳痰),导致持续的、反复恶化的气流阻塞。慢性阻塞性肺疾病急性加重(AECOPD)是一种急性事件,指慢阻肺患者呼吸困难和(或)咳嗽、咳痰症状加重,症状恶化发生在 14d 内,可能伴有呼吸急促和(或)心动过速,通常是因为呼吸道感染、空气污染造成局部或全身炎症反应加重,或者因损伤气道的其他原因所致。

一、临床表现

AECOPD 的主要症状是气促加重,常伴有喘息、胸闷、咳嗽加剧、痰量增加、痰液颜色和(或)黏度改变以及发热等。此外,还可出现心动过速、全身不适、失眠、嗜睡、疲乏、抑郁和精神紊乱等症状。目前研究发现病毒感染、细菌感染、不典型病原体感染、空气污染等因素加重气道炎症,进而诱发细菌感染,是 AECOPD 主要发病机制。

二、诊断

目前 AECOPD 的诊断主要依赖于 COPD 发病的危险因素(如

吸烟等)、临床表现［即患者呼吸困难、咳嗽和（或）咳痰等主诉症状突然恶化，超过日常变异范围，自行调整用药不能改善］，体征及肺功能检查提示持续性气流受限（不完全可逆的气流受限）、影像学检查等综合分析才能确定诊断。且通过临床和（或）实验室检查能排除可以引起上述症状加重的其他疾病，如慢阻肺并发症、肺内外合并症等。少数患者并无咳嗽、咳痰、明显气促等症状，仅在肺功能检查时发现 $FEV_1/FVC<70\%$ 并且除外其他疾病后可诊断。

三、鉴别诊断

首先应除外容易与 AECOPD 混淆的其他疾病，如肺炎、充血性心力衰竭、气胸、胸腔积液、PTE 和心律失常等，再排除其他已知病因或具有特征病理表现的气道阻塞和气流受限性疾病如支气管哮喘、支气管扩张症、肺结核、弥漫性泛细支气管炎、闭塞性细支气管炎等。

四、严重性评估

结合症状、体征、ABG、稳定期肺功能与既往 AECOPD 病史综合研判。

（1）无呼吸衰竭 呼吸频率 20～30 次 / 分；不使用辅助呼吸机；精神状态无变化；低氧血症可以通过鼻导管吸氧或文丘里面罩吸氧［吸入氧浓度（fraction of inspiration O_2，FiO_2）为 28%～35%］而改善；$PaCO_2$ 无增加。

（2）急性呼吸衰竭不危及生命 呼吸频率＞30 次 / 分；使用辅助呼吸机；精神状态无变化；低氧血症可以通过文丘里面罩吸氧（FiO_2 为 25%～30%）而改善；高碳酸血症即 $PaCO_2$ 较基线升高，或升高至 50～60mmHg。

（3）急性呼吸衰竭危及生命 呼吸频率＞30 次 / 分；使用辅

助呼吸机；精神状态的急性变化；低氧血症不能通过文丘里面罩吸氧或 $FiO_2>40\%$ 而改善；高碳酸血症即 $PaCO_2$ 较基线值升高，或 $>60mmHg$ 或存在酸中毒（$pH\leqslant7.25$）。

五、辅助检查

实验室检查经常被用于判断临床严重程度、鉴别诊断、指导治疗及评估预后。包括血常规、PCT、CRP、ABG、心脏生物标志物（NT-proBNP 和肌钙蛋白）、D- 二聚体、生化检查、心电图、影像学检查（X 线、CT、CTPA 等）、病原学检查、肺功能测定（不推荐常规实施）。

六、治疗

AECOPD 的特异性药物治疗仍然集中在抗菌药、支气管扩张药和糖皮质激素等。

1. 控制性氧疗

氧疗是 AECOPD 的基础治疗。无严重并发症的 AECOPD 患者氧疗后易达到满意的氧合水平（$PaO_2>60mmHg$ 或 $SpO_2>90\%$）。但 FiO_2 不宜过高，以防 CO_2 潴留及呼吸性酸中毒。氧疗 30min 后应复查动脉血气，以满足基本氧合又不引起 CO_2 潴留为目标。HFNC 具有改善气体交换和减少呼吸功、降低呼吸频率、增加肺容量等生理优势。适应证：轻中度呼吸衰竭（$100mmHg\leqslant PaO_2/FiO_2<300mmHg$，$pH\geqslant7.30$）；轻度呼吸窘迫（呼吸频率 >24 次 / 分）；对常规氧疗或 NIV 不能耐受或有禁忌证者。禁忌证：心跳呼吸骤停，需紧急气管插管有创机械通气，自主呼吸微弱，昏迷，重度Ⅰ型呼吸衰竭（$PaO_2/FiO_2<100mmHg$），中重度呼吸性酸中毒及高碳酸血症（$pH<7.30$）。

2. 支气管扩张药

雾化吸入短效 β_2 受体激动药，或短效 β_2 受体激动药 - 短效抗胆碱能联合制剂是 AECOPD 患者的主要治疗方案。一般不推荐吸入长效支气管扩张药（$β_2$ 受体激动药或抗胆碱能药物或联合制剂）。但建议出院前尽早开始应用长效支气管扩张药，包括双支气管扩张药、双支气管扩张药 +ICS（新三联）。

（1）短效支气管扩张药雾化溶液　AECOPD 时单用短效吸入 $β_2$ 受体激动药或联用短效抗胆碱能药物是常用的治疗方法，通常以吸入用药为佳。

临床上常用的短效支气管扩张药雾化溶液如下：

① 吸入用硫酸沙丁胺醇溶液。雾化溶液 5mg（1mL）。每日可重复 4 次。

② 异丙托溴铵雾化吸入溶液。通常成人每次吸入 500μg（2mL）。

③ 吸入用复方异丙托溴铵溶液。雾化溶液 2.5mL，含有异丙托溴铵 0.5mg 和硫酸沙丁胺醇 3.0mg，维持治疗 2.5mL/ 次，3～4 次 / 天。对前列腺增生患者可能导致尿潴留，应注意观察。

（2）静脉使用甲基黄嘌呤类药物（茶碱或氨茶碱）　目前由于静脉使用甲基黄嘌呤类药物有显著不良反应，已经不建议单独用于治疗 AECOPD。

3. 糖皮质激素

AECOPD 患者全身应用糖皮质激素可缩短康复时间，改善肺功能（如 FEV_1）和氧合，降低早期反复住院和治疗失败的风险，缩短住院时间。口服糖皮质激素与静脉应用糖皮质激素疗效相当。通常外周血嗜酸性粒细胞（EOS）增高的 AECOPD 患者对糖皮质激素的治疗反应更好。我国住院 AECOPD 患者多为泼尼松龙 40mg/d，疗程 5～7d。重症患者还可能会联合雾化吸入布地奈德 3～4mg/d。

4. 抗菌药物的应用

（1）应用指征　① 呼吸困难加重、痰量增加和痰液变脓性三种症状同时出现；② 仅出现其中两种症状，但包括痰液变脓性；③ 严重的急性加重，需要有创机械通气或 NIV。如果只有两种加重症状，但无痰液变脓性或者只有一种急性加重的症状时，一般不建议应用抗菌药物。

（2）初始抗菌治疗的建议 AECOPD 患者通常可分成两组，A 组无铜绿假单胞菌感染危险因素，B 组有铜绿假单胞菌感染危险因素。后者包括：① 近期住院史；② 经常（＞4 次 / 年）或近期（近 3 个月内）抗菌药物应用史；③ 气流阻塞严重（稳定期 FEV_1%＜30%）；④ 应用口服糖皮质激素（近 2 周服用泼尼松＞10mg/d）。

（3）AECOPD 初始经验性抗感染药物推荐 ① 对于无铜绿假单胞菌感染危险因素的患者，主要依据 AECOPD 严重程度、当地耐药状况、费用负担和依从性综合决定，可选用阿莫西林 / 克拉维酸、左氧氟沙星或莫西沙星。② 对于有铜绿假单胞菌等革兰氏阴性菌感染危险因素的患者，可选用环丙沙星或左氧氟沙星足够剂量口服。重症患者选择环丙沙星和（或）有抗铜绿假单胞菌活性的 β- 内酰胺类抗菌药物，联合氨基糖苷类抗菌药物静脉滴注。

第六章
消化系统疾病

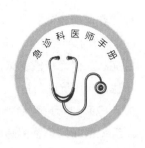

第一节　急性消化道出血

急性消化道出血分为上消化道和下消化道出血。上消化道出血是指屈氏韧带以上的出血，比如食管、胃、十二指肠和胰管、胆管出血，临床表现为呕血、黑便、血便等，常见于胃、十二指肠溃疡，食管-胃底静脉曲张破裂，胃癌以及门静脉高压等。下消化道出血是指近段空肠以下的出血，比如大肠和小肠出血，临床表现一般为暗红色便血，常见于大肠癌、肠壁血管性疾病等，通常不包括痔疮、肛裂等出血。当出血量在短时间内超过 1000mL 或超过循环血量的 20% 时，可引起周围循环障碍，严重者可危及生命。

一、临床表现

（1）呕血与黑便　为上消化道出血的特征性表现，出血部位在幽门以上者常为呕血，继之黑便；如出血部位在幽门以下者则以黑便为主，可伴少量呕血。

（2）便血　为下消化道出血的特征性表现，可突然发作，也可渐次发作，血便的颜色（鲜红色、暗红色、黑色）取决于出血的部位及速度。

（3）周围循环衰竭　取决于出血量及速度，严重者在出血后短时间内即可发生急性周围循环衰竭，临床表现为头晕、心悸、乏力、出汗、口渴、排便晕厥等。脉细速、脉压小、血压下降、四肢湿冷、尿少、意识障碍等休克的临床表现也可为首发症状。

（4）肠源性氮质血症　患者血中尿素氮增高，是进入肠内的血液经消化液处理后，大量蛋白分解产物被重新吸收入血所致。

（5）发热　通常为不超过 38℃的低热，持续 3～5 日。

二、诊断

（1）临床上根据呕血、黑便和失血性周围循环衰竭等表现，并结合实验室检查，可作出消化道出血的诊断。

（2）实验室检查如下。

① 血常规　血红蛋白、红细胞、血细胞比容等降低；白细胞多出现应激性升高。血红蛋白每下降 10g/L 提示血容量丧失 400mL 左右，血红蛋白在出血 3～4h 以后才出现降低。

② 内镜　首选方法，不仅可以发现出血的部位和原因，而且有助于判断再出血的可能性，一般在出血后 24～48h 内进行，可通过黏膜活检病理检查确定病变的良恶性。

③ X 线钡餐检查　仅适用于出血已停止和病情稳定的患者，通常在出血停止 3～7 日后进行。其对急性消化道出血病因诊断的阳性率不高。

④ 其他检查　选择性动脉造影，放射性核素扫描，大便隐血试验、B 超检查等。

三、治疗

原则上应该尽快明确出血部位及病因，针对病因及出血量、出血部位选择相应的治疗方案。

1. 积极补充血容量、抗休克

优先建立有效的静脉输液通道并尽快补充血容量，纠正水盐代谢紊乱，可先给予平衡液或葡萄糖盐水输注，平衡盐溶液的输注量宜为失血量的 2～3 倍，且血细胞比容不低于 0.30。如果收缩压降至 70～90mmHg，脉率增速至 130 次 / 分，此时应大量补液、输血，尽量将血压控制在 90/50mmHg 以上，脉率在 100 次 / 分以下。

2. 一般急救措施

患者应禁食，卧位休息；实时监测生命体征如血压、脉率的变化；保持呼吸道通畅，必要时吸氧；观察呕血与黑便情况；定期复查血常规、血细胞比容等检查，必要时行中心静脉压测定；对老年患者根据情况进行心电监护。

3. 上消化道出血的治疗

（1）胃内降温　通过胃管以 10～14℃水反复灌洗胃腔而使胃降温。目的是使其血管收缩、血流减少并使胃分泌和消化受到抑制。

（2）药物治疗　① 止血药物采用血管收缩药如去甲肾上腺素 8mg 加于冰盐水 150mL 分次口服，一天可以服用 3～4 次，可使出血的小动脉强烈收缩而止血。② 临床常用的抑酸药物包括 PPI 和 H_2 受体阻滞药。

（3）内镜治疗　硬化剂注射止血，激光止血，电凝止血，套扎止血，经内镜注射药物止血等。

（4）三腔双囊管　食管 - 胃底静脉曲张出血的患者出血量一般较大且不易止住，常加用三腔双囊管止血治疗，甚至手术治疗。

（5）选择性腹腔动脉造影　局部注入加压素，使血管收缩止血。

（6）中医中药治疗　如白及、三七粉、云南白药、乌贼骨等。

4. 下消化道出血的治疗

（1）非手术治疗 ① 选择性动脉介入治疗：通过使血管阻塞达到止血目的，使用的栓塞材料如吸收性明胶海绵、聚乙烯乙醇等。② 经纤维结肠镜止血：对于浅表性黏膜出血灶，可直接使用凝血酶等止血药；对于孤立性的肠壁血管瘤可使用圈套套扎；高频电切适用于小息肉。

（2）手术治疗 ① 急诊剖腹探查手术：适用于出血量较大，出血难以控制，需依赖输血维持血液循环稳定，或经多种方法仍未能明确出血部位与病变性质者。② 择期手术：适用于良性病变，出血部位明确，或经非手术治疗效果不满意的患者。

第二节 急性胃十二指肠溃疡急性穿孔

急性穿孔是胃十二指肠溃疡的常见并发症。它起病急、病情重、变化快，需要紧急处理，若诊治不当可危及生命。十二指肠溃疡穿孔男性病人较多，胃溃疡穿孔多见于老年女性。十二指肠溃疡穿孔90%发生在球部前壁，胃溃疡穿孔60%发生在胃小弯。

一、临床表现

1. 症状
穿孔发生前常有溃疡病史且症状加重或有过度疲劳、精神紧张等诱发因素。典型症状是突发上腹部剧痛，呈"刀割样"，迅速波及全腹。病人面色苍白、出冷汗，常伴恶心、呕吐，严重时可有血压下降。

2. 体征
病人呈屈曲被动体位，呼吸表浅，全腹压痛。腹肌紧张呈"板状腹"，反跳痛明显。叩诊肝浊音界缩小或消失，可有移动性浊音。听诊肠鸣音减弱或消失。

二、诊断

（1）既往有溃疡病史，突发上腹部刀割样剧痛，肝浊音界消失和 X 线检查的膈下游离气体，可以确定诊断。

（2）实验室检查

① 可见白细胞计数增加，血清淀粉酶轻度升高。

② 腹腔穿刺或灌洗：抽出含胆汁或食物残渣的液体时，可作出诊断。

③ 立位 X 线腹部平片检查：此为金标准，多数病人膈下可见新月状游离气体影。

三、鉴别诊断

（1）急性胆囊炎　表现为右上腹绞痛或持续性疼痛伴阵发性加剧，疼痛向右肩放射，伴畏寒、发热。右上腹局部压痛、反跳痛，可触及肿大的胆囊，墨菲征阳性。B 超提示胆囊炎或胆囊结石。

（2）急性胰腺炎　腹痛发作一般不如急性穿孔急骤，多位于上腹部偏左并向背部放射，有一个由轻转重的过程。血清、尿液和腹腔穿刺液淀粉酶明显升高。X 线检查膈下无游离气体，CT、超声检查提示胰腺肿胀。

（3）急性阑尾炎　阑尾炎一般症状比较轻，体征局限于右下腹，无"板状腹"样强直，X 线检查无膈下游离气体。

四、治疗

治疗原则是减少胃内容物继续外漏，加速穿孔闭合，积极控制感染，以及应用营养支持药物，尽量减少并发症。

1. 非手术治疗

（1）禁食水，持续胃肠减压。

（2）控制感染 抗生素一般选择广谱抗生素，如阿莫西林。也可联用抗厌氧菌药物，如甲硝唑等。

（3）使用抑酸药物 包括 H_2 受体阻滞药西咪替丁，质子泵抑制药奥美拉唑等。

（4）输液，营养支持 应根据患者内环境情况补充水、钠、钾、钙等，维持内环境平衡。

2. 手术治疗

目前可选用腹腔镜、开腹手术等方式。

第三节 急性胰腺炎

急性胰腺炎是多种病因导致胰酶在胰腺内被激活后引起胰腺组织自身消化、水肿、出血甚至坏死的炎症反应。轻者仅表现为胰腺水肿，常呈自限性。重者出现胰腺坏死，并发腹膜炎、休克，继发全身多器官功能衰竭，病死率高。病因常与过多饮酒、胆管内的胆结石等有关。

一、临床表现

（1）腹痛 为最早出现的症状，疼痛剧烈呈持续性，多位于左上腹，向左肩及左腰背部放射，往往在饮酒或暴食之后突然发作。

（2）腹胀 与腹痛同时存在。早期为反射性，后期为腹膜后炎症刺激所致。腹水可加重腹胀，病人排便、排气停止。

（3）恶心、呕吐　早期即可出现，往往剧烈而频繁，呕吐后腹痛不缓解。

（4）腹膜炎　急性水肿型胰腺炎在上腹部深处有压痛；急性出血坏死性胰腺炎腹部压痛明显，可伴有肌紧张和反跳痛。肠鸣音减弱或消失，移动性浊音多呈阳性。

（5）发热　轻型胰腺炎，一般体温在 39℃ 以内，3～5 天即可下降。而重型胰腺炎，则体温常在 39～40℃，常出现谵妄，持续数周不退，并出现毒血症的表现。

（6）其他　少数严重病人在腰部、季肋部和下腹部皮肤出现青紫色瘀斑，称 Grey-Turner 征；若出现在脐周，称 Gullen 征。

二、诊断

1. 实验室检查

（1）血清酶学检查　血清、尿淀粉酶测定是最常用的诊断方法，血清淀粉酶发病后数小时开始升高；尿淀粉酶发病后 24h 开始升高。血清脂肪酶明显升高也是比较客观的诊断指标。

（2）其他项目　白细胞增高，暂时性血糖升高，肝功能异常，低血钙，血气分析异常等。C 反应蛋白增高提示病情较重。腹部诊断性穿刺若抽出血性渗出液也是很有价值的检查。

2. 影像学检查

（1）超声　首选检查，可发现胰腺肿大和胰周液体积聚。

（2）增强 CT　是最有价值的检查，在胰腺弥漫性肿大的基础上出现质地不均，液化和蜂窝状低密度区，可诊断为胰腺坏死。

三、鉴别诊断

（1）消化性溃疡急性穿孔　常有溃疡病史，腹痛突然加剧，腹肌紧张，肝浊音消失，X 线透视见膈下有游离气体等。

（2）胆石症和急性胆囊炎 常有胆绞痛病史，疼痛位于右上腹，放射到右肩部，墨菲征阳性，血及尿淀粉酶轻度升高，B超及X线胆道造影可明确诊断。

（3）急性肠梗阻 腹痛为阵发性，腹胀、呕吐，肠鸣音亢进，有气过水声，无排气，可见肠型，腹部X线可见液气平面。

（4）心肌梗死 有冠心病病史，突然发病，有时疼痛限于上腹部，心电图显示心肌梗死图像，血清心肌酶升高，血、尿淀粉酶正常。

四、治疗

1. 非手术治疗

（1）禁食，胃肠减压 持续胃肠减压可防止呕吐，减轻腹胀，降低腹内压。

（2）防治休克改善微循环 应积极补充液体、电解质和热量，以维持循环的稳定和水电解质平衡。

（3）镇痛解痉 应定时给予止痛药，常用山莨菪碱、阿托品等。

（4）抑制胰腺分泌 质子泵抑制药（如奥美拉唑）或H_2受体阻滞药（如雷尼替丁）可间接抑制胰腺分泌；生长抑素也有抑制胰酶分泌的作用；抑肽酶可抑制胰蛋白酶的活性。

（5）营养支持 禁食期主要依靠完全肠外营养。待病情稳定，肠功能恢复后可早期给予肠内营养，酌情恢复饮食。

（6）抗生素的应用 有感染证据时可经验性使用抗生素，可选择喹诺酮类、头孢菌素、碳青霉烯类及甲硝唑等预防感染。

（7）中药治疗 呕吐基本控制后，经胃管注入中药，常用复方清胰汤加减：金银花，连翘，黄连，黄芩，厚朴，枳壳，木香，红花，生大黄。酌情每天3～6次，注入后夹管2h。

2. 手术治疗

（1）若有感染等并发症的患者或经合理治疗后，临床症状仍继续恶化的患者应予以相应的手术治疗。常用的手术方式是坏死组织清除加引流术，可选用开放手术或使用腹腔镜治疗。

（2）胆源性胰腺炎的手术治疗：仅有胆囊结石且症状轻者，可在初次住院行胆囊切除；胆管结石合并胆道梗阻且病情严重者，宜早期内镜下 Oddi 括约肌切开、取石及鼻胆管引流术。

第四节　急性肠梗阻

由于肠内及肠外各种原因引起的肠腔内容物通过障碍统称肠梗阻，为腹部外科常见疾病，若未得到及时合理的治疗，往往危及患者的生命。

一、临床表现

急性肠梗阻的典型临床表现可以概括为痛、吐、胀和闭。

（1）腹痛　腹痛是肠梗阻最先出现的症状，多在腹中部脐周围，机械性肠梗阻常发生阵发性绞痛，在腹痛的同时伴有高亢的肠鸣音；麻痹性肠梗阻无阵发性腹痛，只有持续性胀痛或不适。

（2）呕吐　高位梗阻的呕吐出现较早，较频繁，吐出物主要为胃和十二指肠内容物；低位梗阻的呕吐出现较晚，呕吐物多可为粪样的肠容物。呕吐物若呈棕褐色或血性，是肠管血运障碍的表现。

（3）腹胀　腹胀是肠腔内积液、积气所致。通常发生在腹痛之后，其程度与梗阻部位有关。高位肠梗阻腹胀不明显，低位肠梗阻及麻痹性肠梗阻腹胀显著。

（4）排气排便停止　是否排便排气，与梗阻程度有关。在梗阻的初期，仍有积存的气体和粪便可以排出。在完全性梗阻发生后排便排气即停止。

二、体征

（1）一般体征　单纯性肠梗阻早期全身情况无明显变化，晚期可出现脉搏细速、血压下降、面色苍白、眼球凹陷、皮肤弹性减退等；绞窄性肠梗阻可出现全身中毒症状及休克。

（2）视诊　机械性肠梗阻常见肠型和蠕动波；肠扭转时腹胀多不对称；麻痹性肠梗阻则腹胀均匀。

（3）触诊　可有腹部压痛，绞窄性肠梗阻可有腹膜刺激征。

（4）听诊　机械性肠梗阻肠鸣音亢进，有气过水声；麻痹性肠梗阻肠鸣音减弱或消失。

（5）叩诊　绞窄性肠梗阻，移动性浊音阳性。

三、诊断

（1）先根据临床表现确定是否为肠梗阻，然后确定梗阻的类型和性质，最后明确梗阻的部位和原因。

① 机械性肠梗阻：机械性肠梗阻是常见的肠梗阻类型，表现为阵发性绞痛、腹胀、呕吐、停止自肛门排气排便，常见肠型和蠕动波，肠鸣音亢进，早期腹胀可不显著。

② 动力性肠梗阻：由于神经反射或毒素刺激引起肠壁肌肉功能紊乱，可分为麻痹性肠梗阻和痉挛性肠梗阻。

a. 麻痹性肠梗阻可见于外科手术后，无阵发性绞痛，主要表现为腹部持续腹胀，肠鸣音微弱或消失。

b. 痉挛性肠梗阻比较少见，可见于急性肠炎或慢性铅中毒。

③ 高位性肠梗阻：高位肠梗阻呕吐出现早而频繁，呕吐物为胃及十二指肠内容物，腹胀不明显。

④ 低位性肠梗阻：低位肠梗阻呕吐出现晚且次数少，呕吐物为粪样肠内容物，腹胀明显，遍及全腹。

⑤ 绞窄性肠梗阻：绞窄性肠梗阻有血运障碍，早期可出现休克且治疗后改善不明显；有腹膜炎的表现，体温上升，脉率增快，白细胞计数增高。若绞窄性肠梗阻发病急骤且迅速加重，可出现持续性剧烈腹痛，移动性浊音阳性，腹部有局部隆起及压痛的肿块；呕吐物或粪便带血性，腹腔穿刺可以有血性液体。

⑥ 不完全性肠梗阻：不完全性肠梗阻的患者仍然可以排气排便，可能会出现轻微的腹痛，主要以腹胀为主。

⑦ 完全性肠梗阻：完全性肠梗阻无法排气排便，可出现较为剧烈的腹痛、腹胀、恶心、呕吐等症状，且临床易发生休克，以低血容量性休克和感染性休克为主，通常病程较长。

（2）实验室检查

① 腹部 X 线检查：立位 X 线片可见气胀肠袢和液平面。低位小肠梗阻示"阶梯状液平面"；结肠梗阻可见结肠袋。

② 钡剂灌肠：主要用于诊断肠套叠，乙状结肠扭转。

四、治疗

1. 非手术治疗

（1）胃肠减压　吸出胃肠道内的气体和液体，降低肠腔内压力，改善肠壁血液循环，减轻肠壁水肿，有利于改善局部病变和全身情况。

（2）纠正水、电解质紊乱和酸碱失衡　早期补液为主，后期尚需输血浆或全血、补钾及碱性溶液。

（3）防治感染　注射抗生素以防治腹腔感染，这对绞窄性肠梗阻尤为重要，可用头孢曲松、头孢西丁等抗生素。

（4）腹痛严重可使用山莨菪碱，麻痹性肠梗阻禁用抗胆碱药物。

（5）对症处理　给氧、镇静、解痉、营养支持等。

2. 手术治疗

手术治疗，适用于绞窄性肠梗阻、肿瘤、先天性肠道畸形引起的肠梗阻，以及非手术治疗无效者。原则是在最短时间内，以最简单的方法解除梗阻或恢复肠腔的通畅。方法包括粘连松解术、肠切除肠吻合术、肠扭转复位术、肠短路吻合术和肠造口或肠外置术等。

第五节　急性胃肠炎

急性胃肠炎（acute gastroenteritis）是胃肠黏膜的急性炎症，临床表现主要为恶心、呕吐、腹痛、腹泻、发热等。本病常见于夏秋季，其发生多由于饮食不当，暴饮暴食；或食入生冷腐馊、秽浊不洁的食物。

一、临床表现

胃肠炎的主要症状是腹泻伴呕吐，而单独出现一种或其他症状较为少见。患者也可出现腹部绞痛。症状通常在受到感染后12～72h开始。病毒的感染通常在1周内会自然痊愈。病毒感染可能会导致发热、头痛、倦怠和肌肉酸痛等症状。如果有带血水泻，则大多数是受到细菌感染，而且可能会引发剧烈腹痛，症状通常会持续数周。急性胃肠炎引起的轻型腹泻，一般状况良好，每日大便在10次以下，为黄色或黄绿色，少量黏液或白色皂块，粪质不多，有时大便呈"蛋花汤样"。急性胃肠炎也可以引起较重的腹泻，每日排便数次至数十次。大量水样便，少量黏液，恶心呕吐，食欲低下，有时呕吐出咖啡样物。如出现低血钾，可有腹胀，有全身中毒症状；如不规则低热或高热，烦躁不安进而精神不振，意识障碍甚至昏迷。辅助检查可做粪便常规检查及粪便培养；血白细胞计数可正常或异常。

二、诊断

急性胃肠类的诊断常根据病史、症状、体征、辅助检查综合分析。急性胃肠炎的诊断还需要与其他一些症状相似的疾病鉴别，如急性阑尾炎、急性胆囊炎、泌尿系结石、肠易激综合征、胃肠型感冒等，需综合分析。

三、治疗

1. 对症及支持治疗

（1）纠正水、电解质紊乱及酸碱平衡失调　有脱水征象应补液，轻症者口服补液为主，病情重者静脉补液。根据电解质结果补充平衡液或糖盐水、生理盐水、氯化钾等。

（2）营养支持　饮食以易消化吸收的流质或半流质为主，酌情补充维生素、氨基酸、脂肪乳等营养素。

（3）止泻药　止泻药的应用需谨慎，以免毒素吸收，在便血或伴有发热的腹泻情况下不建议使用。临床上常用蒙脱石、果胶铋。洛派丁胺是一种阿片类似物，常用于腹泻的对症治疗。但是洛派丁胺不适于用于儿童，因为此药物可能会穿越儿童尚未成熟的血脑屏障而引起中毒。

（4）微生态制剂　常用药物有双歧杆菌、地衣芽孢杆菌、嗜酸乳酸杆菌等。可调节肠道菌群，可用于急慢性腹泻。

（5）黏膜保护药　常用药物有硫糖铝、蒙脱石散等。

（6）解痉镇痛药　常用药物有阿托品、山莨菪碱（654-2）、盐酸屈他维林等，伴腹痛明显者，可以选用。青光眼、前列腺增生者应慎用。

2. 病因治疗

由于抗生素可能会引起腹泻或促进耐药菌生长，轻症的胃肠炎不建议常规使用抗生素。合并重症感染需使用抗生素治疗。对于病毒感染所致的胃肠炎，抗生素并无效果。如果要使用抗生素，则大环内酯类（如阿奇霉素）优于喹诺酮类药物，因为后者耐药性较高。假膜性肠炎通常由使用抗生素引起，治疗方法为中断病源及用甲硝唑或万古霉素治疗。在贾第鞭毛虫或痢疾阿米巴感染时，替硝唑是首选治疗药物。

第六节　急性梗阻性化脓性胆管炎

急性化脓性胆管炎是胆管的细菌性炎症，并合并有胆管梗阻的病理改变，是外科急腹症中死亡率较高的一种疾病。多数继发于胆管结石、胆管良性或恶性狭窄、胆管内放置支撑管、经导管胆管内造影和 ERCP 术后、胆道蛔虫病等。造成胆管长期梗阻或不完全性阻塞，使胆汁淤积，继发细菌感染，导致急性梗阻性化脓性胆管炎。致病菌几乎都来自肠道，经肝胰壶腹、经胆肠吻合的通道或经各类导管逆行进入胆道，亦可通过门静脉系统进入肝脏，然后进入胆道。致病菌主要为大肠埃希菌、克雷伯菌属、粪链球菌和某些厌氧菌。

一、临床表现

起病常急骤，突然发生剑突下或右上腹剧烈疼痛，一般呈持续性。继而发生寒战和弛张型高热，体温可超过 40℃，常伴恶心和呕吐。约 80% 的患者可出现显著黄疸，但黄疸的深浅与病情的严重性可不一致。当患者出现烦躁不安、意识障碍、昏睡乃至昏迷等中枢神经系统抑制表现，同时有血压下降现象时，往往提示患者已发生败血症和感染性休克，是病情危重的一种表现，已进入梗阻性化脓性胆管炎（AOSC）阶段，此时，体温升高，脉率增快可超过 120 次 / 分，脉搏微弱，剑突下和右上腹有明显压痛和肌紧张。如胆囊未切除者，常可扪及肿大和有触痛的胆囊并可触及肝脏，血白细胞计数明显升高和伴有核左移，可达（20～40）×10^9/L，并可出现毒性颗粒。血清胆红素和碱性磷酸酶值升高，并常有 ALT 和 γ-GT 值增高等肝功能损害表现。血培养常有细菌生长，血培养细菌种类常与手术时所获得胆汁标本的细菌相同。

二、诊断

根据临床表现中有典型的腹痛、寒战高热和黄疸的三联征，即沙尔科（Charcot）三联征即可诊断急性化脓性胆管炎，当病情发展中又出现中枢神经系统抑制和低血压等临床表现（即 Reynolds 五联征），急性梗阻性化脓性胆管炎的诊断便可成立。仅在少数患者，如肝内胆管结石并发的急性梗阻性化脓性胆管炎，可仅出现发热，而腹痛和黄疸可轻微或完全不出现，会延误诊断。化脓性胆管炎不能满足于该病的诊断，而是要确定该病所处的发展阶段、严重程度、病变范围和胆管梗阻的准确部位，以便确定治疗方案。在诊断急性梗阻性化脓性胆管炎同时，可通过某些特殊检查方法，如 B 超、CT、MRCP 等非损伤性检查，来明确引起该病的胆道潜在性疾病。在急性梗阻性化脓性胆管炎得到控制后胆道造影是不可缺少的检查，可行 PTC、ERCP 或内镜超声等检查，常可显示肝内或肝外胆管扩张情况、狭窄或梗阻的部位和性质，从而推断胆管内梗阻的原因。

三、治疗

治疗的主要目的是去除病因、治疗感染、解除梗阻。因此主要的治疗措施是：充分的抗感染治疗、胆道解压和引流、静脉补液。

1. 抗感染治疗

经验性用药，应用广谱强效抗生素。选择抗生素的原则是：针对最常见的细菌；抗生素在胆汁内浓度高。美洛西林和哌拉西林对革兰氏阴性菌作用效果好，在胆汁内浓度高。加入 β- 内酰胺酶抑制剂可以增加美洛西林和哌拉西林的抗菌谱，减少耐药。头孢菌素类抗生素在胆汁内含量高，可以口服，针对革兰氏阴性菌和铜绿假单胞菌有效，但耐药率有所增加。新一代喹诺酮类抗生素莫西沙星对革兰氏阴性菌和厌氧菌均有效，胆汁内浓度高。亚胺培南和美罗培南是非常强效的抗生素，对引起胆管炎的所有细菌包括革兰氏阴性菌和厌氧菌在内均有效，但是一般患者不需要应用，仅用于危重症患者。抗生素疗程一般为 1 周，尤其是存在胆结石时。当胆汁引流通畅时，只需要短暂应用抗生素，疗程一般为 3 天。

2. 胆道减压

本病大多数是由胆总管结石引起，需要立即进行胆道减压处理。临床上出现以下任一情况时往往提示需要立即采取干预措施：① 心率＞100 次 / 分；② 血清白蛋白＜30g/L；③ 血清胆红素＞50μmol/L；④ PT＞14s。ERCP 是治疗的最佳手段，可以在乳头肌切开后取石，在胆管狭窄处置入支架，或者行鼻胆管引流，如果患者有严重的凝血功能障碍，且结石非常小时，可用球囊扩张乳头肌代替乳头肌切开术。妊娠、高龄患者同样适合行 ERCP。出现以下情况时，如 Billroth Ⅱ氏和其他胃肠道手术术后，不适合行ERCP，可考虑行经皮经肝胆道引流。手术治疗死亡率高，不作为首选。胆道减压治疗后，毒血症可迅速减轻，否则应检查引流管道是否通畅以及是否合并其他感染灶，如肝脓肿、脓胸等。

第七节　胆石症

胆石症（cholelithiasis）包括发生在胆管和胆囊的结石，是常见病和多发病。胆石可发生在胆管系统的任何部位，胆囊内的结石为胆囊结石，左、右肝管汇合部以下的肝总管和胆总管内为肝外胆管结石，汇合部以上的为肝内胆管结石。

红外光谱分析发现，胆石中包含的化学成分是有差异的，据此将其分为三类：① 胆固醇类结石：X 线检查多不显影。② 胆色素类结石。③ 其他结石：碳酸钙、磷酸钙或棕榈酸钙为主要成分的少见结石，如果结石钙盐含量较多，X 线检查常可显影。

一、胆囊结石

胆囊结石（cholecystolithiasis）主要为胆固醇结石或以胆固醇为主的混合性结石和黑色素结石。主要见于成年人，发病率在 40 岁后随年龄增长而增加，女性多于男性。

（一）临床表现

大多数病人无症状，称为无症状胆囊结石。胆囊结石的典型症状为胆绞痛，只有少数病人出现，其他常表现为急性或慢性胆囊炎。主要临床表现如下。

（1）胆绞痛　典型的发作是在饱餐、进食油腻食物后或睡眠中体位改变时，由于胆囊收缩或胆石移位加上迷走神经兴奋，结石嵌顿在胆囊壶腹部或颈部，胆囊排空受阻，胆囊内压力升高，胆囊强力收缩而发生绞痛。疼痛位于右上腹或上腹部，呈阵发性，或持续疼痛阵发性加剧，可向右肩胛部和背部放射，部分病人因剧痛而不能准确说出疼痛部位，可伴有恶心、呕吐。首次胆绞痛出现后，约 70% 的病人 1 年内会再发作，随后发作频率会增加。

（2）上腹隐痛 多数病人仅在进食过多、吃肥腻食物、工作紧张或休息不好时感到上腹部或右上腹隐痛，或者有饱胀不适、嗳气、呃逆等，常被误诊为"胃病"。

（3）胆囊积液 胆囊结石长期嵌顿或阻塞胆囊管但未合并感染时，胆囊黏膜吸收胆汁中的胆色素，并分泌黏液性物质，导致胆囊积液。积液呈透明无色，称为白胆汁。

（4）其他 ① 极少引起黄疸，即使黄疸也较轻；② 小结石可通过胆囊管进入并停留于胆总管内成为胆总管结石；③ 进入胆总管的结石通过 Oddi 括约肌可引起损伤或嵌顿于壶腹部导致胰腺炎，称为胆源性胰腺炎；④ 因结石压迫引起胆囊炎症慢性穿孔，可造成胆囊十二指肠瘘或胆囊结肠瘘，大的结石通过瘘管进入肠道偶尔可引起肠梗阻称为胆石性肠梗阻；⑤ 结石及炎症的长期刺激可诱发胆囊癌。

（5）Mirizzi 综合征 是特殊类型的胆囊结石，形成的解剖因素是胆囊管与肝总管伴行过长或者胆囊管与肝总管汇合位置过低，持续嵌顿于胆囊颈部的和较大的胆囊管结石压迫肝总管，引起肝总管狭窄；反复的炎症发作导致胆囊肝总管瘘，胆囊管消失，结石部分或全部堵塞肝总管。临床特点是胆囊炎及胆管炎反复发作及黄疸。胆道影像检查可见胆囊增大、肝总管扩张、胆总管正常。

（二）诊断

临床典型的绞痛病史是诊断的重要依据，影像学检查可帮助确诊。首选超声检查，其诊断准确率接近 100%。超声显示胆囊内强回声团、随体位改变而移动、其后有声影即可确诊为胆囊结石。有 10%～15% 的病人结石含钙超过 10%，这时腹部 X 线也可看到，但要注意与右肾结石区别。CT、MRI 也可显示胆囊结石，不作为常规检查。

（三）治疗

对于有症状和（或）并发症的胆囊结石，首选胆囊切除术治疗。腹腔镜胆囊切除（laparo-scopic cholecystectomy）已是常规手术，具有损伤小、恢复快、疼痛轻、瘢痕不易发现等优点。对于病情复杂或没有腹腔镜设备的医院，也可作开腹胆囊切除。要强调的是，儿童胆囊结石以及无症状的成人胆囊结石一般不做预防性胆囊切除术，可观察和随诊。长期观察发现，约30%的病人会出现症状及并发症而需要手术。故下列情况应考虑手术治疗：① 结石数量多及结石直径≥2～3cm；② 胆囊壁钙化或瓷性胆囊（porcelain gallbladder）；③ 伴有胆囊息肉≥1cm；④ 胆囊壁增厚（>3mm）即伴有慢性胆囊炎行胆囊切除时。

二、肝外胆管结石

肝外胆管结石分为原发性结石和继发性结石。原发性结石多为棕色胆色素类结石。其形成诱因有：胆道感染、胆道梗阻、胆管节段性扩张、胆道异物如蛔虫残体、虫卵、华支睾吸虫、缝线线结等。继发性结石主要是胆囊结石排进胆管并停留在胆管内，故多为胆固醇类结石或黑色素结石。少数可能来源于肝内胆管结石。结石停留于胆管内主要导致：① 急性和慢性胆管炎；② 全身感染；③ 肝损害；④ 胆源性胰腺炎。

（一）诊断要点

1. 症状

一般无症状或仅有上腹部不适，当结石造成胆管梗阻时可出现反复腹痛或黄疸；如继发胆管炎，可出现典型的沙尔科三联征即腹痛、寒战高热和黄疸（详见急性梗阻性化脓性胆管炎）。

2. 体格检查

平日无发作时无阳性体征，或仅有剑突下和右上腹深压痛。

如合并胆管炎时，可有不同程度的腹膜炎征象，主要在右上腹。如有广泛渗出或穿孔，也可出现弥漫性腹膜炎体征。胆囊或可触及，有触痛。

3. 辅助检查

（1）血液学检查 血清总胆红素及结合胆红素升高，血清转氨酶和碱性磷酸酶升高，尿中胆红素升高，尿胆原降低或消失，粪中尿胆原减少。当合并胆管炎时，外周血白细胞及中性粒细胞升高。

（2）影像学检查 除含钙的结石外，X线平片难以观察到结石。超声可作为首选的检查方法，能发现结石并明确大小和部位，如合并梗阻可见肝内、外胆管扩张，但胆总管远端结石可因肥胖或肠气干扰而观察不清。内镜超声（EUS）检查可不受影响，对胆总管远端结石的诊断有重要价值。PTC及ERCP为有创性检查，能清楚地显示结石及部位，但可诱发胆管炎及急性胰腺炎和导致出血、胆漏等并发症。ERCP有时需做Oddi括约肌切开，会损伤括约肌功能。CT扫描能发现胆管扩张和结石的部位，但由于CT图像中胆道为负影，影响不含钙结石的观察。MRCP是无损伤的检查方法，尽管观察结石不一定满意，但可以发现胆管梗阻的部位，有助于诊断。

（二）治疗

肝外胆管结石仍以手术治疗为主。术中应尽量取尽结石，解除胆道梗阻，术后保持胆汁引流通畅。近年对单发或少发（2～3枚）且直径小于15mm的肝外胆管结石可采用经十二指肠内镜取石，获得良好的治疗效果，但需要严格掌握治疗的适应证，对取石过程中行Oddi括约肌切开（EST）的利弊仍有争议。

1. 非手术治疗

也可作为术前准备。治疗措施包括：① 应用抗生素应根据敏感细菌选择用药，经验治疗可选用在胆汁中浓度较高的，主要针对革兰氏阴性细菌的抗生素；② 解痉；③ 利胆，包括一些中药或中成药；④ 纠正水、电解质及酸碱平衡紊乱；⑤ 加强营养支持和补充维生素，禁食病人应使用肠外营养；⑥ 护肝及纠正凝血功能异常。争取在胆道感染控制后才行择期手术治疗。

2. 手术治疗

（1）胆总管切开取石、T 管引流术　可采用腹腔镜或开腹手术。适用于单纯胆总管结石，胆管上下端通畅，无狭窄或其他病变者。若伴有胆囊结石和胆囊炎，应同时行胆囊切除术。为防止和减少结石遗留，术中应做胆道镜、胆道造影或超声检查。术中应尽量取尽结石，如条件不允许，也可在胆管内留置橡胶 T 管（不提倡应用硅胶管），术后行造影或胆道镜检查、取石。术中应细致缝合胆总管壁和妥善固定 T 管，防止 T 管扭曲、松脱、受压。放置 T 管后应注意：① 观察胆汁引流的量和性状，术后 T 管引流胆汁 200～300mL/d，较澄清，如 T 管无胆汁引出，应检查 T 管有无脱出或扭曲；如胆汁过多，应检查 T 管下端有无梗阻；如胆汁混浊，应注意有无结石遗留或胆管炎症未控制。② 术后 10～14天可行 T 管造影，造影后应继续引流 24h 以上，再试行闭管。如病人无明显不适，即可关闭 T 管。③ 如胆道通畅无结石和其他病变，开腹手术可予手术后 4 周左右拔管，腹腔镜手术可适当延长拔管时间。推荐在拔管前行胆道镜检查，确认无结石残留。④ 如造影发现有结石遗留，应在手术 4～8 周后待纤维窦道形成再施行胆道镜检查和取石。

（2）胆肠吻合术　亦称胆汁内引流术。适应证为：① 胆总管远端炎症狭窄造成的梗阻无法解除，胆总管扩张；② 胆胰管汇合部异常，胰液直接流入胆管；③ 胆管因病变而部分切除无法再吻合。常用的吻合方式为胆管空肠 Roux-en-Y 吻合，为防止胆道逆行感染，Y 形吻合的引流襻应超过 40cm。胆管十二指肠吻合虽手术较简单,但食物容易进入胆管,吻合口远端胆道可形成"盲袋综合征",现已废用。胆肠吻合术后,① 胆囊已不能发挥其功能,故应同时将其切除;② 吻合口无类似 Oddi 括约肌的功能,因此应严格把握手术适应证。嵌顿在胆总管开口的结石不能取出时,可通过内镜或手术行 Oddi 括约肌切开取石。

三、肝内胆管结石

肝内胆管结石又称肝胆管结石(hepatolithiasis),是我国常见而难治的胆道疾病。其病因复杂,主要与胆道感染、胆道寄生虫(蛔虫、华支睾吸虫)、胆汁淤滞、胆管解剖变异、营养不良等有关。结石绝大多数为含有细菌的棕色胆色素结石,常呈肝段、肝叶分布,多见于肝左外叶及右后叶,与此两肝叶的肝管与肝总管汇合的解剖关系致胆汁引流不畅有关。肝内胆管结石易进入胆总管,成为继发的肝外胆管结石。其病理改变有:① 肝胆管梗阻;② 肝内胆管炎;③ 肝内胆管癌。

(一)临床表现

可多年无症状或仅有上腹和胸背部胀痛不适。多数病人因体检或其他疾病做超声等影像检查而偶然发现。此病常见的临床表现是急性胆管炎引起的寒战、高热和腹痛,除合并肝外胆管结石或双侧肝胆管结石外,局限于某肝段、肝叶者可无黄疸。严重者出现急性梗阻性化脓性胆管炎、全身脓毒血症或感染性休克。反复胆管炎可导致多发的肝脓肿,如形成较大的脓肿可穿破膈肌和肺形成胆管支气管瘘,咳出胆砂或胆汁样痰;长期梗阻甚至导致肝硬化,表现为黄疸、腹水、门静脉高压和上消化道出血、肝衰竭。如果出现持续性腹痛,进行性消瘦,难以控制的感染,腹部出现肿物或腹壁瘘管流出黏液样液,应考虑肝胆管癌的可能。体格检查肝区有压痛和叩击痛，少数病例可触及肿大或不对称的肝。如有其他并发症，则出现相应的体征。

急性胆管炎时白细胞升高、分类中性粒细胞增高并左移，肝功能酶学检查异常。糖链抗原（CA19-9）或 CEA 明显升高应高度怀疑恶变。

（二）诊断

对反复腹痛、寒战高热者应进行影像学检查。超声检查可显示肝内胆管结石及部位，根据肝胆管扩张范围可判断狭窄的部位，但需与肝内钙化灶鉴别，后者常无相应的胆管扩张。PTC、ERCP、MRCP 均能直接观察胆管树，可观察到胆管内结石负影、胆管狭窄及近端胆管扩张，或胆管树显示不全、某部分胆管不显影、左右胆管影呈不对称等。CT 或 MRI 对肝硬化或癌变者有重要诊断价值。

（三）治疗

无症状的胆管结石可不治疗，仅定期观察、随访即可。临床症状反复出现者应手术治疗，原则为尽可能取净结石、解除胆道狭窄及梗阻、去除结石部位和感染病灶、恢复和建立通畅的胆汁引流、防止结石的复发。手术方法包括以下几种。

（1）胆管切开取石　是最基本的方法，应争取切开狭窄的部位，沿胆总管向上切开甚至可达 2 级胆管，直视下或通过术中胆道镜取出结石，直至取净。

（2）胆肠吻合术　不能作为替代对胆管狭窄、结石病灶的处理方法。当 Oddi 括约肌仍有功能时，应尽量避免行胆肠吻合手术。手术多采用肝管空肠 Roux-en-Y 吻合。适应证为：① 胆管狭窄充分切开后整形、肝内胆管扩张并肝内胆管结石不能取净者；② Oddi 括约肌功能丧失，肝内胆管结石伴扩张、无狭窄者；

③ 为建立皮下空肠盲襻，术后再反复治疗胆管结石及其他胆道病变者；对胆肠吻合后可能出现吻合口狭窄者，应在吻合口置放支架管支撑引流，支架管可采用经肠腔或肝面引出；或采用 U 管，其两端分别经肠腔和肝面引出，为防止拔管后再狭窄，支撑时间应维持 1 年。

（3）肝切除术　肝内胆管结石反复并发感染，可引起局部肝的萎缩、纤维化和功能丧失。切除病变部分的肝，包括结石和感染的病灶、不能切开的狭窄胆管，去除了结石的再发源地，并可防止病变肝段、肝叶的癌变，是治疗肝内胆管结石的积极的方法。适应证：① 肝区域性的结石合并纤维化、萎缩、脓肿、胆瘘；② 难以取净的肝段、肝叶结石并胆管扩张；③ 不易手术的高位胆管狭窄伴有近端胆管结石；④ 局限性的结石合并胆管出血；⑤ 结石合并胆管癌变。

（4）术中的辅助措施　术中胆道造影、超声等检查可帮助确定结石的数量和部位。胆道镜可用于术中诊断、碎石和取石。

（5）残留结石的处理　肝胆管结石手术后结石残留较常见，发生率 20%～40%。因此，后续治疗对结石残留有重要的作用。治疗措施包括术后经引流管窦道胆道镜取石、激光、超声、等离子碎石等。

第八节　急性胆囊炎

急性胆囊炎（acute cholecystitis）是由于胆囊管梗阻、胆汁淤滞和细菌感染等因素引起的胆囊急性炎症性病变，约 95% 以上的患者有胆囊结石，称急性结石性胆囊炎（acute calculous cholecystitis）；5% 的患者无胆囊结石，称急性非结石性胆囊炎（acute acalculous cholecystitis）。急性结石性胆囊炎是仅次于急性阑尾炎的常见急腹症，多见于女性，50 岁前为男性的 3 倍，50 岁后为 1.5 倍；急性非结石性胆囊炎多见于男性、老年病人。

（一）诊断要点

1. 症状

（1）腹痛　急性发作主要是上腹部疼痛，开始时仅有上腹胀痛不适，逐渐发展至呈阵发性绞痛，常见夜间发作，饱餐、进食肥腻食物常诱发发作，疼痛放射到右肩、肩胛和背部。如病情发展，疼痛可为持续性、阵发性加剧。

（2）恶心、呕吐　60%～70% 的患者可有反射性恶心、呕吐，呕吐物量不多，可含胆汁，呕吐后疼痛无明显减轻。胆囊管或胆总管因结石或蛔虫梗阻者呕吐更频繁。

（3）发热　病人常有轻至中度发热，通常无寒战，可有畏寒。如出现寒战高热，表明病情严重，如胆囊坏疽、穿孔、积脓，或合并急性胆管炎。

（4）黄疸　10%～20% 的病人可出现轻度黄疸，可能是胆色素通过受损的胆囊黏膜进入血液循环，或邻近炎症引起 Oddi 括约肌痉挛所致。10%～15% 的病人因合并胆总管结石导致黄疸。急性非结石性胆囊炎通常在严重创伤、烧伤、腹部非胆道手术后如腹主动脉瘤手术、脓毒血症等危重病人中发生，约 70% 的病人伴有动脉粥样硬化；也有学者认为是长期肠外营养、艾滋病的并发症。腹痛症状常因病人伴有其他严重疾病而被掩盖，易误诊和延误治疗。

2. 体格检查

右上腹胆囊区域可有压痛，程度个体间有差异，炎症波及浆膜时可有腹肌紧张及反跳痛，墨菲征阳性。有些病人可触及肿大胆囊并有触痛。如胆囊被大网膜包裹，则形成边界不清、固定压痛的肿块；如发生坏疽、穿孔则出现弥漫性腹膜炎表现。

3. 辅助检查

（1）血液学检查　病人可出现白细胞升高，老年人可不升高，血清丙氨酸转氨酶、碱性磷酸酶常升高，约 1/2 的病人血清胆红素升高，1/3 的病人血清淀粉酶升高。

（2）超声检查　可见胆囊增大、胆囊壁增厚（＞4mm），明显水肿时见"双边征"，胆囊结石显示强回声，其后有声影。超声检查对急性胆囊炎的诊断准确率为 85%～95%。

（3）CT 和 MRI 检查　对诊断胆囊肿大、囊壁增厚、胆管梗阻、周围淋巴结肿大和胆囊周围积液等征象有一定帮助，尤其对并发穿孔和囊壁内脓肿形成的诊断价值最大。

（二）治疗

急性结石性胆囊炎最终需手术治疗，原则上应争取择期手术。急性非结石性胆囊炎易坏疽、穿孔，一经诊断，应及早手术治疗。

1. 非手术治疗

也可作为术前的准备。

（1）一般处理　卧床休息，轻者可给予清淡流质饮食，严重病例应禁食并行下胃管持续胃肠减压。静脉输液、营养支持、补充维生素、纠正水电解质及酸碱代谢失衡。

（2）解痉止痛　① 药物：可选用阿托品 0.5mg 或山莨菪碱 10mg 肌内注射；疼痛剧烈者可加用盐酸哌替啶 50～100mg 肌内注射。② 针灸：针刺足三里、阳陵泉、胆囊穴、合谷、曲池等穴位，采用泻法，留针 20～30min。

（3）利胆药物　口服 50% 硫酸镁 5～10mL，3 次 / 天；去氢胆酸片 0.25g 或胆酸片 0.2g，3 次 / 天；消炎利胆片或利胆片亦可服用。

（4）抗生素　应选用对革兰氏阴性细菌及厌氧菌有效的抗生素。

治疗期间应密切注意病情变化，随时调整治疗方案，如病情加重，应及时决定手术治疗。大多数病人经非手术治疗能够控制病情发展，待日后行择期手术。

2. 手术治疗

急性期手术力求安全、简单、有效，对年老体弱、合并多个重要脏器疾病者，选择手术方法应慎重。

（1）急诊手术的适应证　① 发病在 48~72h 内者；② 经非手术治疗无效或病情恶化者；③ 有胆囊穿孔、弥漫性腹膜炎、并发急性化脓性胆管炎、急性坏死性胰腺炎等并发症者。

（2）手术方法　① 胆囊切除术：首选腹腔镜胆囊切除，也可应用传统的或小切口的胆囊切除。② 部分胆囊切除术：如估计分离胆囊床困难或可能出血者，可保留胆囊床部分胆囊壁，用物理或化学方法破坏该处的黏膜，胆囊其余部分切除。③ 胆囊造口术：对高危病人或局部粘连解剖不清者，可先行造口术减压引流，3个月后再行胆囊切除术。④ 超声引导下经皮经肝胆囊穿刺引流术（percutaneous transhepatie gallbladder drainage，PTGD）：可减低胆囊内压，急性期过后再择期手术。适用于病情危重又不宜手术的化脓性胆囊炎病人。

第九节　急性阑尾炎

急性阑尾炎是指阑尾的急性炎症性病变，属于外科常见病，是最多见的急腹症。急性阑尾炎发病的主要原因是阑尾腔梗阻和细菌侵入阑尾壁。

（一）临床表现

（1）转移性右下腹痛　腹痛典型的急性阑尾炎患者，腹痛开始的部位多在上腹痛、剑突下或脐周围，经 6~8h，后转移并固定于右下腹，70%～80%的急性阑尾炎病人具有此典型症状；少部分病例病初即表现为右下腹痛。

（2）胃肠道的反应 恶心、呕吐最为常见，部分病人还可以发生腹泻或便秘。早期的呕吐多为反射性，晚期的呕吐则与腹膜炎有关。

（3）全身反应 部分患者自觉全身疲乏，四肢无力，低热或头痛、头晕。病程中发热，体温多在37.5～38℃，化脓性和穿孔性阑尾炎时体温较高，可达39℃左右，极少数患者出现寒战、高热，体温可升到40℃以上。炎症加重可出现全身中毒症状，如寒战、高热、脉速、烦躁不安或反应迟钝等。阑尾穿孔引起腹膜炎时，可有心、肺、肾等器官功能不全的表现，若发生化脓性门静脉炎还可引起轻度黄疸。

（4）腹膜刺激征

① 右下腹压痛：麦氏点压痛是最常见的、最重要的体征。肌紧张和反跳痛，肠鸣音减弱或消失。

② 腹部包块：化脓性阑尾炎合并阑尾周围组织及肠管的炎症时，大网膜、小肠及其系膜与阑尾炎可相互粘连形成团块；阑尾穿孔所形成的局限性脓肿，均可在右下腹触到包块。

（5）间接体征 ① 罗氏征（Rovsing征又称间接压痛）；② 腰大肌征；③ 闭孔肌征。

（6）血常规检查 白细胞总数和中性粒细胞有不同程度的升高，白细胞总数大多在（10～20）×10^9/L，中性粒细胞占比为80%～85%。

（7）尿常规化验 多数患者正常，但当发炎的阑尾直接刺激到输尿管和膀胱时，尿中可出现少量红细胞和白细胞。

（8）X线检查 合并弥漫性腹膜炎时，为除外溃疡穿孔、急性绞窄性肠梗阻，立位腹部X线平片是必要的。

（9）腹部B超检查 病程较长者应行右下腹B超检查，了解是否有炎性包块及脓肿存在。

（二）诊断

（1）症状　转移性右下腹痛是急性阑尾炎的典型临床表现，因内脏转位盲肠和阑尾位于左下腹时，出现转移性左下腹痛，也应考虑到阑尾炎的可能。关于初发疼痛的部位和转移过程所需时间，则因人而异。但要注意约 1/3 的病人开始就是右下腹痛，特别是慢性阑尾炎急性发作时，因此无转移性右下腹痛，不能完全除外急性阑尾炎的存在，必须结合其他症状和体征综合判断。其他可有恶心、呕吐等胃肠道症状。早期可无发热，当阑尾化脓、坏死或穿孔后即有明显的发热和其他全身中毒症状。

（2）体格检查　右下腹固定压痛和不同程度的腹膜刺激征为其主要体征，特别是急性阑尾炎早期自觉腹痛尚未固定时，右下腹就有压痛存在。而阑尾穿孔合并弥漫性腹膜炎时，尽管腹部压痛范围广泛，但仍以右下腹最为明显。有时为了掌握压痛的确实部位，应该仔细地多次和有对比地对全腹部进行检查。急性阑尾炎的压痛始终在右下腹部，并可伴有不同程度的腹肌紧张和反跳痛。

（3）辅助检查　血液白细胞总数和中性粒细胞数可轻度或中度增加，粪常规和尿常规可基本正常。胸部透视可排除右侧胸腔疾病，减少对阑尾炎的误诊。立位腹部 X 线平片观察膈下有无游离气体可排除其他外科急腹症的存在。右下腹 B 超检查了解有无炎性包块，对判断病程和决定手术有一定帮助。

（4）青年女性和有停经史的已婚妇女，对急性阑尾炎诊断有怀疑时，应请妇科会诊以排除宫外孕和卵巢滤泡破裂等疾病。

（三）治疗

1. 治疗原则

（1）急性单纯性阑尾炎　条件允许时可先行中西医结合的非

手术治疗，但必须仔细观察，如病情有发展应及时中转手术。经保守治疗后，可能遗留有阑尾腔的狭窄，且再次急性发作的机会很大。

（2）化脓性、穿孔性阑尾炎　原则上应立即实施急诊手术，切除病理性阑尾，术后应积极抗感染，预防并发症。

（3）发病已数日且合并炎性包块的阑尾炎暂行保守治疗，促进炎症的尽快恢复，待 3～6 个月后如仍有症状者，再考虑切除阑尾。保守期间如脓肿有扩大并可能破溃时，应急诊引流。

（4）高龄患者、小儿及妊娠期急性阑尾炎，原则上应急诊手术。

2. 非手术治疗

主要适用于急性单纯性阑尾炎，阑尾脓肿，妊娠早期和后期急性阑尾炎，高龄合并有主要脏器病变的阑尾炎。

（1）基础治疗　包括卧床休息，短时禁食，补液、维持水电解质平衡；中药外敷。

（2）抗菌治疗　选用广谱抗生素和抗厌氧菌的药物。

（3）使用解痉镇痛药　如双氯芬酸钠、山莨菪碱。

（4）对症处理　如镇静、止吐，必要时放置胃减压管等。

3. 手术治疗

主要适用于各类急性阑尾炎，反复发作的慢性阑尾炎，阑尾脓肿保守 3～6 个月后仍有症状者及非手术治疗无效者。原则上急性阑尾炎除黏膜水肿型可以保守治疗后痊愈外，都应采用阑尾切除手术治疗。

第七章
泌尿系统疾病

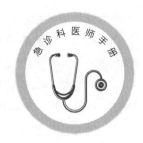

第一节 输尿管结石

当患者身体发生代谢异常，尿路梗阻，或由于药物作用，尿中某些成分沉积，就可能在肾脏形成结石，称为肾结石。结石进入输尿管内称为输尿管结石。约90%的输尿管结石源于肾结石，10%的是由于输尿管狭窄、畸形等原因导致尿中某些成分沉积形成结石。

一、病因

结石形成的因素有很多，机体代谢异常、药物使用和尿路梗阻、感染、异物等都是尿路结石形成的常见原因。重视这些因素，能够减少结石的形成和复发。

二、临床表现

结最容易停留或嵌顿在输尿管三个生理狭窄部，即肾盂输尿管连接处、输尿管跨过髂血管处及输尿管膀胱壁段。如出现结石嵌顿，患者可有以下临床表现。

（1）肾绞痛 是输尿管结石的典型症状，通常是突然发生一侧腰背部剧烈疼痛、胀痛。

（2）血尿 通常为镜下血尿，少数病人可见肉眼血尿。血尿的多少与结石对尿路黏膜的损伤程度有关。

（3）输尿管结石合并尿路感染，引起尿频、尿急、尿痛等症状。

三、辅助检查

（1）实验室检查 泌尿系结石患者的实验室检查包括血液分析、尿液分析两个主要部分。血液分析包括血常规、肾功能检查，了解有无贫血、肾功能损害等情况。尿液分析可提示有无感染及出血。

（2）泌尿系超声 是输尿管结石的首选检查，超声可清楚显示输尿管内结石位置、大小，可了解输尿管结石梗阻所致肾积水程度、肾实质情况，可发现与输尿管结石并存的其他泌尿系统疾病等，能显示输尿管内透 X 线阴性结石，弥补 X 线不足。

（3）CT 及 X 线检查 当患者有肥胖、胃肠胀气或膀胱充盈不佳等情况时，可选 X 线及 CT 等其他辅助检查。

（4）尿路造影 能显示输尿管结石的部位、大小及梗阻程度。

四、诊断

根据患者典型的肾绞痛临床表现，结合影像学检查及尿液检查、血液检查可以明确诊断。

五、治疗

（一）肾绞痛的治疗

（1）非甾体抗炎药物 常用药物有双氯芬酸钠和吲哚美辛等。双氯芬酸钠会增加心血管疾病风险，具有心血管疾病危险因素者应慎用或短期内仅给予最低有效剂量。

（2）阿片类镇痛药　常用药物有二氢吗啡酮、喷他佐辛和曲马多等。哌替啶可引起较高的胃肠道不良反应发生率，目前已不再推荐使用哌替啶。

（3）解痉排石药

① M 胆碱受体阻滞药，如硫酸阿托品和山莨菪碱。

消旋山莨菪碱用法如下。

口服剂：成人每次 5～10mg，每日 3 次；小儿每次 0.1～0.2mg/kg，每日 3 次。

注射剂：成人每次肌注 5～10mg，小儿每次 0.1～0.2mg/kg，每日 1～2 次。

② 黄体酮。

③ 钙通道阻滞药，如硝苯地平。

④ α 受体阻滞药，如坦索罗辛，用法：坦索罗辛 0.4mg，每天一次，治疗 4 周。

⑤ 中成药，如尿石通丸、排石颗粒，可以起到尿液生成增多、减小结石体积、减轻结石棱角、推动结石向下排出等复合作用，促进结石排出。

急性肾绞痛的治疗建议首先从非甾体抗炎药开始，如持续疼痛，可换用其他药物；镇痛药应与阿托品等解痉药联合使用。小剂量氯胺酮也可用于治疗肾绞痛，但要注意可能会出现眩晕、烦躁及高血压等症状。此外，针灸治疗也有解痉止痛的效果。

（二）排石治疗

直径＜5mm 的输尿管结石可选择排石治疗，通过体位排石、药物排石等方法自行将结石排出。

（1）体外冲击波碎石治疗（SWL）　对＞5mm 且＜10mm 的结石可考虑选择体外冲击波碎石治疗辅助体位震动排石治疗，可以较好地将结石早期排出。输尿管上段结石患者最初应接受低能量冲击，逐渐将电压升至最大能量。如果不成功，可以考虑重复SWL，但对同一输尿管结石进行两次以上治疗几乎没有增加的益处，应考虑输尿管镜检查（URS）。

（2）手术治疗　对较大的输尿管结石、梗阻严重的输尿管结石、合并感染的输尿管结石、可选择微创手术治疗。

（3）合并症的治疗　结石梗阻伴感染甚至发生梗阻性无尿是泌尿外科常见的急症之一，感染严重者甚至会发生脓毒血症而危及生命，梗阻性无尿严重时会导致肾衰竭和电解质紊乱，应立即解除梗阻、控制感染，最大限度地避免肾功能进一步损害。目前最常用的解除梗阻的方法是输尿管内放置支架和经皮肾穿刺造瘘，同时应行血和尿的细菌培养及药敏试验，并立即行抗感染治疗，密切观察梗阻解除后尿量和电解质的变化。后期根据药敏试验结果选择敏感抗生素，待脓毒血症控制后再择期处理结石。

六、预防

输尿管结石重在预防。坚持良好的饮水习惯，增加日常饮水量，多饮水可增加尿量，稀释尿中的结晶，促使细小结石排出，减少富含嘌呤、草酸、钙食物的摄入。多运动，增加蔬菜、水果及富含纤维素食物的摄入。

第二节　泌尿系统感染

泌尿系统感染又称尿路感染（urinary tractinfection，UTI），是肾脏、输尿管、膀胱和尿道等泌尿系统各个部位感染的总称。

一、尿路感染的基本定义

（1）尿路感染　尿路上皮对细菌等病原体侵入的炎症反应。

通常伴随有尿液病原体检测阳性（细菌尿）和脓尿。

（2）细菌尿　尿液检测有细菌出现即称为细菌尿。

（3）脓尿　尿中存在白细胞，通常表示感染和尿路上皮对细菌入侵的炎症应答。脓尿可以发生于尿路感染，也可以发生于尿路非感染性疾病（尿路结石、留置导尿管等）引发的尿路炎症反应。

（4）细菌尿和脓尿的关系　可同时出现，也可单独出现。细菌尿不伴脓尿意味着细菌定植；脓尿不伴细菌尿可能为尿路结石、肿瘤、尿路导管刺激；两者同时存在还要考虑患者的症状和临床实际以决定是否给予药物治疗。

二、临床分类

依据感染发生时不同的尿路状态分为非复杂性尿路感染和复杂性尿路感染。

按照感染的部位可分为上尿路感染（输尿管开口以上尿路部分的感染）和下尿路感染（输尿管开口以下尿路部分的感染）。

按解剖部位可分为膀胱炎、肾盂肾炎、男性生殖系统感染和泌尿系统感染引发的血流感染。

依据两次感染的关系可分为孤立的或散发的感染与反复发作性感染。

依据病原微生物不同的病原类型可分为非特异性感染和特异性感染。

三、临床表现

下尿路感染相关的症状包括尿频、尿急、尿痛、耻骨上区不适和腰骶部疼痛、肉眼血尿。

上尿路感染患者除了排尿症状外，多为全身症状如寒战、发热、腰胀、腰痛、恶心、呕吐等，部分病人可以没有典型的下尿路感染症状。

四、体格检查

除一般查体外，应进行全面的泌尿系统体检，男性患者行外生殖器和直肠指诊检查。女性复发性、难治性尿路感染必须行盆腔检查。

急性膀胱炎患者可出现耻骨上区压痛，肾区叩击痛对肾盂肾炎的诊断特异性高。当患者存在不明原因发热、低血压、感染性休克时，要考虑肾盂肾炎的可能。

五、辅助检查

尿常规检查包括了尿液理学检查、尿液生化检查和尿沉渣检查。当存在细菌尿时尿液外观混浊。

1. 尿液生化检查

尿路感染相关的几个指标如下。

（1）亚硝酸盐　正常为阴性。阳性见于大肠埃希菌等革兰氏阴性杆菌引起的尿路感染，尿液中细菌数大于 10 个 /mL 时多数呈阳性反应，阳性反应程度与尿液中细菌数成正比。

（2）白细胞酯酶　尿路感染时为阳性，应注意尿中有大量淋巴细胞时该结果为阴性。

（3）尿蛋白　尿路感染可出现蛋白尿，通常<2g/24h。

2. 尿沉渣显微镜检

离心尿尿沉渣中白细胞数 1～2 个 /HP 表示非离心尿中白细胞数为 10 个 /mm³，配合革兰氏染色可以作为感染的确定性诊断。应注意，尿检没有白细胞不能排除上尿路感染，同时，尿白细胞也可见于非感染性肾疾病。

3. 尿培养

治疗前的中段尿标本培养是诊断尿路感染最可靠的指标。

4. 感染标志物

（1）降钙素原　在细菌感染 / 脓毒血症后 3～4h 开始升高，6～12h 达峰，8～24h 达到稳定期。PCT 随着感染严重程度的不同呈现由低到高的浓度变化，PCT<0.05ng/mL 为正常，0.05～0.5ng/mL 考虑局部感染。0.5～2ng/mL 考虑存在全身感染，2～10ng/mL 高度怀疑感染及全身炎症反应，>10ng/mL 考虑存在严重脓毒血症、脓毒血症休克。PCT 可用于区分不同病原菌感染，研究显示对感染性脓毒血症，革兰氏阴性杆菌感染患者 PCT 水平显著高于革兰氏阳性球菌和真菌感染。研究显示 PCT 峰值下降 80% 以上或 PCT 水平降至 0.5ng/mL 以下时停用抗生素可大大降低医疗费用、缩短抗生素疗程和住院时间。

（2）白介素 -6　炎症反应发生后 IL-6 率先生成，随后诱导 PCT 和 CRP 生成，是炎症、脓毒血症早期敏感性警示标志物。可用于脓毒血症辅助诊断、感染程度的判断和预后判断。

5. 血常规

如果出现发热应行血常规检查，急性肾盂肾炎常见血白细胞、中性粒细胞升高，急性膀胱炎可无上述改变。

6. 影像学检查

包括泌尿系超声、尿路 X 线片、泌尿系 CT、静脉尿路造影等检查可以发现合并泌尿系梗阻、结石、肿瘤等病变。

六、诊断

根据患者典型的尿路刺激症状和耻骨上区压痛、肾区叩击痛体征，结合尿液检查、血液检查、尿培养、感染标志物检测可以明确诊断，影像学检查可以帮助诊断复杂性尿路感染。

七、鉴别诊断

女性有尿路感染症状应考虑是否存在阴道炎、生殖器溃疡或淋病，有下尿路感染症状并存在脓尿，但尿培养阴性应考虑有无淋病奈瑟菌或解脲支原体感染。

男性患者需与前列腺炎、前列腺增生鉴别。缺乏充分感染依据的膀胱刺激征患者需排除膀胱原位癌。对一般抗菌药物无效的尿路感染应除外泌尿系结核。

八、治疗

1. 一般治疗

包括对症治疗、生活方式调整：日常饮食应清淡，少食辛香燥热上火之食物，避免湿热之邪积聚体内，酿生湿热下注膀胱，导致尿路感染发生。多食新鲜的蔬菜、水果。多饮水，勤排尿（2~3h 排尿 1 次），增强体质，提高机体防御能力，加强体育锻炼。养成良好的生活习惯，排便后最好冲洗外阴，已婚妇女注意房事前后清洁。

2. 观察

一些特殊情况下的无症状菌尿患者不需要常规进行抗菌药物治疗，需要密切观察病情。

3. 抗菌药物使用

急性非复杂性膀胱炎：一线治疗可采用呋喃妥因（100mg，每日 3 次，连用 5 日）。备选治疗方案可选择左氧氟沙星（500mg，每日 1 次，连用 3 日）及第二代头孢菌素（如头孢呋辛酯、头孢克洛等）。绝大多数急性非复杂性膀胱炎患者经短程疗法治疗后，尿培养可转为阴性。

急性非复杂性肾盂肾炎的治疗：口服经验治疗的抗菌药物为喹诺酮类（环丙沙星 500mg，每日 2 次，连用 7 日；左氧氟沙星 500mg，每日 1 次，连用 5 日）和第二、第三代头孢菌素类。对喹诺酮类过敏或已知耐药的情况下，可选用第二、第三代头孢菌素类药物。如无法获得病原体的药敏试验结果，建议初始静脉使用长效的抗菌药物，如头孢曲松等。

严重的急性非复杂性肾盂肾炎：可采用静脉用抗菌药物进行治疗，可选用喹诺酮类、氨基糖苷类及第三、第四代头孢菌素。药物的选择应考虑当地耐药情况，并根据药敏试验结果进行调整。对于出现尿脓毒血症的患者，有必要对超广谱 β- 内酰胺酶（ESBL）的病原体进行经验性抗菌药物覆盖。最初接受静脉用抗菌药物治疗的患者，在临床症状改善并且可以口服抗菌药物时应转为口服抗菌药物序贯治疗，疗程 7～14 天。

复杂性尿路感染：可选用哌拉西林 / 他唑巴坦（4.0/0.5g，静脉滴注，每 6～8h 1 次）此药具有广谱抗菌活性，包括大多数铜绿假单胞菌、肠杆菌、肠球菌，因为同时有 β- 内酰胺酶抑制剂，对产 ESBL 的肠杆菌有很好的抗菌作用。也可选用第三代头孢菌素，对肠杆菌等革兰氏阴性菌具有强大抗菌作用，头孢他啶（2g，静脉滴注，每 8h 1 次）。碳青霉烯类如亚胺培南（0.5g，每 6h 1 次或，1g，每 8h 1 次）、美罗培南（0.5～1.0g，每 8h 1 次）、帕尼培南、厄他培南及比阿培南。也可选用氨基糖类联合 β- 内酰胺类或喹诺酮类药物。

4. 手术治疗

复杂性尿路感染需要积极手术治疗引起或加重尿路感染的尿路梗阻性疾病，包括结石、肿瘤、狭窄、先天性畸形等，及时更换或去除长期留置的尿管、支架管等可能诱发感染的医源性异物。在施行手术或操作前要积极控制感染，以免手术或操作时继发尿源性脓毒血症。

5. 中医治疗

泌尿系统感染属于中医学"淋证"范畴。其病机主要是肾虚，膀胱湿热，气化失司。对于膀胱湿热证治疗以清热利湿、利尿通淋为主；对于肝胆郁热证，治疗以清肝利胆通淋为主；对于湿热中阻证，治疗以清热化湿为主。

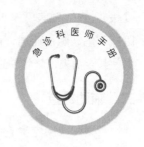

第八章
内分泌系统与
代谢性疾病

第一节　糖尿病酮症酸中毒

糖尿病酮症酸中毒（diabetic ketoacidosis，DKA）是由于胰岛素绝对或相对缺乏及升糖激素不适当升高的联合作用，导致糖异生增加，使糖原分解加速，外周组织的糖利用受损，脂肪分解，肝脂肪酸氧化为酮体，最终引起临床以高血糖、高血酮和代谢性酸中毒为主要特征的严重代谢紊乱综合征。

1 型糖尿病（T1DM）有发生 DKA 的倾向；2 型糖尿病（T2DM）亦可发生 DKA。DKA 的发生常有诱因，包括急性感染、胰岛素不适当减量或突然中断治疗、饮食不当、胃肠疾病、脑卒中、心肌梗死、创伤、手术、妊娠、分娩、精神刺激等。

一、临床表现

DKA 分为轻度、中度和重度。仅有酮症而无酸中毒称为糖尿病酮症；轻中度 DKA 除酮症外，还有轻中度酸中毒；重度 DKA 是指酸中毒伴意识障碍（DKA 昏迷），或虽无意识障碍，但血清 HCO_3^- 低于 10mmol/L。

DKA 常呈急性起病。在 DKA 起病前数天可有多尿、烦渴多饮和乏力加重，失代偿阶段出现食欲减退、恶心、呕吐、腹痛，常伴头痛、烦躁、嗜睡等，呼吸深快，呼气中有烂苹果味（丙酮气味）；病情发展出现严重失水现象，尿量减少、皮肤黏膜干燥、眼球下陷、脉快而弱、血压下降、四肢厥冷；到晚期，各种反射迟钝甚至消失，终致昏迷。

二、辅助检查

首要的实验室检查应包括：血常规、血糖、血尿素氮、血肌酐、血酮体、血电解质、血渗透压、血气分析、尿常规、尿酮体等。若怀疑合并感染还应进行血、尿和咽部的细菌培养。还应进行心电图检查。

三、诊断

（1）血酮体升高（血酮体≥3mmol/L）或尿糖和酮体阳性（++ 以上）伴血糖增高（血糖＞13.9mmol/L）。

（2）血 pH（pH＜7.3）和（或）二氧化碳结合力降低（HCO$_3^-$＜18mmol/L）。无论有无糖尿病病史，都可诊断为 DKA。诊断标准见表 8-1。

表 8-1 不同程度 DKA 的诊断标准

不同程度 DKA	血糖 /(mmol/L)	动脉血 pH 值	血清 HCO$_3^-$ /(mmol/L)	尿酮	血酮	血浆有效渗透压①	阴离子间隙 /(mmol/L)	意识状态
轻度	＞13.9	7.25～7.30	15～18	阳性	升高	可变	＞10	清醒
中度	＞13.9	≥7.00 且＜7.25	≥10 且＜15	阳性	升高	可变	＞12	清醒或嗜睡
重度	＞13.9	＜7.00	＜10	阳性	升高	可变	＞12	木僵或昏迷

① 血浆有效渗透压=2×([Na$^+$]+[K$^+$])(mmoL/L)+血糖(mmol/L)；阴离子间隙=[Na$^+$]－[Cl$^-$+HCO$_3^-$](mmoL/L)。

注意：（1）高血糖水平导致渗透性利尿，引起水钠丢失、低血压、低灌注和休克。患者表现为显著的多尿、多饮、体重下降、脱水、虚弱及感觉障碍。

（2）未确诊糖尿病的年轻患者的 DKA 常发展超过 1~3 天。血糖水平可能不会明显升高。

（3）胃肠道症状常出现，尤其年轻患者，包括恶心、呕吐和腹痛（弥漫性腹痛多见）。症状较重时常被误诊为急腹症。血清淀粉酶常升高，而不符合胰腺炎诊断。高血糖危象常导致肝脏氨基转移酶、肌酸激酶、乳酸脱氢酶、脂肪酶的非特异性升高，需引起重视。

（4）DKA 时炎症标志物 C 反应蛋白常升高，经过治疗后可恢复至正常值。

（5）DKA 时血白细胞数升高，即使无合并感染，也可达 $10 \times 10^9/L$，中性粒细胞比例升高。若总白细胞计数 $>25 \times 10^9/L$ 时可能提示合并感染。

（6）由于高血糖症的存在，水从细胞内转移到细胞外，血钠可降低或正常，尽管严重脱水时体内总钠减少，但血钠也可升高，常提示严重脱水。

（7）如果轻度 DKA 或 DKA 经过治疗仍有腹痛，或者存在腹膜刺激征，需要进一步检查腹部。

① 深大快速呼吸的过度通气（缺氧 / 库斯莫尔呼吸）及呼吸时有丙酮气味是 DKA 的特征。

② 合并由呕吐导致的代谢性碱中毒常标志酮症酸中毒程度严重。

③ 部分 DKA 患者可血糖正常。可能是因为患者在入院途中注射了外源性胰岛素，先前饮食受限或者糖异生受抑制。

④ 即使患者尿酮体阴性，DKA 也可潜在存在。这是因为用硝普盐方法的尿检测只能测乙酰乙酸，测不出 β - 羟丁酸。因此，

可能会漏掉以 β- 羟丁酸为主的 DKA。

四、治疗

DKA 的治疗原则为尽快补液以恢复血容量、纠正失水状态，降低血糖，纠正电解质及酸碱平衡失调，同时积极寻找和消除诱因，防治并发症，降低病死率。对无酸中毒的糖尿病酮症患者，需适当补充液体和胰岛素治疗，直到酮体消失。DKA 应按以下方法积极治疗。

（一）支持治疗

（1）患者应在监护下治疗，每 1～2h 查血糖、酮体、血钾、酸碱度。

（2）高流量吸氧。

（3）实验室检查　全血计数、尿素氮 / 电解质 / 肌酐 / 钙 / 镁 / 磷酸根（包括静脉血糖）、心肌酶、DIC 筛查（如有脓毒血症）、尿全项分析（酮体及白细胞）、血酮体（β - 羟丁酸）、血浆渗透压及动脉血气分析。

（4）血培养（每瓶至少 7.5mL 血样）。

（5）做 12 导联心电图、胸部影像学等，积极寻找 DKA 诱因。

（6）循环支持　输注作为基础复苏液体的生理盐水，灌注增加及血压正常时改为 0.45% 氯化钠溶液，静脉血糖水平下降时改为 5% 葡萄糖或 0.45% 氯化钠溶液。DKA 患者总液体丢失平均为 4～6L。

（7）留置导尿管监测尿量。

（二）专科治疗

DKA 的治疗目标在于纠正潜在的病理生理学异常，基础治疗包括液体复苏、纠正酸碱失衡及电解质紊乱、胰岛素治疗、鉴别诱因等，重要的是严密监护患者，昏迷患者无论有无呕吐都应即刻气管插管，以降低误吸风险。

1. 补充静脉溶液

纠正血管内外低血容量，改善肾功能，同样可以降低血糖。

（1）休克患者　对于脓毒血症休克患者，静脉输注乳酸钠林格注射液 20～30mL/kg，30min 以上，继而静脉输注抗生素并收入 ICU；如果患者为心源性休克，收入 ICU 后给予升压药并监测血流动力学。

（2）患者严重低血容量而未休克　以 1L/h 的速度输注生理盐水。生理盐水输注 2L 后如血压仍低，考虑为患者输注胶体液 / 哈特曼液，并行血液透析或转至重症监护病房（ICU）进行治疗。

（3）患者血压不低或无严重脱水　在第 1 小时以 1L/h[15～20mL/（kg·h）] 的速度输注生理盐水。根据血流动力学 / 灌注状态、血钠水平及尿量决定下一步液体治疗。

（4）如果校正后的血钠水平偏低，根据容量状态以 250～500mL/h 的速度输注生理盐水。如果患者血流动力学稳定，校正后的血钠水平正常 / 偏高，在严密的静脉血糖监测下以 4～14mL/（kg·h）（如每小时 250～500mL 的 0.45% 氯化钠溶液）的速度均匀静脉输注 0.45% 氯化钠溶液 24h 以上。

注意：校正血钠 = 测量血钠 + 0.3［静脉血糖（mmol/L）−5.5］

静脉血糖低于 14mmol/L 时改为输注 5% 葡萄糖溶液。等渗或低渗（1/2 张）氯化钠溶液可以继续与 5% 葡萄糖溶液输注以纠正液体 / 电解质紊乱，每小时监测尿量，每 2～4h 复查电解质及肌酐直至病情稳定。

注意：在第一个 24h 内的补液应纠正估计的液体缺失量（4～6L），但血浆渗透压下降不应该超过 3mOsm/（kg·h），以防出现脑水肿。

2. 胰岛素

不必给予大剂量胰岛素来逆转 DKA，大剂量胰岛素治疗更容易发生低血糖和低钾血症。

（1）成人先静脉给予胰岛素负荷量 0.1U/kg，随后在成人和儿童中维持小剂量胰岛素 0.1U/(kg·h) 输注。如果未给予负荷量，可静脉给予胰岛素 0.14U/kg。若第 1 小时内血糖下降不足 10%，或有条件监测血酮时，血酮下降速度＜0.5mmol/(L·h)，且脱水已基本纠正，则增加胰岛素剂量 1U/h，使血糖水平每小时下降 2.8～4.2mmol/L。如果未达到血糖下降目标值，可每小时加倍胰岛素输注速度，来应对脓毒血症或隐性感染可能出现的胰岛素抵抗。每小时监测血糖。

（2）当 DKA 患者血糖降至 11.1mmol/L 时，应减少胰岛素输入量至 0.02～0.05U/(kg·h)，并开始给予 5% 葡萄糖液，此后需要根据血糖来调整胰岛素给药速度和葡萄糖浓度，使血糖维持在 8.3～11.1mmol/L，同时持续进行胰岛素滴注直至 DKA 缓解。DKA 缓解标准参考如下：血糖＜11.1mmol/L，血酮＜0.3mmol/L，血清 HCO_3^-≥15mmol/L，血 pH 值＞7.3，阴离子间隙≤12mmoL/L。不可完全依靠监测尿酮值来确定 DKA 的缓解，因尿酮在 DKA 缓解时仍可持续存在。DKA 缓解后可转换为胰岛素皮下注射。需要注意的是，为防止 DKA 再次发作和反弹性血糖升高，胰岛素静脉滴注和皮下注射之间可重叠 1～2h。

3. 电解质平衡的恢复

早期补钾是目前的标准。尿量 40mL/h 时应开始补钾，原则如下。

（1）血钾＜3.3mmol/L，给予 KCl 20～40mmol/h 直至 K^+＞3.3mmol/L 再给予胰岛素。

（2）血钾 3.3～5.2mmol/L，在每升静脉液体中加入 20～

30mmol 的 K^+ 使血钾维持在 4~5mmol/L。可以给予 2/3 的 KCl 和 1/3 的 KHPO，当血清磷酸根＜0.3mmol/L 或患者合并贫血或有循环呼吸窘迫时可以补充磷酸根。

（3）血钾＞5.2mmol/L，不要补钾并每 2h 检查血钾。

注意：① 初始低血钾浓度反映严重的机体总钾缺乏，需要即刻补钾甚至考虑停胰岛素，直至钾＞3.3mmol/L，以防致命性呼吸衰竭和心律失常，密切关注血钾，有尿则尽早补钾，注意每 2h 监测血钾。② 高血糖症可引起假性低钠血症。血钠水平升高意味着严重脱水，需更积极的液体治疗。

4. 酸碱平衡恢复

因为补液及胰岛素治疗可以改善代谢性酸中毒，若严重高钾血症伴心电图改变或 pH≤6.9 时才给予碳酸氢钠。pH≤6.9，给予 5% 碳酸氢钠溶液 100mL 纠正酸中毒。每 2h 监测 ABG 和血钾。重复给予静脉输注碳酸氢钠和氯化钾直至 pH≥7.0。

注意：① pH 较高时给予碳酸氢钠无益且可能产生有害效应。② 静脉血 pH 与动脉血 pH 匹配良好，因此可代替动脉血 pH 来评估对治疗的反应，避免患者疼痛及反复动脉穿刺的并发症。而美国糖尿病协会（ADA）仍推荐初始血气分析使用动脉血样品。

5. 去除诱因和治疗并发症

如低血糖、低钾血症、高氯血症、液体负荷量过大、心力衰竭、ARDS、血栓栓塞、心律失常、脑水肿和肾衰竭等。注意脑水肿，应监测所有 DKA 患者的精神状态和神经系统检查。对于任何严重昏迷或昏迷或尽管治疗或局灶性神经功能缺损但精神状态下降的患者，治疗脑水肿的阈值应该非常低。甘露醇通常是一线药物，尽管在 TBI 文献和 DKA 文献中也有关于使用 3% 盐水的研究。

6. 记录

治疗过程应准确记录液体入量及出量、血糖及血酮。

五、DKA 的预防

我国的研究结果显示，当随机血糖超过 19.05mmol/L（血清酮体≥3mmol/L）时，可预警 DKA。良好的血糖控制，预防并及时治疗感染等其他疾病是预防 DKA 的关键。重症 DKA（pH＜7.0及碳酸氢根＜10mmol/L）、低血压或对再水化抵抗的少尿、思维迟钝/昏迷、总血浆渗透压＞340mOsm/kg 的患者应该考虑 HD/EICU 治疗，病情稳定的患者可收入普通病房。

第二节　高渗性高血糖状态

高渗性高血糖状态（hyperosmolar hyperglycemic state，HHS）是糖尿病的严重急性并发症之一，临床以严重高血糖而无明显糖尿病酮症酸中毒、血浆渗透压显著升高、脱水和意识障碍为特征。与糖尿病酮症酸中毒的区别在于没有明显的酮症酸中毒。本病多发生于 50 岁以上的非胰岛素依赖型糖尿病（NIDDM）患者，约半数以上患者发病前未能诊断糖尿病。

一、临床表现

HHS 起病隐匿，一般从开始发病到出现意识障碍需要 1～2周，偶尔急性起病，30%～40% 无糖尿病病史。常先出现口渴、多尿和乏力等糖尿病症状，或原有症状进一步加重，多食不明显，有时甚至表现为厌食。病情逐渐加重出现典型症状，主要表现为显著脱水和神经系统受损的症状和体征。通常患者的血浆渗透压＞320mOsm/L 时，即可以出现精神症状，如淡漠、嗜睡等；当血浆渗透压＞350mOsm/L 时，可出现定向力障碍、幻觉、上肢拍击样粗震颤、癫痫样发作、偏瘫、偏盲、失语、视觉障碍、昏迷和阳性病理征。神经系统表现根据失水程度而不同，可有幻觉、偏盲、眼球震颤、吞咽困难、局限性肌阵挛以及意识模糊、嗜睡或昏迷等。一过性偏瘫。脑卒中和癫痫样发作较为常见，且可能作为首发症状易致误诊误治。部分晚期患者可因出现横纹肌溶解而表现为肌痛、肌红蛋白尿及血肌酸激酶升高。如患者出现病理征阳性，中枢性过度换气现象时，则应考虑是否合并有脑卒中或发生脓毒血症。如出现高热，多为疾病的临终表现。

二、实验室检查

（1）血糖检测　＞33.3mmol/L。

（2）尿液检查　强阳性、尿酮体阴性或弱阳性，尿比重高，出现横纹肌溶解者尿呈酱油色，尿蛋白阳性。

（3）血浆渗透压　＞320mOsm/kg（mOsm/L）（正常范围 280～300mOsm/L）。

（4）电解质紊乱　较 DKA 严重，血钠升高＞155mmol/L。血糖过高者，血钠反而可能降低。K^+、Mg^{2+} 和磷离子发病初期可有升高，但总量不足。

（5）血肌酐和尿素氮多有增高，平均为 393μmol/L 和 18mmol/L。pH 正常或轻度下降。

（6）血常规　由于脱水血液浓缩，血红蛋白增高。白细胞计数多＞10×10^9/L。

（7）血气分析　乳酸中毒所致的代谢性酸中毒表现，血清 HCO_3^-≥18mmol/L 或动脉血 pH≥7.30。

三、诊断

HHS 的实验室诊断参考标准如下。

（1）血糖≥33.3mmol/L。

（2）有效血浆渗透压（2×（$[Na^+]$ + $[K^+]$）（mmoL/L）+ 血糖（mmol/L）≥320mOsm/kg（mOsm/L）。

（3）血清（HCO_3^-）≥18mmol/L 或动脉血 pH≥7.30。

（4）尿糖呈强阳性，而血酮体及尿酮阴性或为弱阳性。

（5）阴离子间隙＜12mmol/L。

HHS 患者通常严重缺水达 10L，并倾向于数天发展。患者通常有 DKA 及 HHS 合并存在。生命体征或精神状态异常，或者合并虚弱、厌食、疲劳的老年患者，应考虑 HHS 的诊断。

急性脑血管意外、严重烧伤、心肌梗死、感染、胰腺炎或药物应用（如利尿药、β受体阻滞药、糖皮质激素、神经阻滞药、苯妥英钠、钙通道阻滞药）的患者意外合并 HHS。因此，老年患者常需要床旁快速血糖以避免漏诊 HHS 或 DKA。

四、鉴别诊断

依据病史和发病诱因、循环系统和神经系统的症状和体征，以及实验室检查诊断并不困难。

本病需与糖尿病酮症酸中毒相鉴别（表 8-2）。对于昏迷的老

表 8-2　高渗性高血糖状态与糖尿病酮症酸中毒的鉴别

鉴别点	DKA			HHS
	轻	中	重	
血糖 /（mmol/L）	＞ 13.9	＞ 13.9	＞ 13.9	＞ 33.3
动脉血 pH	7.25～7.30	7.00～7.24	＜ 7	＞ 7.30
CO_2CP/（mmol/L）	15～18	10～15	＜ 10	＞ 15
尿酮	+	+	+	±
血酮	+	+	+	±
血浆渗透压 /（mOsm/L）	不定	不定	不定	＞ 320
神志	有改变	有改变 / 昏睡	木僵 / 昏迷	木僵 / 昏迷

年人，脱水伴有尿糖或血糖增高，特别是有糖尿病史并使用过利尿药或糖皮质激素者，应高度怀疑患有 HHS 昏迷的可能。另外还需与低血糖、低钠血症等导致的意识障碍和各种原因引起的昏迷相鉴别。

危重程度评估，所有 HHS 昏迷患者均为危重患者，但有下述表现者提示预后不良：① 昏迷持续 48h 尚未恢复；② 血浆高渗透状态在 48h 内未能纠正；③ 昏迷伴癫痫样抽搐和病理反射征阳性；④ 血肌酐和尿素氮持续增高；⑤ 合并革兰氏阴性菌感染；⑥ 出现横纹肌溶解或肌酸激酶升高。

五、治疗

HHS 病情危重、并发症多，病死率高于 DKA，强调早期诊断和治疗。治疗原则同 DKA，主要包括积极补液，纠正脱水；小剂量胰岛素静脉输注控制血糖；纠正水、电解质和酸碱失衡以及去除诱因和治疗并发症。一般立即进入急诊危重症监护病房。给予吸氧，同时建立 2～3 条静脉通道补液，常规生命体征监护和器官功能监护，并立即取血、留尿，行血常规、尿常规、血糖、电解质、肾功能、血浆渗透压、血气分析等检查。严密观察病情变化，记录治疗措施和患者反应。

1. 补液、复苏方面

HHS 失水比 DKA 更严重，24h 总的补液量一般应为 100～200mL/kg。推荐 0.9% 氯化钠溶液作为首选。补液速度与 DKA 治疗相仿，第 1 小时给予 1.0～1.5L，随后补液速度根据脱水程度、电解质水平、血渗透压、尿量等调整。治疗开始时应每小时检测或计算血浆渗透压，血浆渗透压 $=2\times([Na^+]+[K^+])$ （mmoL/L）+ 血糖（mmol/L），并据此调整输液速度以使其逐渐下降，速度为 3～8mOsm/(kg·h)。当补足液体而血浆渗透压不再下降或血钠升高时，可考虑给予 0.45% 生理盐水。HHS 患者补液本身即可使血糖逐渐下降，当血糖下降至 16.7mmol/L 时需补充 5% 含糖液，直到血糖得到控制。HHS 常合并血钠异常，高血糖造成高渗透压，使细胞内水转移至细胞外导致血钠稀释性下降，胰岛素治疗后，随着血糖下降，水从细胞外重新回到细胞内，如果补液不充分，此时血钠测定值可能比治疗前更高。为了确定体内脱水程度，应计算校正后血钠。血糖超过 5.6mmol/L 时，按血糖每升高 5.6mmol/L，血钠下降 1.6mmol/L。校正后的血钠 > 140mmol/L 提示严重脱水。也可通过公式进行纠正假性低钠血症，纠正的 $[Na^+]$ = 测得的 $[Na^+]$（mmol/L）+1.6× [血糖（mg/dL）－100] /100。

2. 胰岛素治疗

与 DKA 的处理相似，不需要胰岛素负荷，一般来说 HHS 患者对胰岛素较为敏感，胰岛素用量相对较小。推荐以 0.1U/（kg·h）持续静脉输注。当血糖降至 16.7mmol/L 时，应减慢胰岛素的滴注速度至 0.02～0.05U/（kg·h），同时续以葡萄糖溶液静滴，并不断调整胰岛素用量和葡萄糖浓度，使血糖维持在 13.9～16.7mmoL/L，直至 HHS 高血糖危象缓解。HHS 缓解主要表现为血渗透压水平降至正常、患者意识状态恢复正常。

3. 补钾

HHS 患者存在缺钾，补钾原则与 DKA 相同。

4. 连续性肾脏替代治疗（CRRT）

早期给予 CRRT 治疗，能有效减少并发症的出现，减少住院时间，降低患者病死率，其机制为 CRRT 可以平稳有效地补充水分和降低血浆渗透压。另外，CRRT 可清除循环中的炎症介质、内毒素，减少多器官功能障碍综合征等严重并发症的发生。但 CRRT 治疗 HHS 仍是相对较新的治疗方案，还需要更多的研究以明确 CRRT 的治疗预后。

5. 其他治疗

包括去除诱因，纠正休克，防治低血糖和脑水肿，预防压疮等。值得注意的是，如果是院前急救，救护车送患者入院前，应输注生理盐水。

第三节　低血糖性脑病

低血糖症是指血中葡萄糖浓度低于正常时，引起的以交感神经兴奋和中枢神经系统功能障碍为突出表现的综合征。对非糖尿病患者来说，低血糖症的诊断标准为血糖＜2.8mmol/L，而接受药物治疗的糖尿病患者只要血糖＜3.9mmol/L 就属于低血糖。多数就会发生低血糖症状。部分糖尿病患者因血糖长期处于较高水平，即使血糖未低于正常范围，也会出现低血糖症状，有的患者可耐受很低的血糖而无症状，所以，如果是糖尿病患者在治疗中或手术室内有低血糖症状伴或不伴有静脉血糖＜4.0mmol/L，也诊断为低血糖。典型的低血糖症状为心悸、出汗、面色苍白、颤抖、饥饿感等，部分患者可出现精神异常、烦躁、嗜睡甚至昏迷。临床工作中低血糖症多见，严重者发生低血糖性脑病少见。

低血糖性脑病（hypoglycemic encephalopathy，HE）是指各种原因引起的血糖过低，持续时间较长所致的急性脑部功能障碍，纠正血糖后脑部症状仍不能消失。特别是老年患者反应性差，临床表现复杂，有时症状不典型，易误诊。

一、临床表现

临床症状取决于血糖下降的速度、个体差异、年龄、性别（女性耐受力较强）及原发疾病。

（1）交感神经兴奋症状　如出冷汗、面色苍白、心悸、肢冷、全身乏力、手颤腿软等，系低血糖刺激肾上腺素分泌增多所致。

（2）意识障碍　多有嗜睡、意识模糊，严重者可出现昏迷。

（3）精神障碍　定向力、记忆力和识别判断力减低，举止反常，性格怪异，并可伴有惊恐、慌乱甚至躁狂。

（4）脑部症状　常见的有视力减退、视野缺损、面瘫、吞咽困难、肢体瘫痪、失语、震颤、痉挛发作、肌张力和腱反射增高或低下、病理征阳性等。

（5）空腹及餐后血糖降低　症状的发生与血糖下降的程度、速度、持续时间及病人的机体反应性有关。当血糖下降快时，体内释放大量肾上腺素，临床表现为饥饿、出汗、心动过速、肢体震颤、无力等交感神经兴奋症状；当血糖下降缓慢、历时长，而致交感神经兴奋症状不明显，则临床出现头痛、头晕、昏迷、抽搐、偏瘫、尿失禁等中枢神经损害征象。

（6）低血糖反应可导致局灶性神经损害，包括脑干征、偏瘫、四肢瘫、截瘫和发作性舞蹈-徐动症等。因其发病突然，并伴意识障碍或肢体瘫痪，且老年人多发，故易误诊为脑血管病。

（7）有些不典型的临床表现亦应做好鉴别诊断　意识障碍合并抽搐，易误诊为癫痫；烦躁不安、易激惹、情绪激动、攻击性行为、幻视，有时误诊为脑病及酒精中毒；昏迷、瞳孔不等大、对光反射迟钝，易误诊为脑疝。

低血糖发生时，首先是大脑皮质出现抑制，其次是大脑皮质下中枢包括基底节区、下丘脑、自主神经中枢相继受影响。随后受影响的是间脑、中脑、脑干网状结构、延脑。补充葡萄糖后按上述顺序逆转而恢复。大脑皮质抑制时，病人出现精神症状、意识模糊或嗜睡、震颤、肌张力增高（低下）、定向力及识别力丧失等；大脑皮质下受抑制时，出现躁动不安、痛觉过敏、肌阵挛及舞蹈样动作、幼稚动作（吮吸、紧抓、鬼脸）等，瞳孔散大，强直性惊厥，锥体束征阳性；低血糖波及中脑时，出现张力性痉挛或阵挛性痉挛、阵发性惊厥、扭转性痉挛、巴宾斯基征阳性等；延脑被抑制则会出现去大脑强直、深昏迷、各种反射消失、瞳孔缩小、血压下降、肌张力下降、呼吸减弱，若不及时补糖治疗，时间超过 1～2h 则不能逆转。

二、辅助检查

（1）血糖　由于低血糖症可能为发作性的，故不能根据 1～2 次血糖正常即排除本病，而应多次检查。空腹血糖及发作时血糖更有价值。空腹血糖正常值为 3.9～6.1mmol/L。

（2）血胰岛素　正常人的血胰岛素 / 血糖比值不应低于 0.3。血糖低于 2.8mmol/L 时可计算此比值，血糖不低而此比值高于 0.3 则无临床意义。

（3）脑电图　呈弥漫性慢波，癫痫发作者出现棘 - 慢波或尖 - 慢波。

（4）其他　包括血电解质测定、血气分析、肝功能、肾功能以及垂体、肾上腺皮质、甲状腺及甲状旁腺功能检查等，这些临床指标对评估病情的严重程度以及查找原因具有重要的医学价值。

三、诊断与鉴别诊断

（一）诊断标准

（1）糖尿病患者在治疗中或手术室内有低血糖的症状，伴或不伴有静脉血糖＜4.0mmol/L。

（2）静脉血糖＜2.8mmol/L，伴或不伴有症状。

根据脑损害的临床表现、血糖降低和补充葡萄糖疗效显著等特点，常可作出诊断。同时应根据既往病史、临床表现和查体以及有关的实验室检查作出病因诊断。

（二）鉴别诊断

注意与眩晕、晕厥、脑血管病、癫痫和癔症等进行鉴别。

（1）任何出现神志改变、局灶性神经症状的患者应查指尖血糖，如偏瘫或癫痫。

（2）如果怀疑患者存在肾上腺危象，静脉给予氢化可的松100mg，另外静脉输注葡萄糖盐溶液以纠正低血糖。

（3）低血糖虽易纠正，但若其病情危重且持续时间长，则可引发大脑不可逆性损伤，甚至威胁患者生命，导致死亡。

（4）床边指尖血糖检测能获得相对准确的血糖数值，除非是极高的血糖值、低血压、低体温和水肿的患者，其准确性可能受限。故需确诊低血糖，需测静脉血糖。此外，指尖血糖和静脉血糖的监测有助于及时评估病情并启动治疗。

（5）针对健康且无糖尿病病史的个体，若发生低血糖症状，应考虑是否存在药物或毒品滥用的潜在因素，并进行相应的病史询问与筛查。

四、治疗

1. 补充糖分

发生低血糖后能快速、有效地通过补充糖是至关重要的。

（1）对于疑似低血糖性脑病患者，确诊需结合血糖检测、临床表现、病史及诱因等多方面因素进行综合评估。轻者进食；重者立即静注 50% 葡萄糖 40～60mL，继之以 10% 葡萄糖静滴维持 36～72h。如检测血糖在 2.5mmol/L 以下，则应持续补糖 72h以上，预防低血糖反复发作，密切监测血糖，将血糖水平控制在10mmol/L 以下。

（2）对于昏迷时间较长且怀疑低血糖的患者，应立即抽血检测血糖并同时静注高糖，以迅速纠正低血糖，挽救生命并减少脑组织损伤。

（3）对于已进入休克状态、昏迷较久且静注困难，或血糖难以升高的患者，可考虑肌注肾上腺素以紧急提升血糖水平，随后通过鼻饲方式给予葡萄糖，以维持血糖稳定并促进恢复。

（4）如果有条件者，皮下注射胰高糖素的效果较为明显。但是需要注意，不宜用于肝源性和酒精性低血糖。

2. 脑细胞保护治疗

低血糖性脑病的预后取决于低血糖的原因、程度、时间和发展速度，致使脑细胞坏死、液化，脑组织功能下降，患者记忆力下降、智力减退、精神失常或性格改变等，同时诱发心肌梗死、猝死。低血糖昏迷超过 6h，脑细胞损伤不可逆，对于生长发育阶段的儿童，低血糖对大脑智力、发育等产生非常不利的影响。所以早期脑细胞保护非常关键。

（1）脱水药。

（2）脑细胞活化药。

（3）改善微循环。

3. 水、电解质、酸碱平衡

在补充葡萄糖的过程中，伴有钾离子向细胞内转移，出现低血钾，因此，在纠正低血糖的同时要注意补钾。

4. 继发癫痫治疗

对有癫痫发作的患者，一般大多学者认为不需要积极处理，低血糖纠正后可以自行缓解，严重者可予对症处理。

5. 需注意的事项

（1）酒精中毒的患者在应用极化液过程中，因为乙醇可造成肝糖原的释放减少，胰岛素加快葡萄糖的消耗，出现协同作用，容易出现低血糖。

（2）酒精引起的低血糖昏迷，单纯补糖治疗可能不足以迅速缓解症状，需要血液透析和应用纳洛酮治疗。

（3）顽固性低血糖，尤其由肾上腺皮质功能减低而导致的低血糖，可用糖皮质激素进行治疗，如琥珀酸氢化可的松 200～300mg/d。

6. 病因治疗

及时确定病因或诱因，对有效解除低血糖状态并防止病情反复极为重要。包括饮食调理，避免可能引起低血糖的食物或药物，治疗原发的肝、肾、胃肠道及内分泌疾病，切除引起低血糖的肿瘤等。

7. 饮食调理

低血糖患者应少量多餐，多进低糖、高蛋白和高脂饮食，以减少对胰岛素分泌的刺激作用，避免低血糖的发生。有时为了避免清晨低血糖昏迷，患者夜间亦需加餐。

第四节　甲状腺危象

甲状腺危象是一种危及生命的内分泌急症，可能与循环内甲状腺激素水平急骤增高有关，多发生于严重或久患甲亢未治疗或治疗不充分的患者。常见诱因有感染、手术、创伤、精神刺激等，患者最常见的死因为多器官功能衰竭。

由于缺乏特异性诊断标志物，甲状腺危象的诊断相对困难，最新的专家共识推荐联合应用 BWPS 评分和日本甲状腺协会标准诊断甲状腺危象，以提高临床诊断准确性，尽早开始治疗，以降低病死率。但甲状腺危象的发病机制尚未阐明，抗甲状腺药物使用存在争议，血浆置换及多器官功能衰竭的治疗有待高质量证据支持，未来还需进行更多前瞻性研究进一步指导临床实践。

一、临床表现

（1）高代谢率及高肾上腺素能反应症状　高热、心悸、气促、全身多汗、面色潮红、皮肤潮热。

（2）神经系统症状　极度乏力，烦躁不安、谵妄，甚至昏迷。

（3）消化系统症状　食欲减退、恶心、呕吐、腹泻，严重时可出现黄疸。

（4）不典型表现　以某一系统症状加重为突出表现，如淡漠型甲亢表现为表情淡漠、迟钝、嗜睡，甚至呈木僵状态，体质虚弱、无力，消瘦甚或恶病质，体温一般仅中度升高，出汗不多，心率不太快，脉压小。

二、诊断

甲状腺危象是一种内分泌急症，早期发现、及时诊断和强化治疗将提高甲状腺危象患者的生存率，但由于缺乏特异性诊断标志物，甲状腺危象的诊断相对困难，目前临床上主要以临床表现为依据，如疑诊甲状腺危象，应尽早开始治疗以降低病死率。1993 年提出的 Burch-Wartofsky 评分量表（BWPS，表 8-3），是一个基于临床经验的评分系统，它考虑了多器官受累的严重程度，包括体温调节障碍心血管系统异常、心动过速或心房颤动、充血性心力衰竭、胃肠道 / 肝功能不全，中枢神经系统症状以及诱发因素，BWPS 评分＞45 分提示甲状腺危象，需要积极治疗；25～44 分为甲状腺危象前期，因此评分的敏感度高而特异度偏低，故应基于临床判断是否采用积极治疗；＜25 分不提示甲状腺危象。

表 8-3　Burch-Wartofsky 评分量表

标准	分数
体温调节障碍	
体温 /℃	
37.2 ～ 37.7	5
37.8 ～ 38.3	10
38.4 ～ 38.8	15
38.9 ～ 39.3	20
39.4 ～ 39.9	25
≥ 40	30

续表

标准	分数
心血管系统	
心动过速 /（次 / 分）	
100 ～ 109	5
110 ～ 119	10
120 ～ 129	15
130 ～ 139	20
≥ 140	25
心房颤动	
无	0
有	10
充血性心力衰竭	
无	0
轻度	5
中度	10
重度	20
消化系统紊乱症状	
无	0
中度（腹泻 / 腹痛 / 恶心 / 呕吐）	10
重度（黄疸）	20
中枢神经系统紊乱症状	
无	0
轻度（烦躁不安）	10
中度（谵妄 / 神经错乱 / 昏睡）	20
重度（癫痫 / 昏迷）	30
诱因状态	
无	0
有	10

标准	分数	
总分		
	≥ 45	甲状腺危象
	25 ～ 44	甲状腺危象前期
	< 25	无甲状腺危象

注：评分基于存在甲状腺毒症。

三、治疗

甲状腺危象病死率高，应早期识别，积极综合治疗。治疗目标是降低甲状腺激素分泌和合成、减少甲状腺激素的外周效应、改善全身失代偿症状、去除诱因及治疗并发疾病。甲状腺危象治疗药物和剂量见表 8-4。

（一）基础治疗

（1）吸氧。

（2）物理降温；必要时予人工冬眠（哌替啶 100mg+ 氯丙嗪 50mg+ 异丙嗪 50mg），避免用过量阿司匹林。

（3）β受体阻滞药　普萘洛尔 60～80mg/d，每次 20mg，q4～6h。

（4）去除诱因，使用抗生素。

（二）抗甲治疗

（1）PTU　即刻 600mg po，或经胃管注入。继续 100～200mg tid po。

（2）碘剂　在使用 ATDS 1h 后，卢戈液（30 滴 qd）、复方碘溶液（3～5mL 加入 5% GS 500mL iv drip qd）。

表 8-4   甲状腺危象治疗药物和剂量

药物	剂量	评价
丙硫氧嘧啶	200～400mg/6～8h 口服	抑制新激素合成阻断外周 T_4 向 T_3 转换
甲巯咪唑	20～30mg/6h 口服	抑制新激素合成
普萘洛尔	60～80mg/4～6h 口服	建议对充血性心力衰竭患者进行有创血流动力学监测
替代药物：艾司洛尔静脉输注		大剂量阻断外周 T_4 向 T_3 转化
碘 [卢戈碘液（Lugol 碘液）]	4～8 滴（20 滴/mL，8mg 碘/滴）/6～8h 口服	ATD 应用 1h 后开始服用抑制新激素合成和甲状腺激素释放
氢化可的松	50～100mg/6～8h 静脉滴注	可能阻断外周 T_4 向 T_3 转换，预防相对肾上腺功能不全
替代药物：地塞米松		
地塞米松	2mg/6～8h 静脉滴注	阻断外周 T_4 向 T_3 转换，预防相对肾上腺功能不全

建议给予糖皮质激素治疗，如氢化可的松 50～100mg，每 6～8h 静脉滴注 1 次，或地塞米松 2mg，每 6～8h 静脉滴注 1 次，在甲状腺危象缓解后，应逐渐减少并停用。在应用糖皮质激素期间，应密切监测和预防潜在的不良反应，如高血糖、消化性溃疡和感染等。

甲状腺危象患者出现心动过速时，建议应用 β 受体阻滞药控制心率，如普萘洛尔 60～80mg，每 4～6h 口服 1 次。静脉注射艾司洛尔能够获得更快的效果，以 0.25～0.5mg/kg 作为负荷剂量，随后以 0.05～0.1mg/(kg·min) 的速度持续输注。但有心力衰竭时，使用 β 受体阻滞药需要密切监测血流动力学，可以使用选择性 $β_1$ 受体阻滞药，如美托洛尔或阿替洛尔，重度心力衰竭者禁用。

对症治疗如降温、镇静、纠正水电解质紊乱等均十分重要。此外，发热需警惕感染，并及时抗感染治疗。在上述常规治疗效果不满意时，应考虑血浆置换治疗。对于有多器官衰竭的患者，建议联合使用 TPE 和连续性血液透析滤过。

甲状腺危象的预防包括识别和积极避免常见诱发因素，避免突然中断 ATD 治疗，并尽量保证患者在择期手术、分娩等可能处于应激状态时的甲状腺功能正常。

推荐：甲状腺危象患者应给予积极综合治疗，包括 ATD、β受体阻滞药、无机碘化物、糖皮质激素、营养支持、针对诱因治疗以及呼吸心脏监测等。

注意：危象恢复后，继续根治，注意碘逸脱可能；另外，使用丙硫氧嘧啶（PTU）是因为它还能在外周组织抑制 T_4 转变为 T_3；复方碘溶液使用前请认真阅读说明书。

第五节　甲状腺功能减退

甲状腺功能减退症（简称甲减）是由于各种原因导致的低甲状腺激素血症或甲状腺激素抵抗而引起的全身性低代谢综合症。临床上常出现怕冷、食欲缺乏、心动过缓、反应迟钝等表现，其病理特征是黏多糖在组织和皮肤堆积，表现为黏液性水肿。

一、临床分类

（1）原发性甲减　由甲状腺腺体本身病变引起的甲减占全部甲减的 95% 以上，且 90% 以上原发性甲减是由自身免疫、甲状腺手术和甲亢 [131]I 治疗所致。

（2）中枢性甲减　由下丘脑和垂体病变引起的促甲状腺激素释放激素（TRH）或促甲状腺激素（TSH）产生和分泌减少所致的甲减，垂体外照射、垂体大腺瘤、颅咽管瘤及产后大出血是其较常见的原因。

（3）甲状腺激素抵抗综合征 由甲状腺激素在外周组织实现生物效应障碍引起的综合征。

二、病因

成人甲减的主要病因是：① 自身免疫损伤，最常见的原因是自身免疫性甲状腺炎，包括桥本甲状腺炎、萎缩性甲状腺炎、产后甲状腺炎等；② 甲状腺破坏，包括手术、甲状腺次全切除、治疗 Graves 病，十年甲减累积发生率为 40%～70%；③ 碘过量，可引起具有潜在性甲状腺疾病者发生一过性甲减，也可诱发和加重自身免疫性甲状腺炎，含碘药物胺碘酮诱发甲减的发生率是 5%～22%；④ 抗甲状腺药物，如锂盐、硫脲类、咪唑类等。HC 多见于年老长期未获治疗者，受寒及感染是最常见的诱因。

三、临床表现

（1）面色苍白，眼睑和颊部虚肿，表情淡漠，痴呆，全身皮肤干燥、增厚、粗糙、多脱屑，非凹陷性水肿，毛发脱落，手脚掌呈萎黄色，体重增加，少数病人指甲厚而脆裂。

（2）神经精神系统 记忆力减退，智力低下，嗜睡，反应迟钝，多虑，头晕，头痛，耳鸣，耳聋，眼球震颤，共济失调，腱反射迟钝，跟腱反射松弛期时间延长。重者可出现痴呆、木僵甚至昏睡。

（3）心血管系统 心动过缓，心输出量减少，血压低，心音低钝，心脏扩大，可并发冠心病，但一般不发生心绞痛与心衰，有时可伴有心包积液和胸腔积液。重症者发生黏液性水肿性心肌病。

（4）消化系统 厌食、腹胀、便秘。重者可出现麻痹性肠梗阻。胆囊收缩减弱而胀大，半数病人有胃酸缺乏，导致恶性贫血与缺铁性贫血。

（5）运动系统 肌肉软弱无力、疼痛、强直，可伴有关节病变如慢性关节炎。

（6）内分泌系统 女性月经过多，久病闭经，不育症；男性阳痿，性欲减退。少数病人出现泌乳，继发性垂体增大。

（7）病情严重时，由于受寒冷、感染、手术、麻醉或镇静药应用不当等应激可诱发黏液性水肿昏迷或称"甲减危象"。表现为低体温（T<35℃），呼吸减慢，心动过缓，血压下降，四肢肌力松弛，反射减弱或消失，甚至发生昏迷、休克、心肾功能衰竭。

（8）超声表现

① 甲状腺体积明显缩小，边界不光滑，不清晰，甲状腺体积可增大、正常、缩小。

② 腺体内部结构不均，回声明显减低，可见多个小而不规则的无回声区，呈网格状改变。

③ CDFI：血流信号明显减少，部分病例甚至无血流信号显示。血流中多数为静脉频谱，动脉频谱较难检出。彩色血流正常甲状腺血流稀少、轻度增加、明显增加、显著增加。

四、辅助检查

1. 甲状腺功能检查

血清 TT_4、TT_3、FT_4、FT_3 低于正常值。

2. 血清 TSH 值

（1）原发性甲减 TSH 明显升高同时伴游离 T_4 下降。亚临床型甲减症血清 TT_4、TT_3 值可正常，而血清 TSH 轻度升高，血清 TSH 水平在 TRH 兴奋剂试验后，反应比正常人高。

（2）垂体性甲减 血清 TSH 水平低或正常，对 TRH 兴奋试验无反应，应用 TSH 后，血清 TT_4 水平升高。

（3）下丘脑性甲减 血清 TSH 水平低或正常，对 TRH 兴奋试验反应良好。

（4）周围性甲减（甲状腺激素抵抗综合征） 中枢性抵抗者 TSH 升高，周围组织抵抗者 TSH 低下，全身抵抗者 TSH 有不同表现。

3. 甲状腺过氧化物酶抗体（TPOAb）、甲状腺球蛋白抗体（TgAb）

是确定原发性甲减病因的重要指标和诊断自身免疫甲状腺炎的主要指标。

五、诊断要点

甲减患者突然出现精神异常（定向力障碍、精神错乱、意识模糊、嗜睡、昏迷）、绝对低体温（<30～35℃），甲状腺激素水平明显减低。内分泌实验室检查：血 TSH 升高是原发性甲减最早、最敏感的表现，FT_3、FT_4 降低，必要时可作 TRH 兴奋试验以判断下丘脑、垂体性甲减，此外，甲状腺球蛋白抗体、甲状腺过氧化物酶抗体等检查有助于判断自身免疫性甲状腺病。

六、鉴别诊断

血清 TSH 升高和 TT_4、FT_4 降低是诊断甲减的必备条件。鉴别诊断如下。

① 贫血：应与其他原因的贫血鉴别。

② 蝶鞍增大：应与垂体瘤鉴别。原发性甲减时 TRH 分泌增加可致高 PRL 血症、溢乳及蝶鞍增大，酷似垂体催乳素瘤，可行 MRI 检查鉴别。

③ 心包积液：应与其他原因的心包积液鉴别。

④ 水肿：主要与特发性水肿鉴别。

⑤ 低 T_3 综合征：也称为甲状腺功能正常的病态综合征（euthyroid sick syndrome，ESS），指非甲状腺疾病原因引起的伴有低 T_3 综合征。

严重的全身性疾病、创伤和心理疾病等都可导致甲状腺激素水平的改变，它反映了机体内分泌系统对疾病的适应性反应。主要表现在血清 TT_3、FT_3 水平降低，血清 rT_3 增高，血清 T_3、TSH 水平正常。疾病的严重程度一般与 T_3 降低的程度相关，疾病危重时也可出现 T_4 水平降低。

七、治疗

1. 左甲状腺素（L-T_4）治疗

治疗目标是将血清 TSH 和甲状腺激素水平恢复到正常范围内，需终生服药。

2. 黏液水肿性昏迷的治疗

（1）补充甲状腺激素。

（2）保温、供氧、保持呼吸道通畅。

（3）氢化可的松。

（4）补液。

（5）控制感染，治疗原发病。

第六节　高钾血症

高钾血症是指血钾浓度＞5.5mmol/L，并排除由于试管内溶血、静脉穿刺技术不良、血小板增多症、红细胞增多症、白细胞增多症等造成假性高钾血症情况。急性高钾血症指血钾短时间内升高；慢性高钾血症指在 1 年内高钾血症反复发作。本章节主要讲述急性高钾血症。

一、病因

常见病因主要分为三大类。

（1）钾过多，包括外源性摄入过多与内源性生成过多。

（2）钾排出减少，包括肾小球滤过率降低与肾小管分泌 K⁺ 减少。

（3）钾在细胞内外重新分布，包括酸中毒、细胞损伤与应用高渗药物等。

二、临床表现

（1）常见症状　高钾血症可出现心悸、肌肉轻度震颤、手足感觉异常、肢体软弱无力、膝腱反射减退或消失，严重时可致肌无力和麻痹，甚至呼吸肌麻痹。

（2）心脏表现　高钾血症可出现窦性心动过缓、房室传导阻滞或快速型心律失常，最严重的是室颤或心跳骤停。

（3）高钾血症的 ECG 表现　见表 8-5。

表 8-5　高钾血症的 ECG 表现

血钾 /（mmol/L）	心电图表现
＞ 5.5	T 波增高，Q-T 间期缩短，U 波降低或缺如
＞ 6.5	QRS 波群增宽
＞ 7.0	P 波振幅降低、时限延长，P-R 间期可延长，ST 段可下移
＞ 8.0	R 波降低，S 波增宽，ST 段下移，QRS 波可呈 QS 型
＞ 8.5	P 波消失，窦性心率减慢，可出现窦室传导
＞ 10	QRS 波群宽大畸形，心率缓慢而规则，可与 T 波融合形成正旋曲线，甚至室颤、停搏

三、诊断

血清钾高于 5.5mmol/L；心电图检查有高钾图形；临床表现符合高钾血症。

四、分级

（1）轻度　5.5～6.0mmol/L。

（2）中度　6.0～6.5mmol/L。

（3）重度　>6.5mmol/L。

五、治疗

（一）治疗原则

高钾血症管理的目的是预防或最小化高血钾对心脏电生理的影响，从而降低心律失常的风险。高钾血症治疗的一般原则：去除病因，包括停止补钾，停用高钾食物与药物，去除坏死组织和体内积血等。高钾血症的治疗主要是保护心肌、促进钾向细胞内转移与排钾。

（二）治疗方法

根据作用机制，高钾血症的治疗方法主要分为以下三类。

1. 保护心肌

10% 葡萄糖酸钙 10mL 静注，注射时间 10～20min 内。

如心电图无明显改善或再次出现异常，5min 后可重复注射；合并心电图异常者应予葡萄糖酸钙治疗；对抗 K^+ 的心肌损害，静脉注射葡萄糖酸钙可迅速降低 K^+ 对心肌细胞膜的兴奋作用，1～3min 内起效，可维持 30～60min；应在心电监护下注射并复查心电图。

2. 促进钾离子向细胞内转移（再分布）

（1）胰岛素　10U+50% 葡萄糖注射液 50mL 静注，注射时间 5～15min；10～20min 起效，静注 15min 后可降低血钾 0.6～1.0mmol/L，最大效应出现在 30～60min 内，持续 4～6h；胰岛素可促进细胞对钾的摄取，同时注射葡萄糖可防止低血糖。

治疗前血糖<7.0mmol/L 者可考虑随后使用 10% 葡萄糖注射液 50mL/h×5h，以防医源性低血糖；如合并血糖≥11.2～14mmol/L，

可不用葡萄糖注射液，但仍需严密监测血糖；切不可单纯注射高渗糖，反而可加重高血钾；高渗糖有刺激性，可诱发静脉炎，故宜选用粗大静脉进行输注。

（2）合并代谢性酸中毒，静脉注射碳酸氢钠，通过 H^+-Na^+ 交换，促进钾离子进入细胞内。5% 碳酸氢钠 150～250mL 静脉滴注，5～10min 内起效，持续约 2h。因钠离子可能会加重 CKD 患者容量负荷，在合并心力衰竭的患者中慎用。

（3）沙丁胺醇溶液 20mg 雾化吸入，通常 30min 内起效，持续 2h 左右；10～20mg 沙丁胺醇雾化吸入能在 30～60min 内降低血钾浓度 0.5～1.5mmol/L。

3. 促进排钾

（1）利尿药 适用于高钾血症伴有容量负荷增加者；主要使用呋塞米、托拉塞米等袢利尿药。

（2）钾结合剂 目前临床上常用的有聚苯乙烯磺酸钠（SPS）15～30g qd～bid 口服和聚苯乙烯磺酸钙（CPS）10～30g bid～tid 口服。

（3）透析治疗 是处理严重高钾血症，尤其是终末期肾病（ESRD）已有血管通路患者的首选方案；血液透析较腹膜透析降钾效果更佳。

第七节　低钾血症

低钾血症（hypokalemia）是指血清钾低于正常的一种临床状态，血清 K^+<3.5mmol/L。造成低钾血症的主要原因可以是机体总钾量丢失，称为钾缺乏（potassium depletion）；也可以是钾转移至细胞内或体液量过多而稀释，而机体总钾量不缺乏。重度低钾血症可出现严重并发症，甚至危及生命，需积极处理。低钾血症

分为急性缺钾性低钾血症（简称急性低钾血症）、慢性缺钾性低钾血症（简称慢性低钾血症）、转移性低钾血症和稀释性低钾血症四类。本章节主要讲述急性低钾血症。

一、病因

（1）摄入不足。

（2）丢失过多。① 经消化道丢失；② 经肾脏丢失，各种原发或继发的肾小管功能障碍皆容易引起钾丢失过多，肾脏以外的疾病或因素也可使肾脏排钾增多。

二、临床表现

（1）神经 - 肌肉系统　出现肌无力。肌无力一般从下肢开始，表现为行走困难、站立不稳；随着低钾血症的加重，肌无力加重，并累及躯干和上肢肌肉，直至影响呼吸肌，发生呼吸衰竭。

（2）循环系统　低钾血症可导致心脏肌肉细胞及其传导组织的功能障碍，也可导致心律失常包括窦性心动过缓、房性或室性早搏、室上性心动过速和心房颤动、房室传导阻滞甚至室性心动过速和心室颤动。

（3）肾功能损害　主要病理变化为肾小管功能减退。

（4）消化系统　主要导致胃肠道平滑肌张力减退，容易发生食欲缺乏、恶心、呕吐、腹胀、便秘，甚至肠麻痹。

（5）酸碱和其他电解质紊乱　低钾血症时，钠泵活性减弱，氢 - 钠交换比例超过钾 - 钠交换，出现血清 Na^+ 浓度降低或低钠血症、细胞外碱中毒，细胞内 Na^+ 浓度升高和酸中毒。

临床症状轻重取决于钾缺乏的程度、速度以及细胞内外浓度的差距。

三、辅助检查

（1）电解质　血清钾浓度下降，小于 3.5mmol/L。

（2）常用尿化验指标　尿钾浓度测定。

（3）血气分析　pH、HCO_3^- 等。

（4）肾素、醛固酮测定等内分泌检查。

（5）影像学检查　如肾上腺、肾脏、垂体 CT 检查。

四、诊断

血清钾低于 3.5mmol/L；心电图检查有低钾图像；临床表现符合低钾血症。

五、治疗

（一）治疗原则

应首先去除致病因素和尽早恢复正常饮食；见尿补钾，当尿量＞700mL/L 或＞40mL/h 补钾是安全的；静脉补钾，氯化钾浓度不要超过 0.3%；适当补镁，低钾患者中约 50% 患者缺镁，缺镁对于肌肉钠钾 ATP 酶的活性有抑制作用，减少钾向肌细胞内移动，引起继发性尿排钾增加。另外，缺镁可促进远端肾单位排钾。补钾的同时可以常规考虑补镁，特别是对于难治性的低钾，更应予口服或静脉补镁。

（二）补充量

一旦发生急性低钾血症，按体液电解质的比例补液即可。补钾量（mmol）=（4.2-实测值）×体重（kg）×0.6+继续丢失量+生理需要量。由于细胞内外钾的交换需 15h 左右才能达到平衡，因此一般第一天补充 2/3，次日补充 1/3，且应控制补液速度，开始较快，其后应减慢速度，使液体在 24h 内比较均匀地输入，必要时 2～6h 复查一次。我们可以采用口服补钾、静脉补钾方式。

1. 口服补钾

缺点：对消化道黏膜有刺激作用。优点：安全且简单易行，适用于轻型低钾血症。

用法：24h 补钾 6～8g 即可。

枸橼酸钾，温开水冲服，每次 1～2 包，3 次 / 日。

氯化钾缓释片 1g 口服，3 次 / 日。

氯化钾口服溶液 10～20mL 配以牛奶、果汁、温水稀释后口服，3 次 / 日（注：原则上不推荐注射液口服）。

2. 静脉补钾

优点：及时快速纠正低钾血症、降低并发症的风险（需注意心脏负荷的增加以及静脉炎、疼痛的发生）。

用法：15mL 10% 氯化钾注射液 + 葡萄糖或氯化钠注射液 500mL，静脉滴注。

（1）可先用氯化钠注射液作为溶剂，如血钾已基本正常，则用葡萄糖注射液作为溶剂，有助于预防高钾血症。

（2）静脉滴注时，氯化钾的浓度不宜超过 0.3%（注：这里是氯化钾的浓度而不是钾离子浓度）。

3. 泵钾

优点：速度均匀，药量准确，能保持最佳有效血药浓度，同时可以减少补液量。

缺点：易引起高钾血症。

用法

第一级：10%KCl 15mL，微量泵加入 35mL 液体，泵入速度小于 8mL/h，大静脉即可，补液量小，但补钾量不多。

第二级：药物配置和用量同第一级不变，泵入速度提升为 8～20mL/h，提高了补钾速度，但对血管的刺激较大，一般需要中心静脉，必要时心电监护。

第三级：10%KCl 30mL，微量泵加入 20mL 液体，10～50mL/h

泵入。此时氯化钾已达到 0.74～3g/h（极量），必须心电监护，每小时测血气、电解质。

第八节　呼吸性酸中毒

呼吸性酸中毒（简称呼酸）是指机体肺泡通气功能出现障碍，无法充分排出体内二氧化碳，导致动脉二氧化碳分压升高而引起的高碳酸血症。血浆 H_2CO_3 含量的原发性增多，使 pH 下降。

一、病因

1.CNS 抑制

（1）镇静药物。

（2）颅脑外伤。

（3）高碳酸血症时 PaO_2 过高（呼吸驱动下降）。

2. 神经肌肉疾病

（1）MG（重症肌无力），GBS（吉兰 - 巴雷综合征）。

（2）脊髓灰质炎，ALS（肌萎缩侧索硬化，即运动神经元病），肌萎缩。

（3）严重低磷血症。

3. 上气道疾病

（1）急性气道梗阻，喉头痉挛。

（2）OSAHS（阻塞性睡眠暂停低通气综合征）。

（3）气管插管插入食管。

4. 下气道疾病

哮喘，COPD（慢性阻塞性肺疾病）。

5. 肺实质疾病

肺炎，肺水肿，限制性肺炎，ILD（低氧及呼吸频率增快导致的呼吸肌疲劳）。

6. 胸廓异常

气胸，胸廓塌陷，脊柱侧弯。

7. 治疗相关

酸血症输注碳酸氢钠后未相应增加每分钟通气量。

二、临床表现

急性严重呼酸表现为呼吸急促、呼吸困难和明显的神经系统症状，如头痛、视物模糊、烦躁不安，甚至出现震颤、意识模糊、谵妄和昏迷。体检可发现视盘水肿、脑脊液压力增高和心律失常等。慢性呼酸的症状常为原发性疾病所掩盖。

三、诊断

临床上常可根据呼吸功能受影响的病史和体征，结合动脉血气分析相关指标，作出初步诊断。动脉血气分析结果中原发变化是 PCO_2 上升，使血液 pH 下降，代偿变化是 HCO_3^-、BE、SB、TCO_2 等增加，pH 可能回到正常。诊时需考虑是否合并其他类型酸碱失衡，可通过计算 HCO_3^- 的代偿预计值来判断，具体为：急性呼吸性酸中毒时代偿作用有限，HCO_3^- 极限值不超过 30mmol/L；慢性呼吸性酸中毒时 $HCO_3^-=24+0.35×$［$PaCO_2$（mmHg）–40］±5.58；急性呼吸性碱中毒时 $HCO_3^-=24–0.2×$［40–$PaCO_2$（mmHg）］±2.5；慢性呼吸性碱中毒时 $HCO_3^-=24–0.5×$［40–$PaCO_2$（mmHg）］±2.5；代谢性酸中毒时 $PaCO_2$（mmHg）= $1.5×HCO_3^-+8±2$；代谢性碱中毒时 $PaCO_2$（mmHg）=$40+0.9×$（HCO_3^-–24）±5。如实测 HCO_3^- 在代偿预测值范用内者，可诊断急性或慢性呼吸性酸中毒；实测 HCO_3^- 大于代偿预测值范围上限时，可诊断为急性或慢性呼吸性酸中毒合并代谢性碱中毒；当实

测 HCO_3^- 小于代偿预测值范围下限时，可诊断为急性或慢性呼吸性酸中毒合并代谢性酸中毒。

四、治疗

（1）积极防治引起的呼吸性酸中毒的原发病。

（2）改善肺泡通气，排出过多的 CO_2。根据情况可行气管切开、人工呼吸、解除支气管痉挛、祛痰、给氧等措施，给氧时氧浓度不能太高，以免抑制呼吸。人工呼吸要适度，因为呼吸性酸中毒时 $NaHCO_3/H_2CO_3$ 中 H_2CO_3 原发性升高，$NaHCO_3$ 呈代偿性继发性升高。如果通气过度则血浆 PCO_2 迅速下降，而 $NaHCO_3$ 仍在高水平，则病人转化为细胞外液碱中毒，脑脊液的情况也如此。可以引起低钾血症、血浆 Ca^{2+} 下降、中枢神经系统细胞外液碱中毒、昏迷甚至死亡。

（3）一般不给予碱性药物，除非 pH 急剧下降，pH<7.20，出现危及生命的酸血症而同时具备机械通气条件时方予补碱。碳酸氢钠的应用只能暂时减轻酸血症，不宜长时间应用。酸中毒严重时如病人昏迷、心律失常，可给予三羟甲基氨基甲烷（THAM）治疗以中和过高的 H^+。$NaHCO_3$ 溶液亦可使用，不过必须保证在有充分的肺泡通气的条件下才可使用。因为给予 $NaHCO_3$ 纠正呼吸性酸中毒体液中过高的 H^+ 时，能生成 CO_2，如不能充分排出，会使 CO_2 浓度升高。

（4）伴高钾血症时，按照高钾血症处理。

（5）治疗过程中应注意两点，一是不能单纯给氧，否则会因血氧浓度过高导致呼吸中枢感受器对缺氧刺激反射消失，从而进一步抑制呼吸；二是纠正酸中毒时，考虑"宁酸毋碱"原则，以免加重组织缺氧和抑制呼吸。

第九节　呼吸性碱中毒

呼吸性碱中毒是指由于肺通气过度使血浆 H_2CO_3 浓度或 $PaCO_2$ 原发性减少，而导致 pH 值升高（＞7.45）。根据发病情况分为急性和慢性两大类。急性者 $PaCO_2$ 每下降 10mmHg（1.3kPa），HCO_3^- 下降约 2mmol/L；慢性者 HCO_3^- 下降为 4～5mmol/L。

一、病因

（1）精神性过度通气　呼吸性碱中毒的常见原因，严重者可有头晕、感觉异常，偶有搐搦，常见于癔症发作患者。

（2）代谢性过程异常　甲状腺功能亢进及发热时，通气可明显增加，超过了应排出的 CO_2 量，可导致呼吸性碱中毒，但此时的通气过度可能是肺血流量增多，通过反射性反应引起的，一般也不严重。

（3）乏氧性缺氧　乏氧性缺氧时的通气过度是对乏氧的代偿，但同时可以造成 CO_2 排出过多而发生呼吸性碱中毒。常见于进入高原、高山或高空的人。胸廓及肺病变如肺炎、肺栓塞、气胸、肺淤血等引起胸廓、肺血管或肺组织传入神经受刺激而反射性通气增加的病人。此外，有些先天性心脏病患者，由于右至左分流增加而导致低张性低氧血症也能出现过度通气。

（4）中枢神经系统疾病　脑炎、脑膜炎、脑肿瘤、脑血管意外及颅脑损伤病人呼吸中枢受到刺激而兴奋，出现通气过度。

（5）水杨酸中毒　水杨酸能直接刺激呼吸中枢使其兴奋性升高，对正常刺激的敏感性也升高，因而出现过度通气。

（6）革兰氏阴氏性杆菌败血症　革兰氏阴性杆菌进入血液循环而繁殖，在体温、血压还没有发生变化时即可出现明显的通气过度，PCO_2 有低至 17mmHg 者，此变化非常有助于诊断。

（7）人工呼吸过度。

（8）肝硬化 肝硬化有腹水及血 NH_3 升高者可出现过度通气。可能系 NH_3 对呼吸中枢的刺激作用引起的。

（9）代谢性酸中毒 代谢性酸中毒得到快速纠正如使用 $NaHCO_3$ 纠正代谢性酸中毒，细胞外液（HCO_3^-）浓度迅速升至正常，但通过血脑屏障很慢，此时脑内仍为代谢性酸中毒，故过度通气仍持续存在。

（10）妊娠 妊娠有中等程度的通气增加，目前认为系黄体酮对呼吸中枢的刺激作用，一些合成的黄体酮制剂也有此作用。妊娠反应期因呕吐、饮食不足可发生酮症酸中毒，妊娠反应期过后则可发生呼吸性碱中毒，有时引起手足搐搦。

二、临床表现

（1）手、足、面部特别是口周麻木并有针刺样感觉。

（2）胸闷、胸痛、头昏、恐惧，甚至四肢抽搐。

（3）呼吸浅而慢。

（4）呼吸性碱中毒发生 6h 以内者，肾脏尚未显示出明显代偿功能时，称为急性呼吸性碱中毒。呼吸性碱中毒发生 6～18h 后，肾脏已显出代偿功能时，称为持续性呼吸性碱中毒，或称为慢性呼吸性碱中毒。

三、诊断

呼吸性碱中毒的诊断主要依据病史和动脉血气分析检测。动脉血气分析结果中原发性变化是 $PaCO_2$ 下降，使血 pH 上升；代偿性变化包括 HCO_3^-、BE、SB、TCO_2 等下降，pH 可能回到正常，CT 增高，K^+ 轻度降低，AG 轻度增高。计算 HCO_3^- 的代偿预计值，如实测 HCO_3^- 在代偿预测值范围内时，可诊断为急性或慢性呼吸性碱中毒；实测 HCO_3^- 大于代偿预测值范围上限时，可诊断为急性或慢性呼吸性碱中毒合并代谢性碱中毒；实测 HCO_3^- 小于代偿预测值范围下限时，可诊断为急性或慢性呼吸性碱中毒合并代谢性酸中毒。

四、治疗

（1）积极治疗其原发病，在治疗原发病的过程中能逐渐恢复。

（2）对过度通气的病人可给吸入含 5% 二氧化碳的氧气。

（3）对癔症及精神质病人可用较大的纸袋，罩于鼻、口上进行再呼吸，以增加动脉血二氧化碳分压，可以推动呼吸中枢，导入正常呼吸。

（4）手足搐搦者可静脉适量补给钙剂以增加血钙，缓注 10% 葡萄糖酸钙 10mL。

（5）胸腹部手术后咳痰时，因怕痛不敢深吸气，致使呼气长于吸气，从而发生呼吸性碱中毒时，亦可采用纸袋再呼吸法，或采取暂时强迫闭气的方法（以手指捏鼻、闭口 8～10s）可将呼吸导入正常。

（6）即时纠正低钾血症、高氯血症。

第十节 代谢性酸中毒

代谢性酸中毒（简称代酸）是指因体内 $NaHCO_3$ 丢失过多或细胞外液 H^+ 增多，使 HCO_3^- 消耗过多，导致 pH 下降（<7.35），即代谢性酸中毒使血浆 HCO_3^- 含量的原发性减少，是临床上最常见的酸碱平衡失调，代谢性酸中毒可以导致酸血症。

一、病因

代谢性酸中毒按不同 AG 值可分为 AG 增大型代谢性酸中毒

和 AG 正常型代谢性酸中毒，常见病因见表 8-6。

表 8-6　代谢性酸中毒常见病因

AG 增大型		AG 正常型	
血浆固定酸产生过多	血浆固定酸排泄障碍	HCO_3^- 丢失过多	血浆氯含量增加
水杨酸及甲醇中毒、乳酸酸中毒、糖尿病酮症酸中毒、酒精酮症酸中毒、饥饿	肾衰竭	腹泻、肠瘘、肠液吸引、肾小管性酸中毒、应用碳酸苷酶抑制剂	输入过多生理盐水、氯化铵治疗

二、临床表现

1. 心血管系统

心血管系统可因 pH 下降导致心肌代谢障碍、心肌收缩力下降、血管扩张等而出现不同程度的低血压、心力衰竭。严重酸中毒可伴心律失常、心动过速或过缓，严重的代谢性酸中毒可导致休克甚至死亡。

2. 呼吸系统

表现为呼吸加快加深，称为 Kussmaul 呼吸。这是代谢性酸中毒的重要临床表现。因为酸血症通过对中枢及周围化学感受器的刺激，兴奋呼吸中枢，从而使 CO_2 呼出增多，PCO_2 下降，酸中毒获得一定程度代偿，所以少部分患者可因在恢复过程中呼吸加深加快时间过长而发生呼吸性碱中毒。

3. 中枢神经系统

表现为头昏、乏力、嗜睡甚至昏迷，其机制为 pH 下降促使谷氨酸脱羧酶活性增高，从而使中枢神经系统中的谷氨酸在该种酶的作用下更多地转化为 γ- 氨基丁酸，而 γ- 氨基丁酸对中枢具有抑制作用。

三、诊断

1. 确定代谢性酸中毒的存在

同时进行动脉血气和血生化指标的测定。若 pH 值降低、碳酸氢根离子浓度过低、氢离子浓度过高或血 AG 特别高表示有代谢性酸中毒的存在，可根据 Henderson-Hasselbalch 公式（$H^+=24 \times PaCO_2/HCO_3^-$）来评价测定的实验室数据是否可靠。

进行全面的病史采集和体格检查有助于提示潜在的酸碱平衡紊乱，如呕吐、严重腹泻、肾功能不全、缺氧、休克等均提示可能存在代谢性酸中毒。

2. 判断呼吸代偿系统

一般情况下代谢性酸中毒所致的 $PaCO_2$ 代偿范围，可用简单的公式进行估计，最常用的为：① $PaCO_2=1.5HCO_3^-+8$；② $\Delta PaCO_2=1.2\Delta HCO_3^-$。凡实测值落在预计代偿值范围内，可诊断为代谢性酸中毒；凡实测值大于预计代偿值，可诊断为代谢性酸中毒合并呼吸性酸中毒；凡实测值小于预计代偿值，可诊断为代谢性酸中毒合并呼吸性碱中毒。

3. 计算阴离子间隙（AG）

在代谢性酸中毒的临床判断中，阴离子间隙（AG）有重要临床价值。按不同的 AG 值可分为高 AG 正常氯型及正常 AG 高氯型代谢性酸中毒。计算阴离子间隙有助于判断代谢性酸中毒的类型。

若 AG 升高提示乳酸酸中毒、酮症酸中毒、药物或毒物中毒或肾功能不全等；若 AG 不增高，首先需除外低白蛋白血症所造成 AG 不增高。如果无低白蛋白血症存在，酸中毒主要可能由 HCO_3^- 丢失以及过度产生一些酸，但它们所伴的阴离子在正常血中不存在；或者这些阴离子并不和 H^+ 或 NH_4^+ 一起排泄。

四、治疗

1. 病因治疗

乳酸酸中毒主要针对病因，以治疗原发病为主，碱的补充不宜首选，仅限于急性而严重的酸血症。

糖尿病酮症酸中毒（DKA）应及时输液、输注胰岛素，补充磷、钾、镁，严密监测血钾，监测 ABG。

2. 碱性药物治疗

严重者应选用碱性药物纠正，应用碱性药物纠正的适应证包括 pH＜7.20～7.25，或 HCO_3^-＜10～15mmol/L；临床用药如下。

① 5% 碳酸氢钠溶液，是临床常用的碱性药物。

② 11.2% 乳酸钠溶液，作用慢，在组织缺氧或肝功能不良等情况下，特别是乳酸酸中毒时不宜使用。

③ 三羟甲基氨基甲烷（THAM），对细胞内外的酸中毒均有纠正作用，在呼吸性酸中毒和代谢性酸中毒时均可使用，但其溶液为高度碱性（pH=10），静滴时务必注意确保药物不渗漏至血管外，以防发生药物外渗性静脉炎或血栓性静脉炎，而且此药大剂量快速静脉给药可抑制呼吸中枢并引起低血压、低血钙等。

④ 临床普遍采用的碱性药物是 5% 碳酸氢钠溶液，可根据预期 HCO_3^- 浓度，采用公式估算 5% 碳酸氢钠注溶液的用量，即 5% 碳酸氢钠溶液（mL）=（预期 HCO_3^- − 测得 HCO_3^-）× 体重（kg）× 0.5（公式中 0.5 即 0.3/0.6，因细胞外液以系数 0.3 计算，而 5% 碳酸氢钠溶液 1mL 相当于 0.6mmol）。应注意碱性药物不宜补给过多，开始应给予计算量的一半，以后根据监测结果适当补给。

3. 纠正体液失衡

如伴有体液电解质代谢失调，应先予以纠正。

第十一节　代谢性碱中毒

代谢性碱中毒（简称代碱）是指碱性物质在体内积蓄过多或酸性物质大量丢失，造成血浆 HCO_3^- 浓度原发性升高，使 pH 上升，本病临床上常伴有血钾过低。

一、临床表现

1. 呼吸系统

呼吸浅而慢，是呼吸系统对代谢性碱中毒的代偿现象，借助浅而慢的呼吸，得以增加肺泡内的 PCO_2，从而稳定 pH 值。

2. 中枢神经系统

中枢神经系统功能障碍，如烦躁不安、精神错乱、谵妄等，其主要发生机制是 pH 升高后 γ- 氨基丁酸转氨酶活性增强，使得中枢神经内谷氨酸生成增加，而谷氨酸系中枢兴奋性氨基酸。

3. 神经肌肉应激增高

由于血液偏碱时血中 Ca^{2+} 浓度降低，导致肌肉应激性增高，表现为口角抽动、手足搐搦、腱反射亢进等。

4. 组织缺氧表现

由于血红蛋白与氧的亲和力增加，导致氧运送至组织时不易从血红蛋白内释放，造成组织缺氧。

二、诊断

除根据临床症状外，还应根据血电解质变化和动脉血气分析结果做出判断。

动脉血气分析结果中原发性变化为 HCO_3^-、BE、SB、TCO_2 等增加，血液 pH 上升；代偿性变化为 $PaCO_2$ 上升（代偿往往不全），肾排出碱性尿（低钾碱时呈酸性尿）。

代谢性碱中毒的代偿预计公式如下。

$$\Delta PCO_2=0.7\times\Delta HCO_3^-\pm5。$$

$$PCO_2=40+0.7\times\Delta HCO_3^-\pm5。$$

（1）若测得的 $PCO_2\approx40+0.7\times\Delta HCO_3^-\pm5$，表示代谢性碱中毒已达最大限度的代偿。

（2）若测得的 $PCO_2<40+0.7\times\Delta HCO_3^-\pm5$，则可能为代谢性碱中毒合并呼吸性碱中毒，或系轻度代谢性碱中毒，或因发病时间不到 $12\sim24h$，尚未达到最大限度代偿，或因有刺激呼吸的因素存在。

（3）若测得的 $PCO_2>40+0.7\times\Delta HCO_3^-\pm5$，可能是代谢性碱中毒合并呼吸性酸中毒，或代谢性碱中毒合并代谢性酸中毒，或过度代偿的代谢性碱中毒。

三、治疗

以治疗病因为主，补氯治疗是主要措施：第一步计算氯缺乏量，氯缺乏量 $=0.2\times$ 体重（kg）$\times$ [100–Cl（mmol）]；第二步计算所需 0.9% 氯化钠注射液量，0.9% 氯化钠注射液量（L）= 氯缺乏量 /154。

（1）氯敏感性代谢性碱中毒可补充氯化钠、氯化钾、氯化铵，重症可补酸。补充氯化钾不能纠正低氯，同时补镁情况下纠正可能合并的低血钾症。HCl 风险高，有组织坏死风险，需经中心静脉输注。

（2）氯不敏感性代谢性碱中毒可以补钾、用保钾利尿药、乙酰唑胺等，甚至透析。

（3）必须实施肠胃减压者可以使用 PPI，但会以增加 NaCl 分泌为代价，也会引起低氯。

（4）常用酸性药物有盐酸精氨酸、稀盐酸、氯化铵等。

（5）碱血症致抽搐者，可补钙剂。

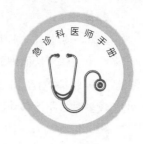

第九章
妇产科疾病

第一节　异位妊娠

受精卵在子宫体腔以外着床成为异常妊娠，习惯称宫外孕。异位妊娠以输卵管妊娠最常见，是一种常见多发的妇科急腹症，发病率 2%～3%，也是早期妊娠孕妇死亡的主要原因。

一、临床表现

1. 症状

典型症状为停经、腹痛与阴道流血，即异位妊娠三联征。

（1）停经　多有 6～8 周停经史。还有 1/4 无停经史，把异位妊娠的不规则阴道流血误认为月经，或由于月经过期仅数日而不认为是停经。

（2）腹痛　占 95%。发生输卵管妊娠流产或破裂之前，常表现为一侧下腹部隐痛或酸胀感；发生输卵管妊娠流产或破裂时，突感一侧下腹部撕裂样疼痛，常伴有恶心、呕吐、肛门坠胀、肩胛部放射性疼痛及胸部疼痛。

（3）阴道流血　占 60%～80%。色暗红或深褐，呈少量点滴状，少数患者流血量较多。

（4）晕厥与休克　由急性腹腔内出血及剧烈腹痛所致，出血量越多越快则症状出现越迅速越严重，但与阴道流血量不成比例。

2. 体征

（1）一般情况　腹腔出血不多，血压代偿性升高；腹腔出血较多，出现脉搏快而细弱，心率增快及血压下降等休克表现。

（2）腹部检查　下腹部压痛及反跳痛明显，但腹肌紧张轻微；出血较多时，叩诊移动性浊音阳性；部分患者可触及包块。

（3）妇科检查　阴道内常有来自宫腔的少许血液；阴道后穹隆饱满；宫颈摇摆痛；内出血多时，子宫有漂浮感；子宫一侧或后方可触及肿块，边界多不清，触痛明显。

二、诊断

1.HCG 测定

尿或血 HCG 测定是目前早期诊断异位妊娠的重要方法。HCG 水平低于正常的宫内妊娠；超过 99% 的异位妊娠患者 HCG 阳性。

2. 孕酮测定

低于正常宫内妊娠，对预测异位妊娠意义不大。

3. 超声诊断

超声检查对异位妊娠的诊断必不可少，经阴道 B 超检查较经腹部 B 超检查准确性更高。异位妊娠的声像特点：宫腔内未探及孕囊。

4. 经阴道后穹隆穿刺

是一种简单可靠的诊断方法，适用于疑有腹腔内出血的患者，常可抽出放置后不凝固的血液。若未抽出液体，也不能排除异位妊娠的诊断。

5. 腹腔镜检查

腹腔镜检查不再是异位妊娠诊断的金标准，但对部分诊断比较困难的病例，在腹腔镜直视下进行检查，可及时明确诊断，并可同时手术治疗。

6. 诊断性刮宫

很少应用，将宫腔排出物或刮出物做病理检查，切片中仅见蜕膜未见绒毛，有助于诊断异位妊娠。

三、鉴别诊断

（1）流产　无宫颈举痛或腹部压痛，且超声显示孕囊位于宫腔内。

（2）卵巢黄体破裂出血　黄体破裂多发生在黄体期或月经期。但有时也难与异位妊娠鉴别，特别是无明显停经史，阴道有不规则出血的患者，常需结合 HCG 进行诊断。

（3）卵巢囊肿蒂扭转　患者月经正常，无内出血征象，一般有附件包块病史，囊肿蒂部可有明显压痛。尿 HCG 阴性，经妇科检查结合 B 超即可明确诊断。

（4）卵巢巧克力囊肿破裂出血　患者有子宫内膜异位症病史，常发生在经前或经期，疼痛比较剧烈，可伴明显的肛门坠胀。经阴道后穹隆穿刺抽出巧克力样液体可确诊。若破裂处伤及血管，可出现内出血征象。

（5）急性盆腔炎　一般无停经史，无不规则阴道流血，腹痛呈持续性常伴发热，血中性粒细胞明显升高，经抗感染治疗有效，尿 HCG 阴性，超声检查输卵管无明显异常。

（6）急性阑尾炎　常有明显转移性右下腹疼痛，多伴发热、恶心呕吐、中性粒细胞增高；尿 HCG 阴性。

（7）输尿管结石　下腹一侧疼痛常呈绞痛，伴同侧腰痛，常有血尿，尿 HCG 阴性。结合 B 超和 X 线检查可确诊。

四、治疗

1. 手术治疗

（1）保守手术　适用于有生育要求的年轻妇女，根据受精卵着床部位和输卵管病变情况选择术式，3.9%～11%的患者术后发生持续性异位妊娠，需严密监测血 HCG。

（2）根治手术　适用于无生育要求的输卵管妊娠，内出血并发休克的急症患者。首选腹腔镜，除非生命体征不平稳需要快速剖腹止血。

2. 药物治疗

（1）适应证　① 输卵管妊娠未发生破裂或流产；② 输卵管妊娠包块直径≤4cm；③ 血 HCG<2000U/L；④ 无明显内出血；⑤ 异位妊娠确诊和排除宫内妊娠的患者。

（2）多全身用药，也可采用局部用药。全身用药常用甲氨蝶呤，剂量为 0.4mg/(kg·d)，肌注，5 日为一疗程。单次剂量肌注常用 1mg/kg 计算，在治疗第 4 日和第 7 日测血清 HCG，若治疗后 4～7 日血 HCG 下降<15%，应重复剂量治疗，每周重复测血 HCG，直至血 HCG 降至 5U/L，一般需 3～4 周。局部用药：超声引导下穿刺或在腹腔镜下将甲氨蝶呤直接注入输卵管的妊娠囊内。

（3）治疗期间应用 B 超及血 HCG 严密监护。

3. 期待治疗

① 适用于病情稳定的患者；② 血 HCG<1000U/L 且呈下降趋势的患者；③ 输卵管妊娠包块直径<3cm 或未探及；④ 无腹腔内出血。期待治疗必须向患者说明病情及征得同意。在观察发现患者血 HCG 水平下降不明显或又升高，或出现内出血征象，均应及时改行药物治疗或手术治疗。

第二节　痛经

痛经（dysmenorrhea）为最常见的妇科症状之一，指行经前后或月经期出现下腹部疼痛、坠胀，伴有腰酸或其他不适。症状严重者影响生活和工作。

一、临床表现

（1）原发性痛经在青春期多见，常在初潮后 1～2 年内发病。

（2）疼痛多自月经来潮后开始，最早出现在经前 12h，以行经第 1 日疼痛最剧烈，持续 2～3 日后缓解，疼痛常呈痉挛性，通常位于下腹部耻骨上，可放射至腰骶部和大腿内侧。

（3）可伴有恶心、呕吐、腹泻、头晕、乏力等症状，严重时面色发白、出冷汗。

（4）妇科检查无异常发现。

二、诊断与鉴别诊断

根据月经期下腹坠痛，妇科检查无阳性体征，临床即可诊断。诊断时需与子宫内膜异位症、子宫腺肌病、盆腔炎性疾病引起的继发性痛经鉴别。

三、治疗

1. 一般治疗

应重视心理治疗，足够的休息和睡眠、规律而适度的锻炼、戒烟均对缓解疼痛有一定的帮助。疼痛不能忍受时可辅以药物治疗。

2. 药物治疗

（1）前列腺素合成酶抑制药　月经来潮即开始服用药物效果佳，连服 2～3 日。常用的药物有布洛芬等。布洛芬 200～400mg，每日 3～4 次。

（2）口服避孕药　适用于要求避孕的痛经妇女，疗效达 90%以上。

第十章
理化因素损伤及动物致伤

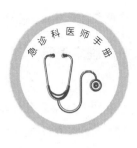

第一节　烧烫伤

烧烫伤是指各种热源、光电、放射线等因素所致的人体组织损伤，本质是蛋白质变性。热源包括热水、热液、热蒸汽、热固体或火焰等。

一、临床表现

1. 烧伤面积估算

（1）手掌法　以伤员自己的一侧五指并拢的手掌面积为 1%。

（2）九分法　将人体各部分分别定为若干个 9% 的体表总面积（表 10-1）。

表 10-1　九分法

部位	各部位表面积 /%	表面积 /%
头颈	发部 3+ 面部 3+ 颈部 3	9
双上肢	双手 5+ 双前臂 6+ 双上臂 7	9×2
躯干	躯干前 13+ 躯干后 13+ 会阴 1	9×3
双下肢	双臀 5+ 双大腿 21+ 双小腿 13+ 双足 7	9×5+1

2. 烧伤深度判断

三度四分法（表 10-2）。

表 10-2 三度四分法

烧伤深度	受损组织	局部感觉	预后
Ⅰ度烧伤 （红斑型）	仅伤及皮肤表皮浅层	灼痛感	3～5天愈合 不留瘢痕
Ⅱ度烧伤 （水疱型）	浅Ⅱ度伤：表皮的生发层与真皮乳头层	感觉过敏	2周可愈合 不留瘢痕
	深Ⅱ度伤：皮肤真皮乳头层及真皮深层	感觉迟钝	3～4周愈合 留有瘢痕
Ⅲ度烧伤 （焦痂型）	全皮层，甚至达到皮下，肌肉或骨骼	感觉消失	肉芽组织生长后形成瘢痕

3. 烧伤严重程度分度

（1）轻度烧伤 Ⅱ度烧伤面积在 10% 以下。

（2）中度烧伤：Ⅱ度烧伤总面积达 11%～30%；或Ⅲ度烧伤面积在 10% 以下。

（3）重度烧伤 烧伤总面积 31%～50%；或Ⅲ度烧伤面积达 11%～20%；或烧伤面积虽不足 31%，但全身情况较严重或已有休克、呼吸道吸入性损伤、化学中毒等并发症。

（4）特重度烧伤 烧伤总面积在 50% 以上；或Ⅲ度烧伤面积在 20% 以上；或已有严重并发症。

二、治疗

（一）现场急救

（1）迅速去除致伤原因 尽快扑灭火焰，脱去着火的衣物；用冷水连续冲洗，或将烧烫伤的四肢浸泡在干净的冷水里 15～30min，或用冰冷浸湿的毛巾、纱垫等敷于创面，直至感受不到疼痛和灼热为止。

（2）注意有无呼吸停止、开放性气胸、大出血等危及病人生命的情况，若有应先实施相应的急救处理。

（3）妥善保护创面　可用干净敷料布类保护；或局部涂烫伤膏，用保鲜膜覆盖。

（4）保持呼吸道通畅　火焰烧伤常伴烟雾、热力等吸入性损伤，应注意保持呼吸道通畅。

（5）建立静脉通路　严重口渴、烦躁不安者常提示休克严重，应立即建立静脉通道加快输液。不具备输液条件者可口服含盐饮料。

（二）入院处理

1. 轻度烧伤

主要为创面处理。包括清洁创周健康皮肤，创面可用1∶1000苯扎溴铵或1∶2000氯己定清洗、移除异物；浅Ⅱ度水疱如无污染应予保留，深度烧伤的水疱应予清除；包扎时可添加适量抗生素，包扎范围应超过创周5cm；不适合包扎处，则予以暴露疗法；预防性使用抗生素和正确预防破伤风。

2. 中度以上烧伤

立即建立静脉通道，输液防治休克；一旦发生窒息，应立即进行心肺复苏，严重吸入性损伤应及早行气管切开；留置导尿管，观察每小时尿量；清创，如果焦痂压迫影响血液循环或呼吸，应行焦痂切开减张术；正确预防破伤风，并用抗生素防治感染。

第二节　电击伤

电击伤是指一定量的电流引起机体组织损伤和功能障碍，甚至死亡。电能转化为热能还可造成电烧伤。其严重程度取决于电流强度和性质、电压、接触部位的电阻、接触时间长短和电流在体内的路径等因素。

一、临床表现

1. 局部表现

电流通过人体有"入口"和"出口"，入口处较出口处重。电流经过的区域常炭化，形成裂口或洞穴；烧伤可到达肌肉，筋膜甚至骨骼，损伤范围常外小内大；没有明显的坏死层面；局部渗出较一般烧伤重，包括筋膜腔内水肿；由于邻近血管的损害，经常出现进行性坏死，坏死范围可扩大数倍；肢体因屈肌收缩而处于屈曲位。

2. 全身表现

轻者恶心、心悸、头晕或短暂的意识障碍等；重者昏迷，呼吸、心搏暂停，但如果及时抢救多可恢复。电休克恢复后，病人在短期内尚可遗留头晕、心悸、耳鸣、眼花、听觉或视觉障碍等，但多可自行恢复。

二、治疗

1. 现场急救

使病人迅速脱离电源，或切断电源，或用不导电的物体拨开电源；在未切断电源以前，急救者切记不要接触伤员，以免自身触电。呼吸、心跳骤停者进行心肺复苏，应坚持更长的时间，直至呼吸恢复稳定为止；复苏后或复苏的同时应迅速转送到最近的医疗单位，并注意心电监护。

2. 液体复苏

早期补液量应多于一般烧伤，不能根据其表面烧伤面积计算，对深部组织损伤也应充分估计。在多补充液体的同时，应补充碳酸氢钠以碱化尿液；还可用甘露醇利尿，每小时尿量应高于一般烧伤的标准。

3. 创面处理

清创时应注意切开减张，包括筋膜切开减压。早期坏死范围不易确定时，应尽早做彻底的探查，切除坏死组织。在彻底清创后，可应用皮瓣修复。床旁应常备止血带与止血包，因为在休息时，血管悄然破裂会导致大量出血而休克，因此也应密切关注继发性出血。

4. 预防感染

早期全身应用较大剂量的抗生素。因深部组织坏死，局部供血、供氧障碍，应特别警惕厌氧菌感染，局部应暴露，过氧化氢溶液清洗、湿敷。正确预防破伤风感染。

第三节 中暑

中暑是指人体在高温环境下，由于水和电解质丢失过多，散热功能障碍，引起的以中枢神经系统和心血管功能障碍为主要表现的热损伤性疾病，是一种威胁生命的急症。

一、临床表现

根据临床表现，中暑可分为先兆中暑、轻症中暑、重症中暑。其中重症中暑又分为热痉挛、热衰竭和热射病。

1. 先兆中暑

在高温环境下，出现头痛头晕、口渴多汗、四肢无力、四肢发酸、注意力不集中、动作不协调等，体温正常或略升高。

2. 轻症中暑

除上述症状外，体温往往在 38℃ 以上，伴有面色潮红、大量出汗、皮肤灼热，或出现四肢湿冷、面色苍白、血压下降、脉搏增快等。

3. 重症中暑

（1）热痉挛　四肢、腹部、背部的肌肉痉挛、收缩、疼痛，尤以腓肠肌为特征，阵发性发作，意识清楚，体温正常，是热射病的前兆。实验室检查有低钠血症、低氯血症。

（2）热衰竭　大汗，极度口渴，乏力，头痛，恶心呕吐，体温高，可有明显脱水症状如心动过速、直立型低血压或晕厥，无明显中枢神经损伤表现。实验室检查可有低钠血症和低钾血症。

（3）热射病　是中暑最严重的类型，表现为高热，体温可达40℃或以上，抽搐，昏迷，多汗或无汗，心率快，周围循环衰竭或休克，弥散性血管内凝血，多器官功能不全等。病死率较高。实验室检查有白细胞和中性粒细胞增高，代谢性酸中毒，轻度低钠血症和低钾血症。

二、诊断

（1）高温、高湿、通风不良环境的暴露史。

（2）高热、昏迷、抽搐等临床表现是中暑诊断的关键。

三、鉴别诊断

中暑应与化脓性脑脊髓膜炎、脑血管意外（脑出血或梗死）、震颤性谵妄、中毒性细菌性痢疾、甲状腺危象、高渗高血糖非酮症综合征合并感染进行鉴别。以腹痛为首发症状的热痉挛患者，应注意与急腹症进行鉴别。

四、治疗

1. 先兆及轻症中暑的急救

立即转移至阴凉通风处，补充水或淡盐水，并休息恢复。

2. 重症中暑的急救处理

（1）降温治疗

① 物理降温：根据条件使用冰水擦浴、4℃水浴、低温毯等，配合冰帽和电扇，腋窝、腹股沟放置冰袋，也可由双腔管注入冰冷的平衡盐液灌洗胃和结肠，待肛温降至38.5℃时，暂时停止降温，继续观察。

② 药物降温：寒战时可应用氯丙嗪静脉输注，并同时监测血压。不推荐使用非甾体抗炎药降温。

（2）支持治疗　通畅气道，吸氧，静脉补充平衡盐溶液，纠正酸中毒和电解质紊乱。早期使用肾上腺皮质激素静滴，可平缓降温，防止溶血，防止脑水肿。疑有脑水肿和急性肾衰竭者可试用甘露醇。休克用升压药，但不宜用血管收缩性升压药。心衰时可静脉用洋地黄药物。

第四节　动物致伤

一、诊疗原则

（一）伤情评估

（1）首先应检查伤口有无活动性出血。存在活动性出血的伤口首选压迫止血，对于压迫后仍有出血的四肢伤口应采用止血带止血。

（2）应检查并记录伤口部位、大小、形状、深度、受污染程度、有无明显异物残留等。

（3）应询问患者受伤时间、致伤方式、基础疾病及过敏史、免疫史（是否接种过狂犬病疫苗、破伤风疫苗等）。

（4）评估动物系家养、野生或流浪，动物免疫接种史，动物是否呈现病态。

（5）生命体征评估　主要应依据 ABC 原则即 A（airway）维持气道通畅、B（breathing）维持呼吸正常、C（circulation）维持循环稳定。

（二）伤口处理

1.伤口冲洗

（1）无论患者是否曾经自行冲洗伤口，接诊医师均应仔细进行伤口冲洗。为减轻患者疼痛，可酌情进行局部麻醉。

（2）对于皮肤伤口，应使用肥皂水和一定压力的流动清水交替冲洗伤口约 15min。

（3）冲洗时应避免水流垂直于创面，应让水流方向与创面成一定角度，以提高冲洗效果并减少冲洗导致的组织损伤。

（4）对于污染严重和就诊延迟（超过 6h）的病例，冲洗的同时用无菌棉球或无菌纱布擦拭创面以利于更彻底地清除创面附着的污染物。

（5）对于小而深的伤口，应考虑在解剖学允许的情况下，适当扩创后冲洗。如不能扩创，应考虑将冲洗设备（如注射器针头）深入伤口中冲洗，避免伤口内水流交换不充分。最后用生理盐水冲洗伤口以避免肥皂液残留，再用无菌脱脂棉将伤口处残留液吸干。

（6）对于眼睛和黏膜伤口，应用清水或生理盐水冲洗约 15min。

2.伤口消毒

彻底冲洗后用碘伏消毒伤口内部。

3.伤口清创

（1）伤口清创越早越好，6h 内最好。

（2）术中应仔细探查伤口，避免遗漏肌腱、血管、神经、骨等深部组织损伤，并避免异物残留于伤口内。

（3）必要时可适当扩大伤口，肢体部位沿纵轴切开，经关节的切口做 S 形切开；由浅至深，切除失活的组织，清除血肿、凝血块和异物，对损伤的肌腱和神经酌情进行修复或用周围组织掩盖。

（4）最后用生理盐水冲洗伤口并彻底止血。

4. 伤口闭合

（1）伤口是否进行一期缝合需要综合考虑多方面因素，如受伤时间、受伤部位、伤口的污染程度、病例的基础健康状况以及医务人员的临床经验等。

（2）对于存在高感染风险因素的病例应避免一期缝合，如就诊延迟（超过 6h），不易冲洗清创、伴有广泛软组织缺损的伤口等，此类伤口应充分冲洗、清创、开放引流，可用透气性敷料覆盖创面，伤口内可放置引流条或引流管，以利于伤口污染物及分泌物的排出，3～5 天后根据伤口情况决定是否延期缝合。

（3）伤后 6h 以内就诊的头面部伤口，由于美观的需求较高，并且头面部供血丰富，建议进行一期缝合。

5. 伤口包扎

（1）一般采用导流性较好的惰性敷料，如吸水纱布、灭菌脱脂棉、绷带等。

（2）包扎的方式需注意防止过于紧密的包扎，进而造成局部血运障碍。

（三）预防伤口感染

（1）预防伤口感染的关键在于尽早正确地进行彻底的伤口清洗、清创及伤口覆盖或闭合。

（2）对于表浅的伤口，不需预防性使用抗生素。对存在感染高危因素或已出现伤口感染的患者，推荐预防性或治疗性使用抗生素。对于深部的轻度或中度感染应使用口服抗生素治疗，重度或严重感染的高危患者需尽快静脉输注抗生素。

（3）对接受了口服抗生素治疗疗效不佳，有全身感染症状或重症的患者可更改为静脉给药。

（4）在应用抗生素前，取伤口分泌物和血液等进行病原体分离培养、免疫学检查或分子生物学检测。

（5）得到细菌培养和药敏试验结果后应根据药敏试验结果调整抗生素使用。

（四）稳定生命体征

对危及生命的患者，首先要稳定生命体征，关键在于维持气道通畅，给予呼吸支持、循环支持，稳定血流动力学，镇痛镇静。

（五）过敏性休克治疗

（1）肾上腺素是治疗严重过敏的首选药物。① 如症状控制不佳，可能需要多次重复给药。② 抢救过敏性休克时，应常规仰卧位、下肢抬高、松衣扣、保持呼吸道畅通、吸氧及液体复苏等。

（2）支气管痉挛、呼吸困难者，可吸入短效 β_2 受体激动药。

（3）去甲肾上腺素、多巴胺等血管活性药物可酌情使用。

（4）严密监测生命体征，发生呼吸、心跳骤停时立即行心肺复苏等。

（5）轻者口服氯雷他定、西替利嗪等抗组胺药物或肌注苯海拉明等。

（6）地塞米松 5～10mg 静脉注入；快速补充血容量，平衡盐液 500～1000mL 静滴。

二、犬咬伤

犬咬伤是动物致伤中最为常见的类型。一方面可导致人体组织的皮肤破损、组织撕裂、出血和感染等损伤。另一方面还可引起狂犬病、破伤风、气性坏疽等特殊感染。犬咬伤是急诊外科常见的问题，正确的早期伤口处理、污染伤口预防性抗生素应用、根据需要及免疫史进行狂犬病、破伤风等疾病的预防是犬咬伤处理基本原则。

（一）临床表现

犬咬伤可导致多种组织损伤，如划伤、穿刺伤、撕裂伤等。大型犬的咬合可产生强大力量并伴有撕扯，可导致严重损伤。当大龄儿童或成人被犬咬伤时，四肢是最易受伤的部位；致死性的损伤通常发生在幼儿的头部和颈部。伤口感染包括发热、红肿、压痛、脓性分泌物和淋巴管炎等。

（二）辅助检查

对于有感染的咬伤伤口和全身性感染体征的患者，需要在应用抗生素的同时进行伤口分泌物培养、血培养、高通量测序等检查以明确病原体。超声检查可有助于识别感染伤口的脓肿形成以及定位伤口内的异物。关节附近的深部咬伤有必要行 X 线平片或 CT 检查，以评估骨或关节破坏程度以及有无异物存在（如嵌入的牙齿）。

（三）治疗

1. 伤口处理

（1）伤口冲洗和清洗　用肥皂水（或其他弱碱性清洗剂）和一定压力的流动清水交替清洗所有咬伤处约 15min，然后用无菌纱布或脱脂棉将伤口处残留液吸尽，若清洗时疼痛剧烈，可给予局部麻醉，如条件允许，可以使用专业的清洗设备对伤口内部进行冲洗，以确保达到有效冲洗，最后用生理盐水冲洗伤口，避免在伤口处残留肥皂水或其他清洗剂。

（2）消毒处理　彻底冲洗后用稀碘伏清洗伤口内部，浅小的伤口可常规消毒处理。

（3）清创及扩创 犬咬伤伤口（尤其撕裂伤）清创去除坏死组织，必要时行扩创术。

（4）伤口闭合 单纯撕裂伤伤口、面部撕裂伤等可以选择Ⅰ期修复。6h以上的伤口、易感染患者的伤口不建议进行Ⅰ期伤口闭合，定时更换敷料，至受伤72h以后可视伤口情况行延迟闭合。

2. 预防感染

对于以下高危伤口，建议预防性应用抗生素。如深部刺伤；挤压伤；静脉和（或）淋巴受损区域的伤口；手部、生殖器、面部、靠近骨或关节等部位需要闭合的伤口；发生在缺乏抵抗力的宿主的咬伤。

如咬伤伤口疑似被感染，在应用抗生素前，取伤口分泌物和血液做需氧菌及厌氧菌培养；如已经形成脓肿或怀疑存在骨、关节或其他重要深部结构的感染，可能需进行手术探查和清创术，引流物应送需氧及厌氧菌培养；对接受了口服抗生素治疗疗效不佳，有全身感染症状或感染有进展的患者应根据药物敏感试验结果更换抗生素或更改为静脉给药。

3. 预防狂犬病

属狂犬病感染高风险。详见"第十二章第三节狂犬病"。

4. 预防破伤风

属破伤风感染高风险。详见"十一、破伤风"。

三、猫抓咬伤

猫抓咬伤一方面可能造成机械性损伤，另一方面可能造成狂犬病与破伤风等并发症，主要通过猫口腔和爪子上的菌群侵入破损皮肤或黏膜。

（一）临床表现

（1）红肿热痛　猫抓咬伤后常合并出血、疼痛、肿胀、畸形和功能障碍。

（2）猫抓病　一种常常以自限性局部淋巴结肿大为典型特征的感染性疾病，在病原体侵入皮肤后 3～10 日发生，常伴有发热，有压痛和淋巴结部位皮肤红斑，淋巴结肿大常见于侵入部位的近端。眼部损害伴耳前淋巴结肿大常提示猫抓病。

（3）猫癣　多为环形皮疹，边缘有红色小疙瘩或小水疱，可有凸起、痒感。

（4）淋巴管炎　多见于四肢，伤口近侧可出现一条或多条红线，局部硬肿并有压痛，伴有发热、恶寒、乏力等全身临床表现。

（二）诊断

（1）诊断依据　患者有明确猫抓咬伤病史，结合症状、体征和相关辅助检查作出诊断。

（2）伤情评估　进行生命体征评估（A、B、C 原则），伤口评估（伤口的部位、类型、伤口感染等）以及免疫史（致伤猫的来源、免疫史和伤者的免疫史）的评估。

（3）实验室检查　猫抓病早期可有白细胞计数减少，淋巴结化脓后可有白细胞计数轻度升高、中性粒细胞升高、血沉加快等。

（三）治疗

1. 伤口处理

针对活动性出血，应首先采用压迫止血的方式进行止血，再进行伤口处理，包括伤口分级、伤口冲洗、伤口清创和伤口闭合。

（1）伤口分级　猫抓咬伤口属高感染风险伤口。一般只有 6h 以内的头面部伤口建议进行一期缝合。其他情况不建议缝合。

（2）伤口冲洗　推荐用一定压力的肥皂水和流动清水交替冲

洗伤口约 15min。冲洗时水流宜与伤口成一定角度，避免垂直于创面，以减少冲洗导致的组织损伤。对于小而深的伤口，应扩创后进行冲洗。对于污染严重的伤口，应使用稀碘伏或其他适用于皮肤和黏膜的消毒剂冲洗伤口内部。最后，用生理盐水冲去残留肥皂水或其他消毒剂。

（3）伤口清创 猫抓咬伤患者需视情况清除坏死组织，必要时行扩创术。

（4）伤口闭合 应根据猫抓咬伤的致伤时间、致伤部位、伤口污染程度、伤者健康状况和医务人员的临床经验等决定闭合。

2. 镇静镇痛

对猫抓咬伤部位应视情况给予适当镇痛治疗；对躁动患者，应给予镇静治疗。

3. 抗感染

由于猫咬伤后继发感染的比例较高，严重猫抓咬伤建议使用抗生素预防感染；小而表浅的皮肤感染，可以局部外用抗生素软膏涂抹于患处；对于有脓性分泌物的伤口，需对伤口清创消毒，将脓性分泌物清除干净，露出新鲜的组织；相对严重的感染，需要口服应用抗生素或者静脉应用抗生素治疗感染。

4. 免疫治疗

猫抓咬伤后有罹患狂犬病的风险，对于狂犬病Ⅲ级暴露患者早期应使用被动免疫制剂预防。所有的猫抓咬伤患者均应进行狂犬病和破伤风疫苗接种预防相关疾病。

5. 心理治疗

部分猫抓咬伤患者会出现创伤后应激障碍（post-traumatic stress disorder，PTSD），害怕接触动物，甚至看到动物就会联想到狂犬病。因此，必要时应就诊专门医疗机构给予心理干预。

四、鼠咬伤

啮齿动物致伤位居犬咬伤、猫咬伤之后，成为第三大动物致伤来源，其中以鼠咬伤为主。咬伤后除局部创伤所致功能障碍外，还可因伤口途径传播感染性疾病。鼠咬伤可直接传播疾病，由动物所带病原体通过破损皮肤或黏膜致人感染，如鼠咬热；也可间接传播疾病，由动物所带寄生虫，如跳蚤等致人感染，如鼠疫。

（一）临床表现

1. 局部表现

鼠咬伤局部见锯齿状鼠齿痕，成对，楔形，浅表，仅达浅筋膜，创口较小，出血症状轻微，局部疼痛。伤口处理不当易引发感染，如发红、疼痛、肿胀，局部淋巴结肿大，甚至伤口化脓溃烂，经久不愈，进而引起败血症。

2. 特异性表现

（1）鼠咬热　可由念珠状链杆菌或小螺菌两种细菌引起，不同细菌导致的临床表现不同。

① 念珠状链杆菌鼠咬热：潜伏期 3～21 天，一般为 2～3 天。多表现为突起高热，伴有寒战、呕吐、头痛、剧烈背痛、关节酸痛等脓毒血症症状。

② 小螺菌鼠咬热：潜伏期 2～3 周。症状包括反复发热、咬伤处溃疡、伤口周围肿胀、淋巴结肿大和淋巴管炎。

（2）肾综合征出血热　主要为汉坦病毒感染引起，接触感染鼠的血液、体液及排泄物均可致汉坦病毒感染。多数患者早期无特异性临床表现；少部分患者可出现发热、出血、急性肾损伤等症状。常可分为五个时期，即发热期、休克期、少尿期、多尿期和恢复期。

（3）破伤风　破伤风的症状主要有全身肌肉疼痛性痉挛，逐渐发展可出现张口困难、苦笑面容，以致牙关紧闭，进一步加重可表现为颈僵硬、角弓反张、板状腹等。

（二）诊断

具有鼠接触史，局部创伤表现和符合肾综合征出血热、鼠咬热、破伤风等特异性表现是诊断的主要依据。

（三）鉴别诊断

鼠咬伤常需与毒蛇咬伤、蜘蛛咬伤等鉴别。

（1）毒蛇咬伤　局部可见两颗较大呈".."分布的毒牙咬痕，亦有呈"：："形，除毒牙痕外，还出现副毒牙痕迹的分布形状。伤口多有剧痛难忍或麻木感、出血不止等症状，咬伤肢体短时间内可出现肿胀、瘀斑、血疱、水疱，甚至出现骨筋膜室综合征、组织坏死。

（2）蜘蛛咬伤　可无牙印牙痕，部分可见 2 个点状"牙痕"。蜘蛛咬伤处有剧烈针刺样疼痛，可见小片青紫伴周围发红，多有皮疹及轻度水肿，有些咬伤患者可见皮肤周围水疱或组织坏死病变。

（四）治疗

1. 伤情评估

（1）伤口评估　评估伤口的部位、类型、大小、深度，有无神经、血管、肌腱、骨骼等损伤，有无软组织缺损，有无异物残留。

（2）致伤动物评估　评估动物系家养、野生或流浪，动物免疫接种史，动物是否呈现病态。

（3）致伤方式及情景评估　致伤方式（抓挠、噬咬、舔舐等），致伤情景是因动物受激惹而发动袭击还是非激惹状态的主动袭击。

（4）患者评估　患者年龄、营养状况、基础疾病史、遗传病史、服药史、免疫接种史。

（5）影像学评估　必要时完善 DR 或 CT 检查，明确有无骨折、异物残留等。

2. 伤口处理

包括伤口冲洗、伤口清创和伤口闭合。详见概论诊疗原则。

3. 抗感染

抗感染使用青霉素类抗生素。

4. 狂犬病预防

低风险类，经充分评估后若有必要，可根据现行狂犬病暴露预防处置规范进行致伤后预防。

5. 破伤风预防

属破伤风感染高风险，需结合患者既往免疫接种史评估破伤风感染风险。详见"十一、破伤风"。

6. 并发症及治疗

（1）鼠咬热　应重视伤口局部的早期规范处理。两种病原体感染均可用抗生素治疗，总疗程 14 天，首选静脉给予青霉素或头孢曲松 5～7 天，余下疗程可序贯口服阿莫西林或青霉素 V 钾。对青霉素或头孢菌素过敏者，可口服多西环素或四环素，疗程 14 天。如有心内膜炎等并发症时，青霉素剂量应增加，疗程 4～6 周。

（2）肾综合征出血热　卧床休息，维持电解质平衡，维持血压稳定，防止无尿状态体内电解质平衡紊乱，严重患者常伴有肾功能不全，应考虑进行血液透析。为了避免导致更严重的急性肾损伤，治疗期间应避免使用非甾体抗炎药。

（3）破伤风　灭活循环毒素，消除伤口中破伤风梭状芽孢杆菌、控制肌肉痉挛、治疗自主神经功能障碍、气道管理、一般支持性措施和并发症的防治以及免疫预防。

7. 心理治疗

部分啮齿动物致伤患者会出现创伤后应激障碍（PTSD），表现为恐惧、不敢接触该类动物，啮齿动物致伤患者需心理康复治疗时可就诊专门医疗机构。

五、蛇咬伤

蛇咬伤是常见的动物致伤疾病，无毒蛇咬伤主要造成局部损伤，毒蛇咬伤则是因毒液从伤口进入人体而引起的一种急性全身中毒性疾病。由于毒蛇咬伤发病急骤，病情发展迅速，若得不到及时正确的救治，蛇毒可迅速在体内扩散而影响机体多器官功能，导致机体代谢紊乱、多器官功能衰竭，甚至死亡。蛇毒按其主要毒性成分与生物效应分为神经毒素、血液毒素、细胞毒素和混合毒。

（一）临床表现

1. 无毒蛇咬伤的临床表现

无毒蛇咬伤部位可见两排小锯齿状的牙痕，伴有轻微的疼痛和出血，数分钟出血可自行停止，疼痛渐渐消失，局部无明显肿胀、坏死。全身症状不明显，可表现为轻度头晕、恶心、心悸、乏力等，部分患者也会出现全身过敏表现。

2. 毒蛇咬伤的临床表现

毒蛇咬伤局部可见两颗较大呈"‥"分布的毒牙咬痕，亦有呈"：："形，除毒牙痕外，还出现副毒牙痕迹的分布形状。多有剧痛难忍、出血不止等症状，咬伤肢体短时间内可出现肿胀、瘀斑、血疱、水疱，甚至出现骨筋膜室综合征、组织坏死。依据蛇毒种类不同，全身表现各不相同。

（1）血液毒的表现　常见于蝰蛇、五步蛇、烙铁头、竹叶青等毒蛇咬伤。全身表现为各部位出血，如鼻腔、牙龈、尿道、消化道，甚至颅内可出现出血；血管内溶血时有黄疸、酱油样尿，严重者出现急性肾功能衰竭；合并弥散性血管内凝血（DIC）时除全身出血外，还会出现皮肤湿冷、口渴、脉速、血压下降等休克表现。

（2）神经毒的表现　多见于银环蛇、金环蛇咬伤。全身表现为咬伤创口发麻，疼痛不明显，无明显渗出，常常被忽视。早期症状轻微，1～4h后可出现头晕、恶心、呕吐、流涎、视物模糊、眼睑下垂、语言不清、肢体软瘫、张口与吞咽困难，引起呼吸肌麻痹，最终可导致急性呼吸衰竭甚至自主呼吸停止。

（3）细胞毒的表现　见于眼镜蛇咬伤等。细胞毒可导致肢体肿胀、溃烂、坏死，可继发心肌损害、横纹肌溶解、急性肾损伤，甚至多器官功能障碍综合征。

（4）混合毒的表现　常见于眼镜王蛇及蝮蛇咬伤等。混合毒可表现两种及两种以上毒素引起的症状，如眼镜王蛇咬伤以神经毒素表现为主，合并细胞毒素表现。

3. 毒蛇咬伤的病情程度

（1）轻度　仅有局部的表现，如疼痛、淤血、非进行性肿胀。

（2）中度　肿胀进行性发展，有全身症状和体征，实验室检查结果异常。

（3）重度　意识改变，呼吸窘迫，血流动力学不稳定，甚至休克等。

（二）实验室检查

（1）血常规　可见白细胞增高，中性粒细胞升高，核左移；出血过多或溶血时红细胞减少，血红蛋白下降；出现 VICC 时可伴血小板减少。一般来说，不同类型的蛇毒有不同的表现，银环蛇咬伤血常规可没变化；含血液毒可引起血小板下降，其中五步蛇及圆斑蝰蛇咬伤可能会引起血小板严重下降。

（2）凝血功能 凝血功能结果异常，有助于血液毒素中毒的诊断。血栓弹力图有助于评估蛇毒对出凝血影响程度。

（3）血生化检查 毒蛇咬伤可出现转氨酶、胆红素、肌酐升高，有助于判断毒蛇咬伤的严重程度。

（4）有条件可以使用酶联免疫吸附检测法（ELISA）、质谱、色谱等方法明确相关蛇毒。

（三）诊断

蛇咬伤诊断主要依据蛇咬伤病史及相应的临床表现。病史询问的重点是蛇咬伤的时间、地点、症状和体征。可以根据发病地域，患者捕捉到、拍摄到蛇的照片或已看见蛇并能通过图谱进行辨认判断蛇种类。结合患者临床症状、体征及实验室检查结果等判断病情严重程度。

（四）鉴别诊断

（1）毒蛇咬伤与无毒蛇咬伤的鉴别 主要靠牙痕和中毒症状轻重鉴别。无毒蛇牙痕为锯齿状，毒蛇为一对或3～4个较深的牙痕。无毒蛇咬伤一般无全身症状，局部症状亦较轻。毒蛇有严重的全身症状，甚至危及生命。

（2）何种毒蛇咬伤的鉴别 根据蛇的形态和临床表现判定何种毒蛇咬伤。

（五）治疗

治疗要点是迅速破坏和清除局部毒液，减缓毒液吸收，早期足量使用抗蛇毒血清。

1. 现场自救

（1）防止毒液扩散和吸收 被毒蛇咬伤后，不要惊慌失措，奔跑走动，这样会促使毒液快速向全身扩散。伤者应立即坐下或卧下，迅速用可以找到的鞋带、裤带或植物藤将伤口的近心端约

5cm 处捆住，防止毒素继续在体内扩散。绑扎无需过紧，它的松紧度掌握在能够使被绑扎的下部肢体动脉搏动稍微减弱为宜。每隔 15～20min 松解 1～2min 以防止肢体缺血坏死。

（2）迅速排除毒液　利用周围的清洁水源或肥皂水反复冲洗伤口，或将伤处浸入凉水中，逆行推挤使部分毒液排出。咬伤时间在 5min 以内且医务人员要 30min 以上才能赶到的情况下，应切开伤口并吸出毒液（吸者无口腔病变），随吸随漱口。

（3）注意事项　① 尽量记住蛇头、蛇体、斑纹和颜色等特征，有条件者拍摄留存致伤蛇的照片；② 去除受伤部位的各种受限物品，以免因后续的肿胀导致无法取出，加重局部损害；③ 如果需移动病人，应抬着他，而不要让他自己走动；④ 同时呼叫 120，及早转送至有条件的救治医院。

2. 院前急救处理

（1）评估生命体征　遵循 A、B、C 原则，心跳骤停应立即行胸外心脏按压，如果呼吸困难要尽快建立人工呼吸，尽早转运至有条件救治的医院进一步处置。

（2）伤口早期的初步清创　早期可采用生理盐水、过氧化氢反复冲洗创口；神经毒蛇咬伤可早期沿牙痕纵行切开排毒，并辅予负压拔罐吸出毒素，尽早清除仍有毒性的蛇毒。若有条件，可将利多卡因注射液使用生理盐水稀释为 0.25%～0.5% 浓度溶液，用此稀释液溶解胰蛋白酶（浓度 5000U/mL）或糜蛋白酶（浓度 800U/mL）后，以牙痕为中心，在伤口周围作浸润注射或在肿胀部位上方做环状封闭，每次使用胰蛋白酶 5 万～10 万 U，或糜蛋白酶 8000～16000U。

（3）神经毒毒蛇咬伤肢体可采用绷带加压固定，咬伤部位也可使用加压垫法。

3. 院内救治

（1）院内快速救治通道　为蛇咬伤患者开通绿色通道，尽早使用抗蛇毒血清，可以提高患者救治效果，建议蛇咬伤高发地区医院急诊科配备该地区常见毒蛇的抗蛇毒血清。

（2）抗蛇毒血清使用　抗蛇毒血清免疫球蛋白（抗蛇毒血清）是治疗毒蛇咬伤的唯一切实有效的药物，抗蛇毒血清的使用主要遵守以下三项原则：早期用药、同种专一、异种联合。

① 用量：抗蛇毒血清的用量主要根据病情和临床经验决定。对于轻症毒蛇咬伤患者，抗蛇毒血清用量起始使用常规剂量，而致命性的毒蛇咬伤，起始剂量可翻倍，或者考虑异种血清联合使用。儿童患者或者体型瘦弱者，使用剂量应与成人的剂量相同；妊娠期的患者使用抗蛇毒血清需加强监测。见表10-3。

② 血清反应：使用抗蛇毒血清治疗前需进行皮试，皮试阳性者可采用脱敏治疗法。使用抗蛇毒血清时，需密切关注毒蛇咬伤患者的症状体征变化情况，如出现抗蛇毒血清治疗的不良反应，适当减慢滴速，必要时加用抗过敏药物。

表 10-3　抗蛇毒血清常用剂量

毒蛇	抗蛇毒血清名称	剂量 /U
蝮蛇	抗蝮蛇毒血清	6000 ～ 12000
烙铁头蛇	抗五步蛇毒血清和（或）抗蝮蛇毒血清	6000 ～ 8000 6000 ～ 12000
竹叶青蛇	抗五步蛇毒血清和（或）抗蝮蛇毒血清	6000 ～ 8000 6000 ～ 12000
银环蛇	抗银环蛇毒血清	10000 ～ 20000
眼镜蛇	抗眼镜蛇毒血清	2000 ～ 4000
眼镜王蛇	抗银环蛇毒血清	30000 ～ 60000
五步蛇	抗五步蛇毒血清	8000
金环蛇	抗银环蛇毒血清	10000 ～ 20000
海蛇	抗银环蛇毒血清 抗眼镜蛇毒血清	20000 2000
圆斑蝰蛇	抗五步蛇毒血清和（或）抗蝮蛇毒血清	6000 ～ 8000 6000 ～ 12000

（3）咬伤创面处理

① 消毒创口。

② 可在咬伤处纵向扩大伤口皮肤，以利蛇毒排出。对血液类毒蛇咬伤谨慎扩创伤口，以防出血不止，可在输注抗蛇毒血清后，凝血功能改善或者血小板上升后再行扩创。

③ 如有创面坏死，可在清创后予生长因子、湿润烧伤膏及创面敷料外敷，促进创面肉芽组织生长。

④ 重症肿胀患者，输注抗蛇毒血清及新鲜血浆的同时，行扩创甚至骨筋膜室切开减压治疗。

⑤ 如创口下组织坏死，形成蛇伤溃疡，可反复多次清创，清除坏死感染的肉芽组织，予负压封闭引流术（VSD）负压吸引，促进创面肉芽组织生长，后期再进行皮肤移植或者皮瓣移植。

（4）糖皮质激素　早期使用糖皮质激素可减轻蛇毒引起的炎症反应、溶血反应和过敏反应。

（5）破伤风的预防　详见"十一、破伤风"。

（6）并发症治疗　毒蛇咬伤后患者若发生急性肾损伤、心力衰竭、休克、DIC、心肌损害、继发感染等并发症时，应立即处理；如出现急性肾功能衰竭、多器官功能障碍综合征时可尽早使用血液净化等治疗。

① 骨筋膜室综合征：凝血功能异常谨慎切开，内科保守治疗无效，骨筋膜室压力仍进行性升高时，早期的切开减张和VSD可有效减轻组织压力减少肌肉坏死。

② 蛇毒诱发消耗性凝血病（VICC）：尽早足量使用抗蛇毒血清可有效纠正VICC，如使用抗蛇毒血清后，3～9h后复查凝血功能无改善说明用量不足，可再次追加抗蛇毒血清；必要时可输注新鲜冰冻血浆、冷沉淀以改善凝血功能；行血栓弹力图检查评估血小板功能，同时备或输注血小板。

③ 急性呼吸衰竭：多见于神经毒类毒蛇咬伤。早期识别，及

时予吸氧，必要时气管插管、机械通气，同时可根据肌力情况重复使用抗银环蛇毒血清，有助于早期的恢复。

（7）中医中药治疗 中医将蛇伤分为风毒（神经毒）、火毒（血循毒）、风火毒（混合毒）。中医对蛇毒的总体治疗原则是"通利二便，清热解毒"，并根据具体临床表现，合理运用清热、解毒、祛风、开窍、止血凉血、泻下等方法，季德胜蛇药是目前常用的中成药。辨证使用中医中药和民族医药治疗可改善毒蛇咬伤的治疗效果。

（8）抗感染治疗 对局部坏死，伤口有脓性分泌物或者脓肿形成，应使用抗生素，同时及时根据创面细菌培养结果针对性使用抗生素。

（9）康复治疗 蛇咬伤患者早期进行个体化的分级康复锻炼，及时开展针对性的健康教育和饮食指导，实施多学科合作诊疗模式可以有效促进咬伤肢体功能康复和创面愈合，减轻患肢不适症状，有效缩短患者治疗时间，改善肢体功能，提高生活质量。

六、猴咬伤

猴是多种非人灵长类动物的总称。我国分布最广、与人关系最为密切的是猕猴。猴咬伤主要发生在与猴有接触的科学研究人员、动物饲养及管理人员，其次为观赏野生动物的游客等。猴咬伤可造成伤口非特异性感染，还可能引起狂犬病、破伤风以及B病毒感染。

（一）临床表现

猴咬伤伤口表现为牙痕状小切口、疼痛、发红、肿胀、少许出血，部分严重者伴有撕裂伤。猴咬伤后伤口容易发生感染，猴子本身携带狂犬病病毒、B病毒、疱疹病毒1型、寨卡病毒、猿猴泡沫病毒和猿猴T细胞嗜淋巴病毒，会对人体造成严重损伤，需及时检测是否有病毒感染。

（二）诊断与鉴别诊断

根据猴咬伤的病史和伤口的临床表现，可明确猴咬伤的诊断。猴咬伤的鉴别要点在于是否被猕猴属的猴咬伤，被猕猴属的猴（如恒河猴、食蟹猴、藏酋猴等）咬伤应视为 B 病毒暴露。

（三）治疗

1. 伤情评估

接诊医师首先应检查伤口有无活动性出血，存在活动性出血的伤口首选压迫止血，对于压迫后仍有出血的四肢伤口应采用止血带止血。对于存在低血容量性休克的患者，应首先纠正休克，维持患者生命体征平稳。

检查伤口并记录伤口部位、大小、形状、深度、受污染程度、有无明显异物残留等，并询问患者受伤及免疫情况，以及咬伤患者的猴的健康情况等。

2. 伤口处理

（1）伤口冲洗　同诊疗原则。

（2）伤口消毒　彻底冲洗后用含碘消毒剂（如稀碘伏）消毒伤口内部。

（3）清创术　所有严重的猴咬伤伤口均需进行清创术，术中应仔细探查伤口，避免遗漏肌腱、血管、神经、骨等深部组织损伤，并避免异物残留于伤口内。必要时可适当扩创，肢体部位沿纵轴切开，经关节的切口做 S 形切开；由浅至深，切除失活的组织，清除血肿、凝血块和异物，对损伤的肌腱和神经酌情进行修复或用周围组织掩盖；最后再用生理盐水冲洗伤口并彻底止血。

（4）伤口闭合　猴咬伤伤口感染风险较大，对于存在高感染风险因素的病例应避免一期缝合，此类伤口应充分冲洗、清创、开放引流，可用透气性敷料覆盖创面，伤口内可放置引流条或引流管，以利于伤口污染物及分泌物的排出，3～5 天后根据伤口情况决定是否延期缝合。伤后 6h 以内就诊的头面部伤口，由于美观的需求较高，并且头面部供血丰富，建议进行一期缝合。

（5）敷料选择　猴咬伤的伤口一般采用导流性较好的惰性敷料，如吸水纱布、灭菌脱脂棉、绷带等。包扎的方式需注意防止过于紧密的包扎，在条件允许的情况下，可通过"湿性愈合"的方式加速伤口的愈合。

3. 预防细菌感染

预防伤口感染的关键在于尽早正确地进行彻底的伤口冲洗、清创及伤口覆盖或闭合。对于非常表浅的猴咬伤伤口，不需预防性应用抗生素。对于存在感染高危因素的患者，在得到药敏试验结果前建议使用广谱抗生素，如加酶抑制剂的复方 β- 内酰胺类抗生素或喹诺酮类口服 3～5 天，得到细菌培养和药敏试验结果后应根据药敏试验结果调整抗生素使用。

4. 预防破伤风

猴咬伤伤口属污染伤口，感染破伤风的概率较高，详见"十一、破伤风"。

5. 预防狂犬病

猴虽非狂犬病储存宿主，但可能感染发病，尤其是野生猴咬伤，具有一定传播狂犬病的风险，应根据现行的狂犬病暴露预防处置的规范、指南进行狂犬病预防，详见"第十二章第三节"。

6. 预防 B 病毒感染

预防 B 病毒感染的关键是尽早（5min 以内）开始规范的伤口处理，尤其是及时的、充分的伤口冲洗和消毒。有任何破裂的皮肤黏膜直接或间接的暴露于任何猕猴体液，都需要预防性使用抗病毒药物，同时对血样和伤口拭子尽快进行疱疹病毒血清学和特异性 PCR 分析检测，并进行随访。伐昔洛韦是 B 病毒暴露后预防的首选药物，阿昔洛韦适用于妊娠女性。伐昔洛韦的剂量是每 8h 口服 1 次，每次 1g，阿昔洛韦的剂量是一日口服 5 次，每次 800mg。暴露后预防疗程建议为 14 日。

七、胡蜂蜇伤

胡蜂隶属于昆虫纲膜翅目细腰亚目针尾组，亦名马蜂、黄蜂、草蜂等。胡蜂是通过毒针将蜂毒素注入人体，蜂毒素包含有透明质酸、组胺及缓激肽等成分，蜂毒素进入人体内导致全身过敏及中毒反应，严重者导致患者死亡。发病具有明显的季节性，发病高峰出现在 7~11 月份，起病急，病情发展快。

（一）临床表现

1. 局部表现

轻者局部浅表皮肤炎症如红肿、丘疹、疼痛、瘀点，数小时或数天后自行缓解。重者局部皮肤可见红肿、瘀点、瘀斑、水疱及局部硬化，之后水疱消退或发展为白色脓疱，脓疱破溃可发展为溃疡面。

2. 全身表现

部分患者出现全身免疫反应和严重中毒症状如心肌炎、肝炎、急性肾功能衰竭、多脏器功能衰竭等。

（1）过敏反应　瘙痒、荨麻疹、水肿、红斑等，严重者可发生过敏性休克、喉头水肿等，甚至引起呼吸道痉挛，导致窒息直至呼吸衰竭而死亡。

（2）横纹肌溶解症　针刺局部疼痛、肌酶升高、肉眼血尿，多伴有急性肾衰竭及代谢紊乱（高钾血症等）。

（3）血管内溶血　血红蛋白尿、急性肾衰竭。

（4）泌尿系统　早期会出现少尿、血尿、酱油尿等，肾功能及电解质异常、酸碱失衡。

（5）神经系统　头晕、头痛、一过性晕厥等。

（6）呼吸系统　表现为气促、胸闷、呼吸困难等，部分患者发展为急性呼吸窘迫综合征。

（7）血液系统　可诱发凝血功能异常，出现非蜇伤部位的皮下出血点、瘀斑，呕血甚至便血。

（8）消化系统　轻者常表现为腹胀、恶心、呕吐。严重者可诱发消化道出血。

（9）循环系统　部分患者可出现低血压、心律失常等。

（10）多器官功能障碍综合征　机体有两个或两个以上的器官或系统同时或序贯发生功能障碍，以致不能维持内环境稳定的临床综合征。可出现弥散性血管内凝血。

（二）病情分级

（1）轻度　① 胡蜂蜇刺数量<15 针；② 伴/不伴轻度过敏反应，无全身荨麻疹及喉头水肿；③ 尿量正常，无血尿、酱油尿，肾功能正常。

（2）中度　① 胡蜂蜇刺数量≥15 针；② 伴/不伴过敏反应，甚至全身荨麻疹，无喉头水肿；③ 尿量减少，<0.5mL/（kg·h）（时间>6h），无血尿、酱油尿，血肌酐绝对升高≥0.3mg/dL 或相对升高≥50%；④ 无心、肺等其他器官受损，生命体征平稳。

（3）重度　① 出现血尿、酱油尿，尿量进一步减少，<0.5mL/（kg·h）（时间>12h），血肌酐相对升高>200%～300%；② 伴/不伴心、肺、消化道等其他重要脏器受损；③ 生命体征平稳。

（4）极重度　① 出现多器官功能障碍综合征；② 生命体征不平稳。

（三）诊断

有胡蜂蜇伤病史，伴有以上症状即可诊断。

（四）鉴别诊断

胡蜂蜇伤应与蜜蜂蜇伤或其他蚊虫叮咬相鉴别。

（1）生活在胡蜂活动的地区，能见到胡蜂蜂巢（俗称葫芦包）。

（2）具有胡蜂蜇伤的典型皮损：蜇伤处疼痛，皮肤呈局部瘀斑，溃疡性凹陷形成，周围伴发荨麻疹样改变。

（3）蜜蜂蜇伤或其他蚊虫叮咬的局部皮肤一般肿胀、充血、疼痛或瘙痒，没有溃疡性凹陷，也不会造成全身多脏器功能损害，以局部抗过敏等对症治疗为主，过敏体质、特殊体质及时就医。

（4）蜜蜂蜂毒为酸性，局部处理需用碱性液体，而胡蜂的毒液呈碱性，局部处理需用酸性液体，这是两者蜇伤最大的区别。

（五）治疗

胡蜂蜇伤早期救治是防止发展为重症的关键。如果判断被胡蜂蜇伤，应立即前往医院，迅速评估病情。

1. 早期规范处置方法

（1）对蜇刺仍遗留在皮肤者，可拔除或胶布粘贴拔除以及拔罐取毒针，不能挤压，局部用拔罐方式吸出毒液。

（2）局部清水或生理盐水进行冲洗，或选择弱酸性液体如食醋等。

（3）避开伤口，涂以调制的季德胜蛇药片，可起到消肿、止痛作用，同时季德胜蛇药片内服。

（4）疼痛明显者给予止痛处理。

2. 院内救治

（1）轻度　局部治疗，对症、支持治疗，如果有轻度过敏反应，可使用少量激素或抗组胺药物，观察病情变化。

（2）中度

① 抗过敏治疗：过敏严重者立即肾上腺素注射液肌内注射，高流量吸氧和 0.9% 氯化钠注射液快速输注，可使用氢化可的松 200～400mg/d，或甲泼尼龙 40～80mg/d，病情好转后逐渐减量，疗程 3～7 天。

② 全身水化及碱化治疗

a.水化治疗：输注 0.9% 氯化钠注射液及 5% 葡萄糖注射液，保证尿量 200～300mL/h，每日液体入量＞3000mL，注意避免因为输液速度过快引发肺水肿。

b.碱化治疗：可使用 5% 碳酸氢钠注射液，每日 400～600mL，防止溶血造成肾小管堵塞。但当患者出现少尿、无尿及心功能不全时补液应谨慎，防止因液体负荷过重及心功能不全导致急性肺水肿，加重患者呼吸困难。

③ 血液灌流治疗尽早使用，可吸附进入血液中的蜂毒。

④ 必要时行血液透析治疗。

⑤ 对症支持治疗。

（3）重度　除前述全身水化、碱化及血液灌流治疗外，需行连续肾脏替代治疗。

（4）极重度　有条件转重症监护病房治疗，给予血液灌流及连续肾脏替代疗法清除蜂毒及炎性介质，必要时行血浆置换，呼吸机辅助通气等治疗。

（5）正确预防破伤风　详见"十一、破伤风"。

八、海蜇蜇伤

海蜇是生活在海洋中的一种腔肠软体动物，由半球形的伞部和口腕部组成，通体透明或半透明，游泳者很难发现，故容易被海蜇蜇伤。海蜇口腕部的丝状触手上有密集的刺丝囊，能分泌毒液。当人体被海蜇蜇伤后,毒液会引起皮肤局部损害,重者可导致全身过敏反应、休克甚至死亡。

(一)临床表现

轻型蜇伤仅出现局部皮损表现,中至重型蜇伤可引起全身过敏反应、休克甚至死亡。患者皮损面积越大、皮损部位越接近躯干、就诊时间越晚,则病情越重,越容易出现并发症。

1. 局部表现

蜇伤部位可有触电样刺痛、麻木,瘙痒及烧灼感,局部可有线状红斑、丘疹或风团样损害。典型损害为鞭痕状皮损,可伴有水疱、瘀斑,甚至表皮坏死等。局部皮损较轻者,2~3 天后开始消退,1~2 周即可痊愈。严重者可持续数天、数月,甚至出现皮肤色素沉着、瘢痕形成,坏疽等。

2. 全身表现

(1)皮肤黏膜改变 胸部皮肤发紧、皮肤潮红、瘙痒、荨麻疹及血管神经性水肿,水肿以眼周、口唇、耳部多见。

(2)呼吸系统 有咳嗽、胸闷、气短、呼吸困难、咳大量泡沫样痰等急性肺水肿表现。部分患者出现喉头水肿、急性呼吸窘迫综合征及呼吸衰竭。

(3)循环系统 心律失常、心肌梗死、心力衰竭、低血压甚至休克等。

(4)消化系统 恶心、呕吐、食欲缺乏、腹痛、腹泻、吞咽困难、唾液分泌增加等。

(5)运动系统 弥漫性肌痛、关节痛、肢体肿胀、肌肉痉挛等。

(6)神经系统 头痛、头晕、精神萎靡、烦躁不安、谵妄、昏迷等。

(7)血液系统 凝血功能异常、溶血等。

（8）其他 发热、寒战、眼结膜炎、球结膜水肿等。

3. 过敏性休克

（1）血压下降至休克水平，伴出冷汗、面色苍白、脉速而弱、四肢湿冷、发绀、烦躁不安、意识不清或完全丧失等。

（2）在休克出现之前或同时伴有一些过敏相关的症状，如畏寒、皮肤潮红或苍白、荨麻疹；眼、口唇、咽喉黏膜发生水肿，咽喉堵塞感；胸闷、喘鸣、憋气、发绀；头晕、乏力、眼花、心悸、出汗等。

4. 临床分型

（1）轻型 仅有局部皮损，无明显全身表现。

（2）中型 有局部皮损，同时还伴有轻微全身表现（畏寒、发热、肌肉疼痛、乏力、咳嗽、胸闷、腹痛、腹泻、精神和食欲欠佳等），但不伴有脏器功能明显受损表现。轻型患者中出现下列情况的，如过敏体质、年龄>65岁且合并高血压、糖尿病、冠心病等基础疾病者，按中型病例处理。

（3）重型 有局部皮损和严重的全身表现（如持续高热、肢体严重肿胀、血压下降、呼吸困难、烦躁不安、精神萎靡等）外，伴有休克、急性肺水肿、弥散性血管内凝血，以及心、肺、肝、肾等器官功能障碍或衰竭表现时，即可诊断为重型。

（二）诊断

患者具有明确的海蜇蜇伤史，以及典型的临床表现即可作出诊断。当海蜇蜇伤史不详或临床表现不典型时，通过显微镜下检查，皮肤内可见海蜇的刺丝囊，可帮助确诊。

（三）鉴别诊断

见表10-4。

表 10-4　海蜇蜇伤的鉴别诊断

珊瑚刺伤	珊瑚刺伤的最初反应是疼痛、红斑和瘙痒，依珊瑚种类和刺伤大小而异，人的前臂、肘和膝是易受损伤部位，刺伤伤口周围在几分钟内可能出现红斑，1～2h 消失
海蛇咬伤	海蛇咬伤有瞬时疼痛，后伴麻木感，伤口一般不红、不肿、不痛，被咬部位常有一对短浅如针头大小的毒牙痕，有时难以辨认。咬伤 3～6h 后，可见明显的全身中毒症状，如全身筋骨疼痛，张口、吞咽、言语困难，眼睑下垂，视物模糊。中毒严重的患者还会出现进行性呼吸困难，多数因窒息死亡
海胆刺伤	海胆刺伤急性期表现为刺伤部位红肿、疼痛，随后引发皮炎出现紫红斑，毒刺数量过多时可致全身毒性反应，如皮肤感觉异常、放射状疼痛、低血压、心悸、肌无力、呼吸困难、失语、耳聋、面瘫、休克等临床症状，甚至导致死亡
迷走血管性晕厥	迷走血管性晕厥多由情绪反应引起，常见于体质较弱者，尤其是在患者有发热、失水或低血糖倾向时。患者出现面色苍白、恶心、出冷汗、晕厥，易被误诊为过敏性休克。但此症无瘙痒或皮疹，晕厥经平卧后立即好转，血压虽低但脉搏缓慢，这些与过敏性休克不同
遗传性血管性水肿	遗传性血管性水肿是一种常染色体显性遗传病，主要表现为皮肤和呼吸道黏膜的血管性水肿，引起喘鸣、气急、呼吸困难等症状，但本病起病较慢，不少患者有家族或自幼发作史，发病时通常无血压下降，也无荨麻疹等

（四）治疗

1. 救治原则

迅速脱离蜇伤环境，辨明是否为海蜇蜇伤；立即正确处理蜇伤部位，清除局部毒液，阻止毒素继续吸收；密切观察和评估患者的生命体征及意识、呼吸和循环状态，尽早识别重症患者；积极抗过敏、抗休克及对症治疗；防治各种并发症。

2. 现场处置

（1）被海蜇蜇伤后，要立即上岸，尽快脱离蜇伤环境。

（2）用海水反复冲洗蜇伤部位，尽量清除局部毒液。但切勿用淡水或生理盐水清洗，避免因渗透压过低刺丝囊破裂引起毒素大量释放而加重病情。

（3）用塑料硬卡片（如银行卡）、镊子等工具清除残留在皮肤中的海蜇触手及刺丝囊。禁止用手直接接触，禁止用力摩擦蜇伤部位。救护人员应戴手套，避免被蜇伤。

（4）去除触手和刺丝囊后用热水浸泡蜇伤部位，水温为40~50℃，持续20min。患者在现场处理后，尽快送往医院诊治，以免贻误治疗时机。

3. 院内救治

海蜇蜇伤患者进入医院后，应根据临床分型采取不同的治疗措施。

（1）轻型患者　皮肤局部处理，医院留观6~12h，口服抗过敏药物治疗。

（2）中型患者　收住院治疗；监测生命体征、血氧饱和度等；行血尿常规、血生化、血气分析等实验室检查；行胸部X线片或胸部CT检查；口服（地）氯雷他定、（左）西替利嗪及咪唑斯汀等抗组胺药物；给予糖皮质激素治疗，如甲泼尼龙琥珀酸钠或地塞米松等。

（3）重型患者　收重症监护病房；监测生命体征、血氧饱和度等；行血常规、尿常规、血生化、血气分析、凝血象、心肌酶谱、BNP、NT-proBNP、肌钙蛋白以及心电图、胸部CT等检查；给予抗组胺药、大剂量糖皮质激素、肾上腺素治疗；出现休克时，积极抗休克治疗；心、肺、肝，肾等器官功能障碍或衰竭时，采取相应的治疗措施，最大限度地保护器官功能。

4. 治疗措施

（1）局部处理　患者到达医院后，用5%~10%碳酸氢钠溶液冲洗蜇伤部位，并用碳酸氢钠溶液纱布湿敷。也可用炉甘石洗剂外涂或糖皮质激素类软膏局部涂擦。

（2）预防破伤风　海蜇蜇伤后有感染破伤风风险，详见

"十一、破伤风"。

（3）对症治疗

① 疼痛：疼痛较轻者，可口服曲马多、布洛芬、对乙酰氨基酚片等；疼痛剧烈时可肌内注射哌替啶等；肌痉挛者可静注10%葡萄糖酸钙或地西泮等治疗。

② 低血压：容量不足者快速补液。积极补充容量后仍为顽固性低血压者，可给予去甲肾上腺素等升压药。

③ 支气管痉挛和呼吸困难：鼻导管或面罩给氧，应用肾上腺素、糖皮质激素和支气管扩张药，如氨茶碱、沙丁胺醇、特布他林等。若发生急性喉头水肿，立即给予肾上腺素治疗，尽早气管插管，若插管困难可考虑环甲膜穿刺术或气管切开术后接呼吸机辅助通气，以缓解症状。

九、蚂蚁蜇伤

蚂蚁是一种常见的昆虫，常在路边、草丛、墙角及墙缝中筑巢。蚂蚁蜇伤通常是以大颚咬住人的皮肤，用其蜇针将毒囊中的大量毒液注入皮肤，致使人体发生中毒或过敏反应，个别病情严重者甚至可引起死亡等。在我国蚂蚁蜇伤主要集中在每年的4～10月份，白天及傍晚均可发生，常见于户外劳作或纳凉时，个别也发生在家中。

（一）临床表现

1. 局部症状

（1）风团和红晕　大多数被蚂蚁蜇伤的患者在伤处皮肤迅速出现瘙痒、疼痛、红肿及风团样皮疹，一处或多处蜇伤处可见针尖样皮损。

（2）水疱或脓疱　蜇伤处或其周边可形成水疱或脓疱。

（3）大面积局部反应　部分患者蜇伤部位周围皮肤可出现大

面积红斑，肿胀明显，伴发大片水疱或脓疱。

2. 全身症状

轻者可表现为全身瘙痒，风团样皮疹或皮下散在性和弥漫性红斑；重者出现头晕、乏力、烦躁不安、一过性昏迷及抽搐等脑缺氧和脑水肿表现。少数严重病例可合并致死性心律失常，危及生命。

3. 过敏性休克

多猝然发生，表现为蚂蚁蜇伤后迅速起病，常在短时间内发生严重反应，部分患者迟发性出现。过敏性休克的主要特点如下。

（1）收缩压<90mmHg，平均动脉压<65mmHg，或自基线下降≥30%，伴出冷汗、面色苍白、脉速而弱、四肢湿冷、发绀、烦躁不安、意识不清或完全丧失等。

（2）休克出现之前或同时，常伴随过敏相关的症状。如皮肤潮红、瘙痒，继以广泛的荨麻疹和血管神经性水肿等；胸闷、憋气、发绀、喉头堵塞感、气急等表现，以致因窒息而死亡；心悸、出汗、面色苍白、脉速而弱，然后发展为肢冷、发绀、血压迅速下降，乃至测不到血压，脉搏消失，最终导致心脏停搏。

4. 并发症

（1）软组织感染　伤口周围软组织红肿或形成脓肿，皮温高可合并畏寒、发热及疼痛等全身症状。

（2）急性浅表淋巴管炎　可表现为蚂蚁蜇伤处邻近淋巴结肿胀、触痛，伤口同侧肢体索条状红线、硬且触痛，可伴畏寒、发热等全身症状。

（3）喉头水肿　出现咽痛、声嘶、喘鸣、呼吸困难等，甚至发生窒息。

（4）心律失常　可出现阵发性室上性心动过速、心房扑动及尖端扭转型室性心动过速等各种心律失常。

（二）诊断

（1）有明确的蚂蚁蜇伤史。

（2）典型的临床表现　被蜇伤部位有瘙痒、疼痛、红肿、皮疹及水疱等局部症状，蜇伤处可见针尖样皮损，部分患者表现为全身过敏反应，少数患者可发生严重的过敏性休克。

（三）治疗

目前国内还没有特异性的抗毒血清。

1. 治疗原则

立即脱离蚂蚁蜇伤环境；迅速评估病情，尽早识别过敏性休克、发现威胁患者生命的各种危象；积极抗过敏、抗休克及对症治疗；注意观察并进行及时有效的器官功能支持。

2. 抗过敏、抗休克治疗

肾上腺素是治疗严重过敏的首选药物，按 0.01mg/kg 体重给药，成人单次剂量 0.3～0.5mg，14 岁以下儿童单次最大剂量 0.3mg。与手臂的皮下注射或肌内注射相比，前外侧大腿肌内注射起效更快。如症状控制不佳，可能需要多次重复给药；抢救过敏性休克时，应常规仰卧位、下肢抬高、松衣扣、保持呼吸道畅通、吸氧及液体复苏等；H_1 受体阻滞药、短效 β_2 受体激动药、糖皮质激素可作为严重过敏救治的二线药物使用，如支气管痉挛、呼吸困难者，可吸入短效 β_2 受体激动药；去甲肾上腺素、多巴胺等血管活性药物可酌情使用；严密监测生命体征；发生呼吸、心跳骤停时立即行心肺复苏等。

轻者口服氯雷他定、西替利嗪等抗组胺药物或肌注苯海拉明等。

3. 局部治疗

（1）局部以弱碱性液冲洗，可使用 1% 软皂溶液、肥皂水、2.5%～2.8% 氨水或 5% 碳酸氢钠溶液冲洗。

（2）蜇伤局部可冷敷，减轻疼痛和肿胀。

（3）局部使用含糖皮质激素的药膏，如醋酸氟轻松乳膏、复方醋酸地塞米松乳膏、糠酸莫米松乳膏等；也可用炉甘石洗剂、百部酊等。

（4）被蜇伤后应尽量避免将水疱弄破，防止伤口继发感染，伤口予以消毒包扎。

（5）大面积局部反应给予抗过敏处理，也可加用清热燥湿、泻火解毒类中药内服外用。

4. 并发症治疗

（1）软组织感染和急性浅表淋巴管炎 应规范抗感染处理，软组织感染出现脓肿可切开引流。

（2）喉头水肿 面罩吸氧，应用肾上腺素、糖皮质激素，尽早气管插管，必要时行环甲膜穿刺。咽喉部喷雾 0.1% 肾上腺素，雾化吸入糖皮质激素，足量糖皮质激素静脉注射，使水肿尽快消除。严重喉阻塞者，发现后立即气管切开。

（3）心律失常 针对不同类型的心律失常，注意寻找诱发心律失常的原因，如阵发性室上性心动过速首选腺苷或维拉帕米；心房扑动可用 β 受体阻滞药；尖端扭转型室性心动过速静脉注射镁盐等；伴有中重度缺钾者，为了改善心律失常，应积极给予补钾治疗等。

5. 预防破伤风

蚂蚁蜇伤伤口属于污染伤口，有感染破伤风风险，详见"十一、破伤风"。

6. 心理干预

蚂蚁蜇伤患者出现焦虑、恐惧等心理，及时干预，可通过介绍蚂蚁蜇伤相关知识，提高患者对蚂蚁蜇伤的正确认识，使患者从心理上消除对蚂蚁蜇伤的顾虑，缓解焦虑情绪，促进早日康复。

十、蜱咬伤

蜱在我国分布广泛,与人畜关系密切,可传播多种人畜共患疾病。硬蜱(在躯体背面有壳质化较强的盾板)多生活在森林、灌木丛、开阔的牧场、草原、山地的泥土中等;软蜱(无盾板者)多栖息于家畜的圈舍、野生动物的洞穴、鸟巢及人房的缝隙中。蜱叮咬人除了引起局部损伤,还可以导致蜱瘫痪、红肉过敏症,携带病原体的蜱叮咬人后可能导致人体发生多种蜱传疾病。

(一)临床表现

1. 局部表现

当蜱和人类的皮肤接触后,蜱的假头以机械损伤方式插入皮肤,形似黑色的痣。伤口部位常明显红肿、局部伤口、瘙痒、红肿、疼痛、出血,严重者可引起局部感染,出现皮肤溃破、组织炎症等。用手触摸伤口局部皮肤有坚硬感。

2. 过敏反应

(1)皮肤黏膜表现 往往是过敏性休克最早且最常出现的征兆,包括皮肤潮红、瘙痒,继以广泛的荨麻疹和血管神经性水肿等。

(2)呼吸道阻塞症状 有喉部堵塞感、胸闷、气急、喘鸣、憋气、发绀等表现,甚至可因窒息而死亡。

(3)循环衰竭表现 患者先有心悸、出汗、面色苍白、脉速而弱,然后发展为肢冷、发绀、血压迅速下降,乃至测不到血压,脉搏消失,最终导致心脏停搏,极少数患者可发生急性心肌梗死。

(4)休克表现 收缩压急剧下降到 90mmHg 以下,患者出现不同程度的意识障碍。

3. 蜱瘫痪症

患者最初出现厌食、嗜睡、失声,随即出现共济失调、上行性弛缓性瘫痪、过度流涎、眼球震颤、瞳孔不对称以及呕吐，通常死于呼吸衰竭。

4. 红肉过敏症

一般在进食后 3~6h 发病，起病急，通常引起呕吐、腹泻等症状，严重时出现荨麻疹、血管性水肿、呼吸窘迫、血压下降等，更严重者出现过敏性休克。

（二）诊断

主要依据流行病学史及临床表现进行诊断。流行病学史指有林区、草原地区活动史，有接触蜱和被蜱咬伤史或体检在躯体上发现叮咬吸血的蜱。

（三）鉴别诊断

见表 10-5。

表 10-5 鉴别诊断

蜂蜇伤	伤口留有蜂刺（蜜蜂）或不留蜂刺（马蜂），受蜇部位立即出现显著的疼痛、烧灼感，周围皮肤红肿
蚂蚁蜇伤	蜇伤部位出现红肿、疼痛、瘙痒、红斑、水疱等局部症状，可能出现喉头水肿，症状如呼吸困难、缺氧、发绀、血压下降、脉搏细弱、四肢厥冷等，严重者可发生过敏性休克症状
蜈蚣咬伤	咬伤后局部疼痛、红肿、眩晕、恶心、呕吐、发热、心悸、谵妄、抽搐、昏迷等，一般无脓疱，常无瘙痒，以伤口疼痛为主要特征

（四）治疗

1. 治疗原则

如果判断为被蜱咬伤，不可自行去除蜱，应立即前往医院，尽快取出蜱。并迅速评估病情，尽早识别过敏性休克和蜱瘫痪，积极抗过敏、抗休克及对症治疗，同时注意外伤后破伤风的预防。

2.局部处置

（1）可在伤口周围用盐酸利多卡因作局部封闭，麻醉起效后用镊子将蜱去除，特别注意蜱口器里的倒刺不能留在皮肤内，采用碘伏（聚维酮碘）对伤口进行消毒处理。在不具备麻醉条件时，可用平头镊子紧贴皮肤夹住蜱虫拉起，当皮肤出现张力左右晃动缓慢拔出。

（2）如蜱的口器已经残留在皮肤内应行手术取出。

（3）局部发生细菌感染的，应当给予必要的抗感染治疗。

3.过敏反应处置

积极抗过敏、抗休克治疗。症状较轻者口服氯雷他定、西替利嗪等口服抗组胺药物，或肌注苯海拉明、异丙嗪等抗组胺药注射剂。

4.蜱瘫痪处置

尽快除去蜱，进行对症治疗；若患者已经出现呼吸受损，应输氧并辅助呼吸。

5.蜱传疾病的治疗

对蜱咬伤患者进行随访，出现蜱传染性疾病相关症状者应尽快接受相应的传染病诊疗。

6.破伤风预防

详见"十一、破伤风"。

十一、破伤风

破伤风是破伤风梭状芽孢杆菌通过皮肤或黏膜破口侵入人体，繁殖产生外毒素，引起的以全身骨骼肌持续强直性收缩和阵发性痉挛为特征的急性、特异性、中毒性疾病。重症患者可发生喉痉挛、窒息、肺部感染和器官衰竭，在无医疗干预的情况下，病死率接近100%，即使经过积极的综合治疗，全球范围病死率仍为30%～50%，是一种极为严重的潜在致命性疾病。常发生在人体有创伤后，如被带铁锈的物品所伤，动物咬伤、外源性损伤，或者伤口处于比较深的泥土之中，都有可能产生感染的风险，特别是小而深的伤口。

（一）临床表现

1. 前驱症状

主要有全身乏力、头晕、头痛、咀嚼无力、烦躁，盗汗，局部肌肉发紧、扯痛、反射亢进等症状。

2. 典型症状

包括肌强直和肌痉挛。肌强直的征象为张口困难和牙关紧闭，项背高度强直，形成角弓反张；肌痉挛的征象是苦笑面容、喉头阻塞、通气困难等。

3. 自主神经症状

血压波动明显、心率增快、周围血管收缩、大汗等。

4. 特殊类型

（1）局限性破伤风 表现为创伤部位或面部咬肌的强直与痉挛。

（2）头面部破伤风 头部外伤所致，面神经、动眼神经及舌下神经瘫痪，或牙关紧闭、面肌及咽肌痉挛。

（二）诊断

（1）非新生儿破伤风的诊断主要依据典型的临床表现，需至少有以下两项表现之一：牙关紧闭或苦笑面容；疼痛性肌肉痉挛。外伤史不是诊断的必要条件。

（2）取伤口处分泌物，可通过直接涂片镜检、厌氧菌培养、破伤风梭状芽孢杆菌 PCR 等三种方法检测破伤风梭状芽孢杆菌，阳性可以协助诊断，但阴性不能排除诊断。

（3）近期没有注射破伤风被动免疫制剂，破伤风抗体检测阳性有助于除外破伤风诊断。

（4）压舌板试验 方法为使用压舌板轻触患者咽后部，发生咬肌反射性痉挛，而非正常的反射性恶心为阳性，此检查方法的敏感性和特异性均较高。

（三）预防

接种破伤风疫苗是预防破伤风最科学有效的方式。

（1）早期彻底清创 清创并对伤口使用3%过氧化氢溶液和生理盐水反复交替冲洗创面以消除厌氧环境，视情况予以旷置或充分引流。不建议常规使用抗生素预防破伤风。

（2）外伤后的破伤风预防 免疫方式取决于损伤的性质及伤者的免疫接种史。小而清洁的伤口不需要被动免疫预防，根据患者主动免疫史决定是否给予破伤风类毒素。破伤风易感伤口应根据患者主动免疫史决定是否给予破伤风类毒素及被动免疫预防。

（3）主动免疫 破伤风的一级预防即主动免疫，指将含有破伤风类毒素（TT）成分的疫苗接种于人体，使机体产生获得性免疫力的一种预防破伤风感染的措施。其特点是起效慢，从未接受过破伤风疫苗免疫的患者需要连续注射3剂才能达到足够的抗体滴度。

如果患者既往未完成含破伤风类毒素疫苗全程免疫或免疫接种史不详，应按表10-6完成全程免疫接种；如果患者既往完成了全程免疫，则此次加强1剂；如在使用人破伤风免疫球蛋白、破伤风抗毒素治疗的当日无法接种，应当4周以后开始接种。

表10-6 ≥6岁儿童及成人破伤风类毒素全程免疫接种程序

项目	第1剂次	第2剂次	第3剂次
推荐接种间隔	接种第0天	与第1剂次间隔4～8周	与第2剂次间隔6～12个月
最小接种间隔	—	4周	6个月

（4）被动免疫　破伤风的二级预防即被动免疫，主要指将免疫效应物如破伤风抗毒素（TAT）或破伤风免疫球蛋白（TIG）输入体内，使机体立即获得免疫力，用于破伤风的治疗和短期的应急预防。其特点是产生效应快，输入后立即发生作用；但免疫作用维持时间较短，一般只有 2～4 天或 2～3 周。对未接受过类毒素免疫或免疫史不清者，应注射 TAT 预防，以获得持久免疫；若已出现破伤风或其可疑症状时，应及时进行被动免疫，但对破伤风的预防作用有限。

（四）治疗

治疗要点包括：灭活循环毒素；消除伤口中破伤风梭状芽孢杆菌；控制肌肉痉挛；治疗自主神经功能障碍；气道管理；营养支持治疗；免疫预防。

（1）灭活循环毒素　使用人破伤风免疫球蛋白（HTIG）和破伤风抗毒素（TAT）中和循环毒素。其中 HTIG 是首选制剂，应当尽快一次性使用 HTIG 臀部及其他大块肌肉处多点肌内注射，推荐剂量为 3000～6000U；TAT 应进行皮试，皮试阴性后，以 10000～60000U 一次性多点肌内注射或者以 100mL 0.9% 氯化钠注射液稀释缓慢输注，时间不低于 15min。

（2）灭菌　清创并对伤口使用 3% 过氧化氢溶液和生理盐水反复交替冲洗创面以消除厌氧环境，视情况予以旷置或充分引流。局部或全身应用抗生素：抗感染药物首选甲硝唑 500mg q6h 或 q8h，口服或静脉给药。青霉素是备选药物，皮试阴性后，200万～400 万 U，q4h 或 q6h 静脉给药，也可与甲硝唑联合使用，疗程建议为 7～10 天。

（3）控制肌肉痉挛　注意控制病房内的光线和噪声，以避免诱发肌肉痉挛。镇静可用于控制肌肉痉挛，地西泮的成人常规起始剂量为 10～30mg，按需口服或静脉给药。对于严重病例，可能需要高达 500mg 的日总剂量。大剂量使用地西泮，要警惕呼吸抑制，必要时使用机械通气支持。静脉用地西泮，可导致乳酸酸中毒。病情稳定后，地西泮应当逐渐减量至停用，以避免发生停药反应。

当单独使用镇静药的效果不满意时，如果已使用机械通气，可考虑神经肌肉阻滞药（如维库溴铵）。维库溴铵初始用量为0.08～0.1mg/kg，维持剂量为每 0.5～1.0h 予 0.01～0.15mg/kg。使用神经肌肉阻滞药的患者应密切监护，且一日应当至少停药 1 次，以便评估患者的状态。硫酸镁可以作为辅助用药，但不推荐常规使用。

（4）治疗自主神经功能障碍 充分镇静是纠正自律性不稳定的首要前提。① 首选阿片类药物，如吗啡 0.5～1.0mg/（kg・h）持续静脉泵点；② 硫酸镁也可作为纠正自律性不稳定的辅助用药，不推荐常规使用；③ α 和 β 受体阻滞药可作为纠正自律性不稳定的辅助用药，不推荐常规使用；④ 当存在低血压时应补充血容量，必要时静脉泵入多巴胺或去甲肾上腺素。

（5）气道管理 需加强气道管理，必要时尽早行气管插管，给予机械通气，并及时气管切开，防治各种并发症，加强心理疏导。

（6）营养支持治疗 破伤风患者出汗多，能量需求高，必须进行早期营养支持（高热量、高蛋白），维持水电解质平衡。优先考虑肠内营养，必要时使用鼻饲营养，但应警惕呕吐、误吸，推荐抬高床头 30°～45°。定期监测水、电解质及酸碱平衡状态并及时纠正。

第十一章
急性中毒

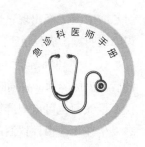

第一节　急性酒精中毒

急性酒精中毒（acute alcoholic intoxication）俗称醉酒，是因一次大量饮酒或酒精饮料而引起的中枢神经系统兴奋或抑制状态。表现不同程度的兴奋和激动，失去约束力、行为异常、多语和发音不清、运动和步态失调、激越、困倦，严重患者出现木僵和昏迷。严重程度常与血酒精浓度呈正相关，但存在个体差异，一般短时间可完全恢复常态，不留后遗症。

一、分类

按精神病理性质及严重程度分为单纯性、复杂性和病理性醉酒。

（1）单纯性醉酒（simple drunkenness）　又称普通醉酒，是指一次大量饮酒引起的急性中毒，症状的严重程度与饮酒速度、饮酒量、血中酒精浓度以及个体耐受性有关。绝大多数醉酒状态属此种情况，为正常反应，有共同的临床特征。

（2）复杂性醉酒（complex drunkenness）　指大量饮酒过程中或饮酒后，急速出现的强烈的精神运动性兴奋和严重的意识混乱状态。易于被激惹和冲动，多出现激惹性报复性行为是其特征之一。通常在脑器质性损害或严重脑功能障碍的基础上发生，由于对乙醇耐受下降出现急性酒精中毒反应，饮酒量一般不大，但意识障碍明显，病程短暂，常遗忘发病情况。

（3）病理性醉酒（pathological drunkenness） 指饮用一定量酒后，突然醉酒，并同时产生严重的意识障碍。常与饮酒量无关，仅小量饮酒也可出现严重的精神病理学的异常表现。病理性醉酒多发生在无习惯性饮酒的人，表现为饮酒后产生焦虑不安，可出现暴怒状态，甚至小量饮酒即可引起无目的的自发性偏执狂或攻击行为，常以深睡而结束，发作后对经过全部遗忘。

二、临床表现

1. 单纯性醉酒

单纯性醉酒（simple drunkenness）又称普通醉酒状态，是一次过量饮酒出现的急性中毒状态。绝大多数醉酒状态属此种情况，为正常反应，有共同的临床特征，是乙醇作用于中枢神经系统所致。症状与血乙醇含量和代谢速度密切相关。一般来说，根据其表现可分为两期，即兴奋期和抑制期。在急性中毒后尚可有较长时间的不适，称为延续效应。

（1）兴奋期 患者精神兴奋、面色发红、自感舒适、爱交际、说话滔滔不绝。且情感不稳定，或喜或怒或悲或忧，有时产生敌对或攻击情绪。或出现行为异常，如原有的性格改变、判断力受损，以致自信能力增强，此期血乙醇浓度一般在 500～1000ng/L。若患者出现动作笨拙，不能保持身体平衡，步态蹒跚，言语含糊，语无伦次，并可伴有眼球震颤，复视，视物模糊及恶心、呕吐等，此时血乙醇浓度一般在 1500～2000ng/L。

（2）抑制期 当饮酒量再增加，血乙醇浓度达到 2500～4000ng/L，患者即刻进入抑制期。临床特征是转入昏睡，面色苍白，皮肤湿冷，口唇微紫，瞳孔散大或正常，呼吸缓慢有鼾声，脉搏快速可呈木僵和昏迷状态。若延髓中枢受抑制，可致呼吸麻痹而死亡。

酒精中毒的症状是乙醇对大脑和脊髓的抑制性作用的结果。就这方面而言，乙醇对神经细胞的作用方式与全身性麻醉相近似，但又与后者不同。乙醇产生麻醉的剂量和造成呼吸抑制的危险剂量范围比较窄。容易出现呼吸抑制，从而增加了酒精中毒急症成分。应注意巴比妥类和其他镇静催眠药可加强乙醇的抑制作用。

（3）延续效应　乙醇对脑和胃有强烈的毒性，而醛类化合物的毒性作用更强。一次醉酒之后有较长时间的头痛、头晕、失眠、震颤、胃部不适和恶心。有时表现精神迟钝和轻度共济失调，这些症状一般短暂，严重者也可持久存在。

2. 复杂性醉酒

复杂性醉酒（complex drunkenness）通常在脑器质性损害或严重脑功能障碍的基础上发生，由于对乙醇耐受下降出现急性酒精中毒反应，饮酒量一般不大，但意识障碍明显，病程短暂，常遗忘发病情况。复杂性醉酒是介于单纯性醉酒与病理性醉酒的中间状态，与单纯性醉酒相比是"量的异常"。复杂性醉酒的全过程较单纯性醉酒激烈，患者多有饮酒史或单纯性醉酒史，一般均有脑器质性疾病史或影响乙醇代谢的躯体疾病如癫痫、脑血管病、颅脑外伤、脑炎和肝病等。

（1）发生复杂性醉酒的饮酒量超过以往醉酒量，随饮酒量逐渐增多，意识障碍迅速加深，急速出现强烈的精神运动性兴奋，持续时间较长。麻痹期延长，正常礼仪紊乱，不像单纯性醉酒可"保持自我"。与单纯性醉酒的区别是症状强烈、时间持久、礼仪丧失，与平时的性格或行为判若两人，对环境保持粗略定向力，多保持概括记忆。

（2）复杂性醉酒兴奋与单纯性醉酒欣快性精神运动兴奋不同，前者是在不愉快情绪背景上出现的严重运动性兴奋，易激惹和冲动，多见激惹性报复行为。患者处于较深的意识混乱状态和强烈的运动性兴奋，可有妄想而伤人，攻击和破坏行为多见，偶见无目的重复或刻板动作。严重麻痹期出现口齿不清、步态蹒跚，可因环境刺激再兴奋，与单纯性醉酒进入麻痹期后兴奋即刻消失有明显区别。也可见极端抑郁状态，频繁出现号啕大哭或激烈的绝望暴怒发作，自责自罪，易有自杀行为，但与单纯性醉酒的醉前准备自杀不同。发作常持续数小时，醒来后病人对经过部分或全部遗忘。

3. 病理性醉酒

病理性醉酒（pathological drunkenness）主要发生于极少数酒精耐受性很低的人。与普通醉酒相比是"质的异常"。多数患者以往从不饮酒，饮少量酒就感到极不舒服，但从无醉酒史。

病理性醉酒是乙醇引起的特异质过敏反应，往往在少量饮酒后即表现出亢奋而非镇静作用。常突然出现意识障碍、极度兴奋、攻击和危害行为等，被害妄想也较常见。发作一般持续数小时或1天，在深睡后结束发作，醒后对发作经过完全不能回忆。故也称为"急性酒精性妄想状态综合征"，也有报道称之为"非典型或特异性反应性酒精中毒"。

（1）病理性醉酒是小量饮酒引起的精神病性发作，大多数人饮用此量不会发生中毒反应，病人对乙醇耐受性极低，过度疲劳或长期严重失眠可促使病理性醉酒的发生。

（2）与单纯性醉酒不同，患者无言语增多、欣快及明显中毒性神经系统症状。患者表现为饮酒后急骤出现环境意识障碍及自我意识障碍，多伴片断恐怖性幻觉和被害妄想，表现为高度兴奋、极度紧张惊恐，患者在幻觉及妄想支配下常突然出现攻击性暴力行为，如毁物、自伤或攻击他人等。醉酒状态一般持续数分钟、数小时以至一整天，随病人进入酣睡状态结束发作，清醒后病人对发作过程不能回忆。

（3）病理性醉酒的常见类型为朦胧型和谵妄型。

① 朦胧型：意识范围显著缩小和狭窄，伴意识清晰度降低，自我意识几乎完全消失，但内在精神活动存在某些联系，对外部刺激可有部分感知和反应，内在行为协调性存在。如简单寒暄、通过障碍物等；较严重的意识和定向力障碍，可伴妄想、幻觉等体验。常有焦虑不安和抑郁，运动性兴奋带有激惹紧张性，无目的攻击而不可理解；多出现完全性遗忘或岛性记忆，瞳孔对光反射迟钝或消失、腱反射减低或消失等。轻度的患者表现为饮一定量的酒后，重复地表现一些粗俗的社会行为。

② 谵妄型：病人表现为震颤、谵妄，内在精神活动完全崩溃，丧失关联性，出现强烈而杂乱无章的运动性兴奋，事后完全遗忘。

4. 酒精性一过性记忆力缺失

指醉酒后一段时间内虽然患者神志清楚，行为表现、逻辑思维正常，但醒酒后对这一段时间的经历无记忆力。几项观察表明，仅有短期记忆受损，而即时和长期记忆无障碍，这些特征与短暂性记忆力缺失有相似之处。

普遍认为一过性记忆力缺失的出现是酒精依赖产生的早期和重要提示。一过性记忆缺失可出现在酒精中毒过程中的任何时候，甚至可出现在第一次饮酒时，因此可发生于非酗酒者。

5. 其他醇类急性中毒

较乙醇相对罕见。戊醇（挥发油）和异戊醇是工业用溶剂，用于生产清漆、亮漆以及药物生产；另外，异戊醇还用作清洗酒精，摄入或吸入这些物质可造成中毒。其作用与乙醇相似但毒性更大。

（1）甲醇（木醇）　甲醇氧化成为甲醛和甲酸的过程比较缓慢，因此中毒的征象常在数小时甚至1天或更长时间后出现。大部分毒性作用与乙醇相同，但严重的甲醇中毒可造成严重的酸中毒，破坏视网膜神经节细胞，存活者可遗留失明和帕金森综合征。治疗最重要的措施是静脉滴注大量碳酸氢钠。因甲醇氧化率较慢，故透析有辅助作用。

（2）乙烯甘露醇　是一种脂肪醇，是正常的工业用溶剂，是抗冻剂的主要成分，有时可被酗酒者误饮，造成严重后果。开始患者仅表现为醉酒状。随后很快出现严重的意识混乱、惊厥和昏迷。其他严重特征有酸中毒和脑脊液淋巴细胞增高。代谢性酸中毒是由于乙烯甘露醇在乙醇脱氢酶的作用下转化为羟基乙酰所致。引起肾脏中毒的原因不清，可能是由于从羟乙酸盐形成苯酸盐的过程中，苯酸盐结晶沉淀的结果。尿中和脑脊液中可出现苯酸盐结晶，可协助诊断。乙烯甘露醇中毒的治疗包括血液透析、静脉注射碳酸氢钠和乙醇，后者的作用为酒精脱氢酶的竞争底物。

一些从急性肾脏损伤及代谢性中毒恢复的患者常遗留多发性脑神经受损，特别是第Ⅶ对和第Ⅷ对脑神经，在乙烯甘露醇摄入后 6～18 天后出现，系苯酸盐结晶沿神经穿入蛛网膜下隙部位沉淀所致。

三、辅助检查

（1）血、尿乙醇浓度的测定　有诊断及中毒程度评估的意义。

（2）其他血液检查　包括血生化、肝功能、肾功能、出凝血功能等。

（3）心电图、脑电图、脑 CT 或 MRI 检查　有鉴别诊断及中毒程度评估的意义。

四、诊断

1. 单纯性醉酒

诊断标准如下。

① 有饮酒史，由症状可推断为饮酒所引起。

② 饮酒后急性发生，至少出现以下症状之一：意识水平下降或意识范围狭窄，或出现嗜睡、昏睡，甚至昏迷，情绪兴奋，言

语、动作增多，自知力减弱，易激惹，易怒或行为轻佻，无事生非，不顾后果，似轻躁狂状态，情绪抑郁，少语或悲泣。

③ 可有吐字不清、共济失调、步态不稳、眼震颤和面部潮红等。

④ 除外躯体疾病或其他精神障碍所致。

2. 复杂性醉酒

诊断标准如下。

① 有饮酒史，症状可推断因饮酒引起。

② 颅脑损伤、脑炎、癫痫等病史，或脑器质性损害的症状和体征，或有影响酒精代谢的躯体疾病，如肝病等的证据。

③ 意识障碍，并至少有以下症状之一：如病理性错觉、幻觉或片断被害妄想；情绪兴奋、激动，或易激惹；无目的的刻板动作；攻击或破坏行为。

④ 丧失了正常的人际交往能力和现实检验能力。

⑤ 病程通常为数小时，发作缓解后对发作经过完全或部分遗忘。

⑥ 排除过量饮酒所致的普通醉酒状态。

3. 病理性醉酒

诊断标准如下。

① 有饮酒史，症状可推断由于饮酒所引起。

② 在一次饮酒后突然发生，但饮酒量不大。

③ 有意识障碍，为谵妄或朦胧状态，并至少有以下症状中的两种：如病理性错觉，幻视及其他幻觉，被害妄想，紧张恐惧或惊恐反应，攻击性行为，痉挛发作。

④ 丧失正常的人际交往能力和现实检验能力。

⑤ 病程数小时或 1 天，对发作不能回忆。

⑥ 排除因过量饮酒导致的单纯性醉酒状态。

五、治疗

治疗原则基本上与其他中枢神经抑制剂中毒的救治相同，包括催吐、洗胃、生命体征的维持及加强代谢等一般性措施。

（1）注意病人呼吸道的通畅，监测生命体征，注意有无呼吸抑制，有无血压降低。兴奋躁动者适当约束，共济失调者严格限制活动，以免摔伤或撞伤。对烦躁不安或过度兴奋者，可用小剂量地西泮，禁用吗啡、氯丙嗪及巴比妥类镇静药。

（2）注意有无外伤，尤其是头外伤，防止酒醉掩盖外伤症状，头外伤颅内出血应常规行头颅 CT 检查。

（3）催吐洗胃洗胃指征

① 饮酒后半小时内，无呕吐、深度昏迷，可以向患者家属提出洗胃建议。

② 饮酒后2小时内，无呕吐、深度昏迷，患者家属要求洗胃，可以进行洗胃。

③ 无法判断是否同时服用其他药物，特别是镇静类药物，必须向家属提出洗胃建议。洗胃液不可过多，2000～4000mL 即可，吸引器负压要小。洗胃过程中如出现频繁呕吐，应停止洗胃。

（4）大量补液　应用葡萄糖溶液、维生素 B_1、维生素 B_6 等，促进乙醇氧化为醋酸，促进乙醇分解代谢，达到解毒目的。

（5）纳洛酮　纳洛酮先给予 0.8mg iv，0.8mg+5%GS 500mL ivgtt st。

（6）呋塞米　无休克情况时可使用呋塞米 20 mg iv st。

（7）极化液　10%GS 500mL+RI 10U+ 维生素 B_6 0.2g+ 维生素 C 2.0g +10%KCl 15mL，雷尼替丁 0.15g ivggt st，促进乙醇分解代谢。

（8）镇静药　应慎用，如果家属要求，可以试用非那根 12.5～25mg im。

（9）镇吐药　如果病人呕吐次数较多，或出现干呕或呕吐胆汁，应及早应用镇吐药，如甲氧氯普胺10mg im，以防止出现急性胃黏膜病变。未出现呕吐时禁止应用镇吐药。

（10）钾镁液　除非有禁忌证，建议常规应用。其作用为减轻因为乙醇、高糖、利尿药等所引起的低钾低镁和保护心、脑、肝等重要器官。

（11）胃黏膜保护药和制酸药　NS 100mL+泮托拉唑40mg ivgtt st。

（12）透析　血乙醇浓度＞5000mg/L，伴有酸中毒或同时服用其他可疑药物者，应及早行血液透析或腹膜透析治疗。

（13）治疗并发症

① 补液抗休克，维持水、电解质、酸碱平衡。

② 呼吸衰竭者吸氧，肌注尼可刹米或山梗菜碱，必要时配合人工呼吸行机械通气。

③ 对脑水肿病人，给予20%甘露醇及呋塞米脱水。

④ 惊厥者，可酌用地西泮、副醛等。禁用巴比妥类及吗啡，防止抑制呼吸。

⑤ 对有感染的病人可合理使用抗生素。

⑥ 纳洛酮使用安全，副作用小，是抢救酒精中毒的首选药物。但用量＞2mg/h时可出现口干等副作用，可能与抑制腺体分泌有关。亦有人用来治疗脑血栓后唾液分泌过多。

第二节　急性一氧化碳中毒

一氧化碳（carbon monoxide，CO）为无色、无臭、无刺激性的气体，微溶于水，易溶于氨水。通常一氧化碳由含碳物质在不完全燃烧时产生。在空气中燃烧其火焰呈蓝色。通常在空气中含量甚少，若空气中含量达到 12.5%～74.2%，有发生爆炸的危险。如果短时间内吸入高浓度的一氧化碳，或浓度虽低但吸入时间较长，均可造成急性一氧化碳中毒。人吸入空气中一氧化碳含量＞0.01%，即有引起急性中毒的危险；吸入＞0.5% 且持续 1～2min 即可使人昏倒并迅速死亡。

因一氧化碳与血红蛋白的亲和力比氧与血红蛋白的亲和力大 240 倍，故小量的一氧化碳即可与氧竞争，一氧化碳进入人体后极易与血红蛋白结合，形成 COHb，由于血中 COHb 增加而致 HbO$_2$ 减少，从而造成低氧血症；血中一氧化碳使血红蛋白的氧离曲线左移，加重了已有的低氧血症；溶解于血液中的一氧化碳直接造成细胞的呼吸障碍。除 COHb 的原因外，一氧化碳与氧竞争细胞色素氧化酶造成细胞内窒息，对一氧化碳毒性具有更重要的意义。

一、临床表现

急性一氧化碳中毒主要表现为急性脑缺氧性疾病，脏器也可出现缺氧性改变。部分患者可出现一氧化碳中毒神经精神后遗症，少数患者出现迟发性脑病。

（1）皮肤黏膜　一氧化碳中毒时口唇黏膜及面颊、胸部皮肤可呈特有的樱桃红色，此种征象仅部分病人出现。某些患者的胸部和四肢皮肤可出现水疱和红肿，主要是由于自主神经营养障碍所致。

（2）神经系统　轻度一氧化碳中毒时可引起头痛、头晕、眼花、恶心、呕吐、四肢无力等症状，此时及时吸入新鲜空气后，这些症状可迅速消除。随着脑缺氧的进一步加重则产生意识障碍，其程度与脑缺氧程度一致，表现为：嗜睡、昏睡、谵妄、昏迷。脑缺氧严重时造成细胞内水肿及血管源性脑水肿，表现为病理反射阳性，或出现抽搐、癫痫持续状态、去大脑强直。若形成小脑扁桃体疝可导致呼吸抑制，严重威胁生命。脑干、下丘脑受损，可出现中枢性高热。部分病人因局部缺氧或中毒损害而致周围神经炎，且多为单神经损害，主要表现为受损神经支配区麻木、疼痛、色素减退、水肿甚至瘫痪等。

急性一氧化碳中毒后，部分患者在急性症状恢复之后，经过一段所谓"假愈期"之后，又出现一系列神经精神行为异常，称为迟发脑病。最常见的症状是精神行为异常、尿便失禁、步态不稳和缄默症，最常见的体征是面具脸、眉间征、抓握反射阳性等。

（3）循环系统　主要表现为心悸、气短、全身乏力、脉搏细速、血压下降等。心电图检查可见 Q-T 间期延长、T 波改变、各种心律失常。心肌损害时常伴有各种心肌酶升高。一氧化碳中毒导致的缺氧还可诱发或加重心绞痛及心肌梗死，增加室颤的发生率。

（4）呼吸系统　患者多表现为呼吸急促，呈现不同程度的呼吸困难，表现为点头样、叹息样或潮式呼吸。肺水肿征象也十分常见，如泡沫样痰、双肺水泡音、X 线示双肺阴影。

（5）消化系统　轻度一氧化碳中毒时常伴有恶心、呕吐症状。重度一氧化碳中毒时出现大便失禁，消化道应激性溃疡，出现呕血或黑便。

（6）泌尿系统　小便失禁是一氧化碳中毒患者经常出现的症状，重度者可出现急性肾功能衰竭症状。部分患者表现为排尿困难或尿潴留。

（7）其他　一氧化碳中毒病人偶可伴发急性胰腺炎、血栓性血小板减少性紫癜、红细胞增多症等。

二、病情分级

急性一氧化碳中毒症状的轻重与吸入一氧化碳的浓度、吸入时间成正比，同时也与个体的健康状况有关。临床上根据病情严重程度通常将急性一氧化碳中毒分为轻、中、重三度。

（1）轻度中毒　血中 COHb 含量在 10%～20%，主要症状为头痛、头晕、颈部搏动感、乏力、眼花、恶心、呕吐、心悸、胸闷、四肢无力、站立不稳、行动不便，甚至有短暂意识不清。如能尽快脱离中毒环境，呼吸新鲜空气或氧气，数小时后症状就可消失。

（2）中度中毒　血中 COHb 含量在 30%～40%，伴有出汗、呼吸增速、心率加快、脉搏加快、颜面潮红，典型病例的皮肤、黏膜和甲床可呈樱桃红色，步态蹒跚、表情淡漠、瞳孔对光反射迟钝、嗜睡、有时躁动不安或出现昏迷。如果能被及时发现，积极抢救可恢复正常，多无明显并发症和后遗症发生。

（3）重度中毒　血中 COHb 含量在 50% 以上，高浓度一氧化碳可在短时间内突然昏倒，主要表现为昏迷，严重者昏迷可持续数小时甚至几昼夜。皮肤出现红斑、水疱、肌肉肿胀。此时往往出现严重的并发症，如脑水肿、肺水肿、心肌损害、脑梗死、酸中毒及肾功能不全、心律失常、休克等，有的并发肺部感染而发生感染性休克。妊娠病人可能发生胎死宫内。

三、迟发性脑病

临床上，急性一氧化碳中毒昏迷病人清醒后，经历一段假愈期（时间不完全相同，大部分 1～2 周时间），突然发生一系列精神神经症状，称为迟发性脑病或后发症，占重症一氧化碳中毒病例的 50%。本病与一氧化碳中毒的后遗症不是同一概念，后遗症的精神神经症状延续，急性一氧化碳中毒的急性期持续不消失，并且在病程中也无假愈期。

（1）意识及精神状态障碍，语言能力减弱、发呆、反应迟缓、动作迟钝、情绪无常、定向力差，甚至出现不认识熟悉的人和物、找不到住所等情况。严重时不知饥饱、随意随地大小便、步态异常、卧床不起。

（2）锥体外系功能障碍出现震颤麻痹症状。

（3）锥体束神经损害出现偏瘫症状。

（4）大脑皮质局限性功能障碍出现失语、失明和癫痫。

（5）周围神经损害单瘫。

四、辅助检查

（1）碳氧血红蛋白测定　正常人血液中 COHb 含量可达 5%～10%，其中有少量来自内源性一氧化碳，为 0.4%～0.7%。轻度一氧化碳中毒者血中 COHb 可高于 10%；中度中毒者可高于 30%；严重中毒时可高于 50%。但血中 COHb 测定必须及时，脱离一氧化碳接触 8h 后 COHb 即可降至正常且与临床症状间可不呈平行关系。

（2）动脉血气分析　一氧化碳中毒后机体处于缺氧状态，组织无氧代谢增加，血液乳酸等酸性产物浓度增加，形成代谢性酸中毒。一氧化碳中毒后动脉血气分析的主要特点是：动脉血氧分压（PaO_2）、氧饱和度（$SatO_2$）、动脉血二氧化碳分压（$PaCO_2$）下降，碱丢失（BE 负值增大）。

（3）血乳酸测定　因缺氧后组织有氧氧化降低，无氧酵解增强，大量丙酮酸被还原成乳酸，导致血乳酸浓度升高。

（4）脑电图　脑电图多数异常，以中至高度中毒者出现异常多见，迟发性脑病异常率达 100%。主要为弥漫性低幅度慢波增多。脑电图对判断病情的轻重有重要的参考价值。

（5）头颅 CT　主要表现为出现病理性密度减低区，以双侧皮质下白质最为多见，范围可波及额叶、顶叶、颞叶、枕叶和半卵圆中心，两侧苍白球可出现类圆形低密度影，重者可波及壳核。内囊密度亦可见降低。迟发性脑病者头颅 CT 异常更为明显。

（6）磁共振（MRI）　MRI 检查对重度一氧化碳中毒及迟发脑病患者的阳性率明显高于 CT 检查，MRI 对早期的软组织损害极为敏感，特别是脑水肿和脱髓鞘改变。MRI 检查可及时明确脑损害的部位、范围，对明确诊断、指导治疗及预后评估都有十分重要的价值。

（7）大脑诱发电位　体感诱发电位（SEP）、脑干听觉诱发电位（BAEP）和视觉诱发电位（VEP）三种大脑诱发电位如能同时采用，常可提高异常的检出率。

（8）其他　血液检查中常可见肝功能、肾功能、心功能等异常。部分患者血常规检查提示红细胞总数及血红蛋白轻度增高。尿常规检查可见少量红细胞、白细胞及蛋白。

五、诊断

根据吸入较高浓度一氧化碳的接触史和急性发生的中枢神经损害的症状和体征，结合血中 COHb 及时测定的结果，以及毒物现场调查及空气中一氧化碳浓度测定资料，并排除其他病因后，可诊断为急性一氧化碳中毒。同时根据 COHb 结果及临床表现进行轻度、中度、重度分级诊断。血液中 COHb 测定是有价值的诊断指标，但采取血标本要求在脱离中毒现场 8h 以内尽早抽取静脉血。

六、鉴别诊断

轻度一氧化碳中毒需与精神病、急性酒精中毒、上呼吸道感染、高血压病、梅尼埃病等鉴别。

急性中至重度一氧化碳中毒需与脑出血、蛛网膜下腔出血、脑栓塞、催眠药中毒、糖尿病酮症酸中毒性昏迷、脑炎、脑震荡、脑膜炎、脑外伤、肝昏迷等鉴别。

对一氧化碳中毒病史不确切或昏迷病人，或离开中毒环境 8h 以上病人的诊断应注意与下列疾病进行鉴别：急性脑血管病、糖尿病酮症酸中毒、尿毒症、肝性脑病、肺性脑病、其他急性中毒引起的昏迷。

七、治疗

1. 院前急救

（1）迅速脱离中毒环境　一氧化碳气体比空气略轻。急救者可选取低姿态或俯伏进入中毒现场，立即打开门窗，尽快使中毒现场与外环境空气流通。将患者迅速移至空气新鲜、通风良好处，解开衣扣、裤带，注意保暖，保持呼吸道通畅，充分给予氧气吸入。患者本人如发现有一氧化碳中毒的迹象，应立即开门、开窗，如行动不便时，也可打破玻璃窗，使新鲜空气进入室内。对于病情危重者及早建立静脉通道。若患者已停止呼吸和（或）心脏停搏，移离现场后立即进行心、肺、脑复苏术。

（2）转运　清醒的一氧化碳中毒病人，保持无障碍呼吸，有条件应持续吸 O_2；昏迷的一氧化碳中毒病人，除持续吸 O_2 外，应注意呼吸道护理，避免呼吸道异物阻塞，如有条件，可开放气道，高流量吸 O_2。同时迅速转运至就近、有高压氧的医院进行救治。

2. 氧疗

（1）纯氧吸入　吸入氧气可加速 COHb 解离，增加一氧化碳的排出。吸入新鲜空气时，一氧化碳由 COHb 释放出半量约需 4h；吸入纯氧时可缩短至 30~40min。

（2）高压氧　吸入 3 个大气压的纯氧可使一氧化碳由 COHb 释放出半量缩短至 20min。同时高压氧舱治疗能增加血液中溶解氧，提高动脉血氧分压，使毛细血管内的氧容易向细胞内弥散，可迅速纠正组织缺氧。高压氧对一氧化碳中毒后遗症及其迟发脑病有明显防治作用，24h 内行高压氧治疗能明显减少一氧化碳急性中毒 6 周和 12 个月后的认知障碍后遗症。治疗指征：① 急性中至重度一氧化碳中毒,昏迷不醒,呼吸循环功能不稳定,或一度出现呼吸、心搏停止者;② 中毒后昏迷时间>4h,或长期暴露于高浓度一氧化碳环境>8h,经抢救后苏醒,但不久病情又有反复者;③ 中毒后恢复不良,出现精神、神经症状者;④ 意识虽有恢复,但血 COHb 一度升高,尤其>30% 者;⑤ 脑电图、头部 CT 检查异常者;⑥ 轻度中毒病人持续存在头痛、头晕、乏力等,或年龄 40 岁以上,或职业为脑力劳动者;⑦ 孕妇和婴儿一氧化碳中毒病情较轻者也建议给予高压氧治疗;⑧ 出现一氧化碳中毒性脑病,病程在 6～12 个月者。

3. 防治脑水肿

严重中毒后,脑水肿可在 24～48h 发展到高峰。急性一氧化碳中毒患者发生昏迷提示有发生脑水肿的可能。对昏迷时间较长、瞳孔缩小、四肢强直性抽搐或病理性反射阳性的患者,提示已存在脑水肿,应尽快应用脱水药,临床常用 20% 甘露醇。甘露醇具有高渗脱水和利尿作用,可降低颅内压,15min 内显效,持续 3～8h。利尿作用一般于静脉用药后 10min 开始显效,2～3h 达到高峰。用法:125～250mL 静脉快速滴注,脑水肿程度较轻的患者选择 125mL 在 15min 内滴入,q8h;脑水肿程度稍重的选用 250mL 在 30min 内滴入,q8h 或 q6h。也可注射呋塞米脱水、三磷酸腺苷、甘油果糖、白蛋白、肾上腺糖皮质激素如地塞米松也有助于缓解脑水肿。

有脑疝倾向的脑水肿,可同时加用糖皮质激素和利尿药。例如地塞米松 5～20mg/ 次,呋塞米 20～60mg/ 次,可增加治疗脑水肿的疗效。

4. 促进脑细胞代谢,促进脑复苏

三磷酸腺苷、辅酶 A、细胞色素 C 和大量维生素 C、维生素 E、超氧化物歧化酶、胞磷胆碱、纳洛酮、神经节苷脂等药物可抗

自由基，促进脑细胞代谢，促进脑复苏。

5. 维持水、电解质、酸碱平衡

急性重度一氧化碳中毒患者多有脱水、血容量不足和末梢循环不良，已伴休克者更是如此。因此，要及时补充血容量，积极维持水、电解质、酸碱平衡。临床上，对于脑水肿合并颅内压增高的患者，多采取脱水疗法与限制入液量。既要有效地控制脑水肿、降低颅内压，又要保证有效的循环血量。

6. 控制高热和治疗感染

高热能影响脑功能，可采用物理降温方法，如头部用冰帽、冰毯。如降温过程中出现寒战或体温下降困难时，可用冬眠药物。若出现感染，应做咽拭子、血培养、尿培养，选择广谱抗生素。

7. 防治并发症

急性一氧化碳中毒时还可出现脑外其他器官的异常，如急性肾功衰竭、骨筋膜室综合征、视神经损害、急性呼吸窘迫综合征、多脏器功能障碍综合征等。应及时对心、肺、肾、肝功能及胃肠功能不全患者进行支持，有效防治并发症。

防治迟发性脑病：目前临床治疗迟发性脑病仍以血管扩张药为首选，例如 1% 普鲁卡因 500mL，川芎嗪注射液 80mg 溶于 250mL 液体内静脉滴注等。

第三节　急性有机磷农药中毒

有机磷农药中毒一般指急性有机磷农药中毒。有机磷农药（organophosphorus pesticide，OPS）是我国使用广泛、用量最大的杀虫剂。主要包括敌敌畏、对硫磷（1605）、甲拌磷（3911）、内吸磷（1059）、乐果、敌百虫、马拉硫磷等。急性有机磷农药中毒（AOPP）是指有机磷农药短时大量进入人体后造成的以神经系统损害为主的一系列伤害,临床上主要包括急性中毒患者表现的胆碱能兴奋或危象,其后的中间综合征以及迟发性周围神经病。

有机磷农药进入人体的主要途径有三。① 经口进入:误服或主动口服(见于轻生者)。② 经皮肤及黏膜进入:多见于热天喷洒农药时有机磷落到皮肤上,由于皮肤出汗及毛孔扩张,加之有机磷农药多为脂溶性,故容易通过皮肤及黏膜吸收进入体内。③ 经呼吸道进入:空气中的有机磷随呼吸进入体内。口服毒物后多在 10min 至 2h 内发病。经皮肤吸收发生的中毒,一般在接触有机磷农药后数小时至 6 天内发病。

一、临床表现

潜伏期因农药品种及浓度、吸收途径及机体状况而异。一般经皮肤吸收多在 2~6h 发病,呼吸道吸入或口服后多在 10min 至 2h 发病。

急性有机磷农药进入人体后往往病情迅速发展,患者很快出现如下情况。

1. 胆碱能神经兴奋及危象

(1)毒蕈碱样症状 主要是副交感神经末梢兴奋所致的平滑肌痉挛和腺体分泌增加。临床表现为恶心、呕吐、腹痛、多汗、流泪、流涕、流涎、腹泻、尿频、大小便失禁、心跳减慢和瞳孔缩小、支气管痉挛和分泌物增加、咳嗽、气急,严重患者出现肺水肿。

(2)烟碱样症状 乙酰胆碱在横纹肌神经肌肉接头处过度蓄积和刺激,使面、眼睑、舌、四肢和全身横纹肌发生肌纤维颤动,甚至全身肌肉强直性痉挛。患者常有全身紧束和压迫感,而后发生肌力减退和瘫痪。严重者可有呼吸肌麻痹,造成周围性呼吸衰竭。此外由于交感神经节受乙酰胆碱刺激,其节后交感神经纤维末梢释放儿茶酚胺使血管收缩,引起血压增高、心跳加快和心律失常。

（3）中枢神经系统症状　中枢神经系统受乙酰胆碱刺激后有头晕、头痛、疲乏、共济失调、烦躁不安、谵妄、抽搐和昏迷等症状。

2. 中间综合征

中间综合征是指有机磷毒物排出延迟、在体内再分布或用药不足等原因，使胆碱酯酶长时间受到抑制，蓄积于突触间隙内，高浓度乙酰胆碱持续刺激突触后膜上烟碱受体并使之失敏，导致冲动在神经肌肉接头处传递受阻所产生的一系列症状。一般在急性中毒后 1～4 天急性中毒症状缓解后，患者突然出现以呼吸肌、脑神经运动支支配的肌肉以及肢体近端肌肉无力为特征的临床表现。累及脑神经者，出现睑下垂、眼外展障碍和面瘫。肌无力可造成周围呼吸衰竭，此时需要立即呼吸支持，如未及时干预则容易导致患者死亡。

3. 有机磷迟发性神经病

有机磷农药急性中毒一般无后遗症。个别患者在急性中毒症状消失后 2～3 周可发生迟发性神经病，主要累及肢体末端，且可发生下肢瘫痪、四肢肌肉萎缩等神经系统症状。目前认为这种病变不是由胆碱酯酶受抑制引起的，可能是由于有机磷农药抑制神经靶酯酶，并使其老化所致。

4. 其他表现

敌敌畏、敌百虫、对硫磷、内吸磷等接触皮肤后可引起过敏性皮炎，并可出现水疱和脱皮，严重者可出现皮肤化学性烧伤，影响预后。有机磷农药滴入眼部可引起结膜充血和瞳孔缩小。

二、诊断

1. 病史

患者在发病 12h 内有有机磷农药接触史。中毒发病时间与毒物品种剂量和侵入途径密切相关。

2. 临床表现及实验室检查

（1）上述相应的临床表现。

（2）临床检查

① 经系统检查有相应的 AOPP 体征。

② 呼吸系统检查有肺水肿体征（双肺满布湿啰音）。

（3）实验室检查

① 胆碱酯酶活性测定（CHE 测定）是有机磷农药中毒的特异性标志酶，但酶的活性下降程度与病情及预后不完全一致。

② 肌酸激酶（CK）及肌钙蛋白（cTnI）测定可反应 AOPP 时心肌损害程度。

③ 其他早期血液、尿液及胃液中毒物检测对诊断及治疗有指导价值。

3. 急性中毒的程度

（1）轻度中毒　有头晕、头痛、恶心、呕吐、多汗、胸闷、视物模糊、无力、瞳孔缩小等。胆碱酯酶活力一般在 50%～70%。

（2）中度中毒　上述症状加重，还有肌纤维颤动、瞳孔明显缩小、轻度呼吸困难、流涎、腹痛腹泻、步态蹒跚，意识不清或模糊。胆碱酯酶活力一般在 30%～50%。

（3）重度中毒　除上述症状外，出现昏迷、肺水肿、呼吸麻痹、脑水肿。胆碱酯酶活力一般在 30% 以下。

（4）迟发性猝死　在乐果、敌百虫等严重中毒恢复期，可发生突然死亡。常发生于中毒后 3～15 日。多见于口服中毒者。

（5）迟发性周围神经病　甲胺磷、丙胺磷、丙氟磷、对硫磷、马拉硫磷、苯硫磷、乐果、敌敌畏、敌百虫、丙胺氟磷等中毒病情恢复后 4～45 天，出现四肢感觉 - 运动型多发性神经病。与胆碱酯酶活性无关。

（6）农药溅入眼内可引起瞳孔缩小，不一定有全身中毒。

三、鉴别诊断

（1）排除 AOPP 的反跳。

（2）排除由于有机磷中毒导致脑水肿所并发的中枢性呼吸衰竭。

（3）排除农药中三烷基硫代磷酸酯类杂质对肺的损害所造成的通气和换气障碍，如肺部湿啰音、呼吸频率变快等，与急性呼吸窘迫综合征类似的表现。

（4）排除重症肌无力、胆碱能危象和有机磷中毒所致的迟发性周围神经病等疾病。

四、治疗

1. 切断毒源

过量接触者立即脱离现场，转移至空气新鲜处。转移皮肤污染时立即用大量清水或肥皂水冲洗。眼污染时用清水冲洗。

2. 清除体内毒物

（1）洗胃　彻底洗胃是切断毒物继续吸收的最有效方法，口服中毒者用清水、2% 碳酸氢钠溶液（敌百虫忌用）或 1∶5000 高锰酸钾溶液（对硫磷忌用）反复洗胃，直至洗净为止。由于毒物不易排净，故应保留胃管，定时反复洗胃。

（2）灌肠　有机磷农药重度中毒，呼吸受到抑制时，不能用硫酸镁导泻，避免镁离子大量吸收而加重呼吸抑制。

（3）吸附剂　洗胃后让患者口服或胃管内注入活性炭，活性炭在胃肠道内不会被分解和吸收，可减少毒物吸收，并能降低毒物的代谢半衰期，增加其排泄率。

（4）血液净化　治疗重度中毒具有显著效果，血液灌流、血液透析及血浆置换等，可有效清除血液中和组织中释放入血的有机磷农药，提高治愈率。

3. 联合应用解毒剂和复能剂

（1）阿托品　能清除或减轻毒蕈碱样和中枢神经系统症状，改善呼吸中枢抑制。

用药原则：早期、适量、重复给药，快速达到"阿托品化"（瞳孔较前逐渐扩大、不再缩小，但对光反射存在，流涎、流涕停止或明显减少，轻度烦躁，颜面潮红，皮肤干燥无汗，腺体分泌减少，肺部湿啰音显著减少或消失，心率增快而有力，意识障碍减轻或昏迷患者开始苏醒），达到阿托品化后，应考虑用维持量或逐渐减少药量或延长用药间隔时间，防止阿托品中毒或病情反复。如患者出现瞳孔扩大、神志模糊、狂躁不安、抽搐、昏迷和尿潴留等，提示阿托品中毒应停用阿托品。

用法：轻度中毒，每次 1～2mg，皮下或肌注，每 4～6h 1 次，达"阿托品化"后改为口服 0.3～0.6mg，每日 2～3 次。中度中毒，首次 2～5mg，静注。重度中毒首次 10～20mg，静注，如毒蕈碱样症状未好转或未达"阿托品化"，则 5～10min 后重复半量或全量；也可用静滴维持药量，随时调整剂量，达"阿托品化"，直至毒蕈碱样症状明显好转，改用维持量。如症状、体征基本消退，可减量观察 12h，如病情无反复，可停药。

轻度中毒可单独应用阿托品，中度及重度中毒时合并应用阿托品及胆碱酯酶复能剂。合并用药有协同作用，剂量应适当减少。

少量农药溅入眼内引起瞳孔缩小，无全身中毒症状者，不必用阿托品作全身治疗，应用 0.5%～1% 阿托品滴眼即可。

注意：① 防止全身用药过量引起阿托品中毒（瞳孔扩大、心动过速、尿潴留、体温升高、谵妄、抽搐、昏迷、呼吸麻痹等）。如发生阿托品中毒时应立即停药，症状严重者可应用毛果芸香碱等药拮抗阿托品的作用。② 较长时间大剂量应用阿托品可引起阿托品依赖现象，表现为阿托品减量或停用时出现面色苍白、头晕、出汗、腹痛、呕吐等类似有机磷中毒"反跳"现象。一旦发生此现象，应逐渐减量至停药。

阿托品 1mL 含 0.5mg 的剂型为低渗溶液，大剂量使用时可能引起血管内溶血，需加以注意。山莨菪碱和樟柳碱的药理作用与阿托品相似，对有机磷中毒有一定疗效。

瞳孔扩大和颜面潮红不是"阿托品化"的可靠指标。当中毒病人由呼吸道吸入中毒或眼局部染毒时，可出现瞳孔明显缩小，但全身超大剂量的阿托品或出现阿托品中毒，其瞳孔也不出现明显扩大。中毒病人经给予一定剂量抗胆碱药如阿托品后，一般可出现颜面潮红；但如再继续不断地给予大剂量阿托品时，病人的颜面潮红可苍白和出现四肢发冷，而常常误认为阿托品病人的颜面潮红出现苍白和四肢发冷是阿托品用量不足。

抗胆碱药用药后，毒蕈碱样症状消失或出现"阿托品化"反应即口干、皮肤干燥，显示抗胆碱药用量足，可暂停给药或给予维持量。

（2）胆碱酯酶复能剂 常用肟类复能剂为解磷定和氯磷定。复能剂对不同品种中毒的疗效不尽相同，如对 1605、1059、苏化 203、3911 等中毒疗效显著；对敌百虫、敌敌畏中毒疗效稍差；对乐果、4049 中毒疗效不明显；对二嗪农、谷硫磷等中毒有不良作用，但对其他有机磷酸酯杂质可能有一定疗效。对复能剂疗效不理想的农药中毒，治疗以阿托品为主。复能剂应及早应用，中毒后 48h 磷酰化胆碱酯酶即"老化"，不易重新活化。

用法：轻度中毒可不用复能剂，或轻中度中毒，用氯磷定 0.25～0.5g，肌注，或解磷定 0.5g 静注，必要时 2h 后重复一次。重度中毒给氯磷定 0.75～1g 或解磷定 1～1.5g 溶于 10% 葡萄糖注射液缓慢静注，半小时后如病情无明显好转，可重复一次，后改为静滴，速度一般每小时不超过 0.5g。烟碱样症状好转后逐步停药。一般应用 1～2 日。

用药过多过快可引起呼吸抑制，应立即停药，施行人工呼吸或气管插管加压给氧。一般短时间即可恢复自发呼吸。

注意：氯磷定的有效血药浓度一般认为大于 $4\mu g/mL$，当成人首次肌注氯磷定 $500 \sim 600mg$ 时可接近或大于这个浓度。在临床也观察到，当救治有机磷农药中毒时，只有首次肌注或静注氯磷定大 $500 \sim 600mg$ 时，才能显示疗效；严重中毒者，则必须应用 $1500 \sim 2500mg$，对中毒酶才有较好重活化作用。如氯磷定相同剂量采用少量多次重复用药或静脉滴注给药，则无明显重活化作用。

（3）含抗胆碱剂和复能剂的复方注射液

① 解磷注射液：起效作用快，作用时间较长。因有多种配方，其用法不同。由苯那辛（抗胆碱药）和氯磷定等组成的复合剂肌注，轻度中毒 $1/2 \sim 1$ 支；中度中毒 $1 \sim 2$ 支，加用氯磷定 $0.5g$；重度中毒 $2 \sim 3$ 支，加用氯磷定 $0.75 \sim 1.0g$。用药后 $1h$ 可重复半量。中毒症状基本消退，全血胆碱酯酶活性 60% 以上，停药观察。

② HI-6 复方：含 HI-6（酰胺磷定，为胆碱酯酶复能剂）、阿托品、胃复康、地西泮等，每支 $2mL$。轻度中毒 $1/2 \sim 1$ 支，中度中毒 $2 \sim 3$ 支，重度中毒 $3 \sim 5$ 支，均肌注。口服中毒者适当加量，必要时补充阿托品。

③ 酸戊己奎醚注射液（长托宁）：是新型安全、高效、低毒的长效抗胆碱药物，其量按轻度中毒、中度中毒、重度中毒给予。中毒后期或胆碱酯酶老化后可用长托宁维持阿托品化，每次间隔 $8 \sim 12h$。长托宁治疗有机磷农药中毒在许多方面优于阿托品，是阿托品的理想取代剂，是救治重度有机磷农药中毒或合并阿托品中毒时的首选剂。

长托宁与阿托品比较有如下优点：

a. 可使 AOPP 患者 M 样症状与中枢神经系统症状持续时间明显缩短，从而减少了并发症的机会；

b. 用药量小，用药次数少，用药间隔时间长，增加了药物使用灵活性和易操作性，也减少了医务人员的工作量；

c. 治愈时间明显缩短，减少了患者的痛苦和亲属的精神压力及心理负担；

d. 无心肝肾损害，仅有口干的不良反应。

（4）阻断乙酰胆碱对受体的作用 东莨菪碱能对抗有机磷农药中毒引起的毒蕈碱样症状，而且还能较好地减轻或消除有机磷农药中毒出现的躁动不安、惊厥和中枢呼吸抑制。常用量：轻度中毒 0.3～0.5mg；中度中毒 0.5～1.0mg；重度中毒 2.0～4.0mg。

4. 其他治疗

对症支持治疗；保持呼吸道通畅；给氧或应用人工呼吸器；对于休克患者可应用升压药；对脑水肿应用脱水药和肾上腺糖皮质激素；对局部和全身的肌肉震颤及抽搐的患者可用巴比妥；对于呼吸衰竭患者除使用呼吸机外可应用纳洛酮；对于危重患者可采用输血和换血疗法。

注意：中毒早期不宜输入大量葡萄糖，因其能使乙酰胆碱合成增加而影响胆碱酯酶活力。维生素 C 注射液不利于毒物分解、破坏而影响胆碱酯酶活力上升，早期也不宜用。50% 硫酸镁，利胆药口服后可刺激十二指肠黏膜，反射性引起胆囊收缩，胆囊内潴留有机磷农药随胆汁排出，引起 2 次中毒。甲氧氯普胺、西沙必利、吗啡、冬眠灵、喹诺酮类、胞磷胆碱、维生素 B_5、氨茶碱、利血平均可使中毒症状加重，应禁用。

预防反跳现象及迟发性猝死：口服者尽早彻底洗胃；适量应用阿托品，勿过早停药；恢复期避免过早活动；症状消退后继续观察 2～3 日，防止出现病情反复。严重中毒恢复期做心电图监护，及时治疗心律失常，以防发生尖端扭转型室性心动过速导致死亡。

忌用吗啡类药物。

中间型综合征：倍硫磷、乐果、久效磷、敌敌畏、甲胺磷等中毒后 2～7 天，出现以肢体近端肌肉、屈颈肌、脑神经运动支支配的肌肉和呼吸肌无力为主的临床表现，包括抬头、肩外展、屈髋和睁眼困难，眼球活动受限，复视，面部表情肌运动受限，声音嘶哑，吞咽和咀嚼困难，可因呼吸肌麻痹而死亡。

IMS 是 AOPP 在发病时间上出现在急性胆碱能危象之后、迟发性周围神经病之前的一组以肌无力为突出表现的综合征，故称之为中间综合征。IMS 多发生于中毒后 2～7 天。IMS 的发生一般认为是乙酰胆碱酯酶活性被抑制后，蓄积在突触间隙内的大量乙酰胆碱持续作用于突触后膜上的 N2 受体，使其失敏，导致神经肌肉接头处传递障碍而出现骨骼肌麻痹。

IMS 临床特点：有一"相对安静"过程，表现为大量阿托品治疗后由躁动或谵妄状态转入"相对安静状态"，即抬头次数减少或无力、言语减少、构音及转颈困难、陪伴家属容易控制病人的躁动或谵妄状态，四肢活动力量减弱，继而 2～6h 内发生呼吸肌麻痹，表现为呼吸时胸廓活动减弱、呼吸节律整齐，有的呈腹式呼吸，随后呼吸频率逐渐变慢，缺氧体征逐渐加重，口唇发绀，SaO_2 下降，即 RMP 表现。神经系统检查：抬头困难、四肢近端肌力减弱、腱反射减弱或消失，第Ⅳ、Ⅴ、Ⅵ、Ⅸ、Ⅹ、Ⅻ对脑神经支配的肌肉麻痹现象，表现张口困难、构音不清、伸舌困难等。

救治急性有机磷农药中毒步骤如下。

救治前全面检查病人，取血测胆碱酯酶活力		
轻度中毒： 长托宁 1～2mg 肌注	中度中毒： 长托宁 2～4mg 肌注 氯磷定 1000～1500mg 肌注	重度中毒： 长托宁 4～6mg 肌注 氯磷定 1500～2500mg 肌注
给药后及时洗胃或清除污染病人身体的农药		
首次给药后 30min 检查症状、体征和 CHE 活力		
如果主要中毒症状基本消失和全血 CHE 活力恢复到 50%～60% 时，可暂停药观察		如果中毒症状尚未完全消失和全血 CHE 活力低于 50% 时，应给予首次用药半量

首次给药后 1～2h，检查症状、体征改变和 CHE 活力		
首次给药后 1.5～2h，如果中毒症状基本消失和全血 CHE 活力仍在 50%～60% 时，继续停药观察	首次给药后 1.5～2h，如果中毒症状又重新出现和全血 CHE 活力下降至 50% 以下时，应再给首次用药半量，并应同时重新彻底洗胃或清除被污染部位的农药	如果第二次给药 1h 后，中毒症状仍未消失和全血 CHE 活力低于 50% 时，可再给首次用药半量，并应重新彻底洗胃或清除被污染部位的农药
首次给药后 2～4h 检查症状、体征及 CHE 活力		
中毒病人病情基本好转后，尚有部分轻度症状时，应分别给予不同药物处理：有毒蕈碱样症状给长托宁 1～2mg，有肌颤或 CHE 活力 < 50% 时给氯磷定 1000～1500mg，肌注	中毒病人 CHE 已老化或经治疗 2 天后 CHE 活力仍低于 50% 以下时，应酌情给长托宁 1～2mg（6～12h 一次）维持阿托品化指标：口干、皮肤干燥，直至 CHE 活力恢复至 60%	
中毒症状基本消失和全血 CHE 活力恢复至 60% 可停药观察		
出院前检查肝肾功能、心电图和血常规		
停药 12～24h 后，中毒症状基本消失和全血 CHI 活力不低于 60%，可出院，但治疗观察时间不少于 48h		

第四节　急性百草枯中毒

百草枯，又名对草快、克芜踪，是一种强烈的速效触杀型灭生性除草剂，分子式 $C_{12}H_{14}CTR_2$，为白色结晶，易溶于水，稍溶于丙酮和乙醇，在碱性介质中不稳定。其产品为 20%～50% 的水溶液。百草枯对人、畜有很强的毒性作用。大多数由于误服或自杀口服引起中毒，但也可经皮肤、呼吸道吸收中毒致死。

一、临床表现

接触或摄入百草枯，可引起皮肤、眼、呼吸道、口腔、食管产生局部刺激表现。

（1）皮肤　接触性皮炎，红斑，水疱，溃疡；眼结膜、角膜灼伤或溃疡；呼吸道黏膜出血；口腔、食管烧灼感，黏膜糜烂，溃疡，消化道出血等。

（2）消化系统　恶心呕吐，腹痛，腹泻，便血，食管炎，胃炎，胃肠穿孔，中毒性肝病等。

（3）呼吸系统　肺损伤是最严重和最突出的改变，是主要并发症和死亡原因。主要表现为进行性呼吸困难和发绀，最终导致呼吸衰竭而死亡。小剂量中毒者，早期可无呼吸系统症状，少数表现咳嗽、胸闷、胸痛、呼吸困难等。经抢救存活者，部分病人在1～2周后发生肺间质纤维化。大量服毒者，在24～48h内出现呼吸困难、发绀、肺水肿或出血，常在1～3天死于呼吸衰竭。胸部X线表现：最初呈散在的细斑点状阴影，以下肺野较多。迅速进展，病灶融合呈严重的肺水肿样形态。肺功能主要表现为一氧化碳弥散障碍、中等度气道阻塞和（或）限制性通气异常。心、肝及肾上腺中毒可引起相应的症状和体征。

（4）肾脏　药物从肾脏排泄可损害肾小管，产生蛋白尿、血尿，血中尿素氮、肌酐升高等肾功能损害的表现，严重者急性肾功能衰竭。

（5）中枢神经系统　头晕，头痛，幻觉，昏迷等。

（6）其他　发热，心肌损害，贫血等。

二、诊断

临床上依据下列证据可做出迅速判断。

（1）百草枯服用史　患者本人或其他知情者描述。

（2）百草枯服用证据　自杀遗书，百草枯包装，残留物。

（3）临床征象　① 可发生接触性皮炎、色素沉着、眼结膜、角膜灼伤。② 呼吸系统：表现为咳嗽、咳痰、呼吸困难，少数见肺水肿。该药致肺纤维化能力强。一些患者在急性中毒症状控制后，病情发展，严重者可因成人呼吸窘迫综合征死亡。③ 消化系统：表现为恶心、呕吐、腹痛、腹泻。口服可见口腔、舌、食管溃烂，甚至出现肠麻痹、消化道出血，肝损害常在第 1～3 天，严重者可致急性肝萎缩。④ 心肾系统：少数可发生心肌损害。肾损害常发生于第 1～3 天，甚至急性肾衰竭。⑤ 神经系统：表现为头痛、头晕、抽搐、幻觉等，亦有部分患者神志较清楚。

（4）毒物检测　尿液现场检测（6h 后可再次检测），血浆中百枯草水平与生存率有一定关系，若在摄入后 6h、8h、24h 血液中浓度超过 2mg/L、1.2mg/L、0.2mg/L，则难以存活。

（5）辅助检查　X 线片、CT 可见肺水肿、间质性肺炎、胸膜炎、间质肺纤维化、心影扩大或显示心包积液。血分析见白细胞升高，肝肾功能下降，ECG 见心肌缺氧损伤或坏死等表现。血气分析见低氧血症、呼吸性碱中毒或呼吸性酸中毒，毒物分析可见不同程度百草枯成分。

三、分型

（1）轻型　量<20mg/kg（成年人口服 20% 溶液少于 5mL），无临床症状或仅有局部刺激症状等。

（2）中至重型　量>20mg/kg，数小时内、腹痛、腹泻、呕吐和喉部溃疡，1～4 日内肾功能衰竭、肝损害、心肌损害，1～2 周内，咳嗽、咯血，肺功能恶化，多数患者 2～3 周内死于肺功能衰竭。

（3）暴发型　量>40mg/kg，1～4 日内死于多器官衰竭。

四、治疗

无特效解毒药。治疗原则是减少毒物的吸收、促进体内毒物排泄、加强支持治疗，尽可能恢复功能。

1. 院前急救

一经确诊，立即予以刺激咽喉部催吐并口服白陶土悬液，或者就地取材用泥浆水 100～200mL 口服。

尽快脱去污染的衣物，用肥皂清洗（或者弱碱性液体）并用流动清水彻底冲洗受染皮肤不少于 15min，去除沾染的百草枯。

眼部受污染时，用流动清水冲洗 15min 以上。

清洗口腔可用多贝尔氏液或洗必泰漱口液。

2. 院内急救

洗胃：经口摄入者主张尽快洗胃，以阻止百草枯吸收。洗胃最好用碱性液体，因为百草枯在碱性环境中不稳定，易破坏，可用 2% NaHCO₃ 或肥皂水洗胃。百草枯对黏膜有一定腐蚀性，洗胃时操作宜谨慎。

吸附剂：洗胃后胃管注入吸附剂（20% 的漂白土悬液 300mL 或者活性炭 60g），加强毒物的吸附，每 2h 1 次，直至大便见到土及大便墨绿色消失（每 100g 漂白土可吸附 6g 百草枯，100g 活性炭吸附 8～10g 百草枯）。亦可用活性炭加柠檬酸洗胃。

泻药：继之以 20% 甘露醇（100～150mL）或者 50% 硫酸镁溶液 100mL。每 2～3h 一次交替使用，持续 1 周。

输液、利尿：补液很重要，以保持肾脏对百草枯的清除处于最佳状态。予以呋塞米，保持尿量 200mL/h。

血液净化治疗：能有效清除体内的百草枯，显著降低促炎性细胞因子水平和氧自由基活力。尽早（最好 6h 内）进行血液灌流或者血液灌流联合血液透析治疗，血液灌流对毒物的清除率是血液透析的 5～7 倍。每天 1 次，每次 10h，连续 4～8 天，或者直到血中测不出百草枯为止。经验证明，未灌流患者生存时间超过 48h 者均出现了肺、肝、胃的严重损害，最多死于多器官功能衰竭。血液灌流对百草枯的清除率是血液透析的 5～7 倍。而血液灌流的副作用是血小板一过性减少，应密切观察血象，注意有无出血。

抗氧自由基药物：维生素 C 3.0g 入液体静脉滴注，每日 1 次；维生素 E 0.1g 胃管注入；维生素 B_1 针 0.1g 肌内注射，每 4h 1 次。还原型谷胱甘肽 1.2g 液体静脉滴注，每日 1 次。超氧化物歧化酶（SOD）是人体防御内、外环境中超氧离子损伤的重要酶。乌司他丁用于抗炎症反应。

糖皮质激素的使用：百草枯中毒所致的肺纤维化可能与免疫介导损伤有关。糖皮质激素抑制炎症，减少粒细胞和巨噬细胞诱导的活性氧簇生成，从而抑制肺损伤和肺纤维化。甲泼尼龙 500mg 静脉滴入，每 12h 1 次，连用 7 天，7 天后逐渐减量，至 1 个月停用。地塞米松 $1\sim3mg/(kg \cdot d)$ 静脉滴注，分 2 次使用，1 周逐渐减量，$20\sim30$ 日后改为口服。氢化可的松 $1\sim1.5g/d$，分 4 次使用。

免疫抑制药：百草枯所致的肺纤维化可能与免疫介导损伤有关。环磷酰胺具有广泛的免疫抑制作用，抑制几乎所有的细胞体液免疫，缓解炎症的反应强度，为临床治疗争取时间。环磷酰胺 400mg 静脉滴注，每日 1 次，连用 7 天。

百草枯竞争性药剂：普萘洛尔可与结合肺的毒物竞争，使其释放出来，然后被清除。维生素 B_2 与百草枯的化学结构同属季胺类能拮抗肺泡细胞对百草枯的摄取。丙米嗪也有类似的作用。

氧疗：由于高浓度氧吸入能增强百草枯的毒性作用，加速氧自由基形成，促进死亡，故氧疗慎重。除非出现严重的缺氧外，要避免使用氧气。仅在氧分压<40mmHg 时可视为氧疗界限，予以吸氧或者建立人工气道行机械通气为呼气末正压给氧，使肺泡处于一定扩张状态，氧浓度不宜过高，使动脉血氧分压达到70mmHg 即可，增加功能残气量和气体交换，改善氧合。

对症和支持治疗：保护消化道黏膜，流质饮食；肝肾功能的保护，营养心肌；选用广谱，高效抗生素，预防和治疗继发细菌感染。

肺移植：肺移植能从根本上解决百草枯中毒患者肺纤维化的问题。

目前已经有单肺移植成功的报道。该患者为中毒后 44 天行单肺移植术，获得成功，痊愈出院。为慢性中毒、轻度中毒者以及渡过急性中毒患者的治疗指出了希望。但是移植肺是否发生纤维化、手术时机的选择等问题还需要进一步研究解决。

NO 的吸入治疗：NO 可以降低中毒患者肺动脉压力，改善肺部气体交换和功能性左向右分流，改善通气血流比值。在治疗重度百草枯中毒患者时，使用 25ppm 浓度的 NO 吸入治疗，发现患者的平均肺动脉压和左向右分流现象减少，治疗 3 天时间内，通气功能稳定。

第五节　急性氟乙酰胺中毒

氟乙酰胺（fluoroacetamide，FCH_2CONH_2）是一种致痉挛性杀鼠剂，为有机氟化合物。氟乙酰胺为人工合成的剧毒灭鼠药，其生产工艺较为简单，个体作坊也能合成生产。主要用于灭鼠，也曾用于防治棉蚜、森林介壳虫等。20 世纪 80～90 年代，我国广大农村地区滥用氟乙酰胺引起粮食和水源污染，一些地区由氟乙酰胺中毒引起的"癫痫怪病"频繁流行。目前国家已经禁止生产和使用氟乙酰胺。但仍有个别企业违规生产和销售本品，每年各地都有中毒的个案报道。

一、临床表现

急性中毒的潜伏期与中毒原因、吸收途径及摄入量有关，国内报道经胃肠途径吸收者一般为 0.6～12h。

（1）神经系统 轻者主要症状有头晕、头痛、乏力、倦怠、四肢麻木、易激动等，随着病情发展可出现烦躁不安、肌肉震颤和肢体阵发性抽搐，重者可有意识模糊以致昏迷，大小便失禁、瞳孔对光反射迟钝，视盘水肿，膝反射亢进，四肢肌张力增高，少数患者可出现脑膜刺激症状，甚至出现阵发性强直性痉挛。抽搐是氟乙酰胺中毒最突出的临床表现，且有来势凶猛、反复发作、进行性加重等特点，常导致呼吸衰竭而死亡。部分患者出现精神障碍、谵妄等。以神经系统症状为主的氟乙酰胺中毒称为神经型，国内中毒病例多为此型。

（2）循环系统 早期表现可有心悸、窦性心动过速，严重者出现心肌损害、心律失常，甚至发生心室纤颤及心脏骤停，听诊心音低钝。以心血管系统为主的氟乙酰胺中毒称为心脏型，以往国外报道较多，近年来国内报道中毒病例也常有明显的心脏损害。

（3）其他表现 口服中毒者常有口渴、食欲缺乏、恶心、呕吐，可有血性呕吐物，上腹痛及烧灼感较明显，也可有腹泻发生，部分患者可出现肝损害，表现为氨基转移酶升高等。在潜伏期末常见体温下降，但反复抽搐时体温可升高。部分中毒患者可出现皮疹、皮肤黏膜出血。重度中毒患者可因窒息而导致呼吸衰竭。肾脏损害时，尿中可出现颗粒管型，血肌酐、尿素氮升高。

二、辅助检查

（1）毒物分析 患者血、呕吐物中可检出氟乙酰胺，血氟、尿氟含量可增高。

（2）心电图示 QRS 低电压，Q-T 间期延长，ST 段改变，并可出现 U 波。

（3）脑电图 脑电图轻度异常主要表现为 a 节律变慢或减少，弥散性低幅 θ 慢活动杂乱出现；中度异常表现为较多的中至高幅节律性θ慢活动，弥漫于各导联；重度异常则在节律性θ慢活动的基础上出现阵发性高波幅δ活动。经治疗病情好转后脑电图也恢复正常。

（4）心肌酶谱检查　可有肌酸激酶（CK）、肌酸激酶同工酶（CK-MB）、乳酸脱氢酶（LDH）、丙氨酸氨基转移酶（ALT）、天冬氨酸氨基转移酶（AST）等明显升高。

（5）其他　部分中毒患者可有肝肾功能损害改变。抽搐发作严重者动脉血气分析可有低氧血症。

三、诊断

根据明确的氟乙酰胺接触史，包括误服、投毒、皮肤及环境污染情况，以抽搐为主的典型的临床表现，结合毒物分析及其他实验室检查结果，排除其他疾病后，即可诊断为急性氟乙酰胺中毒。有部分患者不能提供毒物暴露史或是隐匿性暴露，临床上遇到不明原因的抽搐、昏迷，做毒物分析往往起到一锤定音的作用。亦可根据需要，选择乙酰胺进行试验性诊断治疗。

氟乙酰胺中毒可分为轻、中、重三度。轻度中毒：头晕、头痛、肢体小抽动，窦性心动过速，口渴、恶心、呕吐、上腹部灼烧感，体温下降等。中度中毒：在轻度中毒的基础上有下列任何一个或几个表现，如烦躁不安、阵发性抽搐，轻度心肌损害和血压下降，消化道分泌物增多、血性分泌物，呼吸困难等。重度中毒：在中度中毒的基础上出现昏迷、阵发性强直性痉挛、心律失常、严重的心肌损害、肠麻痹、大小便失禁、呼吸衰竭等。

四、鉴别诊断

（1）毒鼠强中毒　起病急，潜伏期短，口服后半分钟到半小时内发病，病情重，主要表现为抽搐反复发作，严重者可有癫痫持续状态，毒物分析有助于鉴别诊断，临床上也常有毒鼠强和氟乙酰胺混配鼠药中毒的病例。

（2）溴敌隆等抗凝血类鼠药中毒　溴敌隆等抗凝血类鼠药中毒主要临床表现是出血，潜伏期较长，除非有脑出血，一般不会引起剧烈抽搐。实验室检查凝血系列明显异常。毒物分析可以检出溴敌隆等抗凝血类鼠药。

（3）其他致惊厥类药物或毒物中毒　主要有有机锡中毒、有机氯中毒、毒品中毒等，病史及毒物分析有助于鉴别诊断。

（4）其他神经系统疾病　应注意与癫痫、脑血管病等相关神经系统疾病鉴别。颅脑磁共振、颅脑 CT、脑电图有助于鉴别。另外，此类疾病毒物鉴定均为阴性。

五、治疗

（1）彻底清除毒物　氟乙酰胺中毒的抢救遵循中毒性疾病的抢救治疗原则，应尽早给予催吐、洗胃、导泻、输液、利尿等措施。皮肤污染者应脱去污染衣服彻底洗消，口服中毒者洗胃后可给予活性炭用甘露醇稀释后口服。

（2）尽早使用特效解毒药　乙酰胺为特效解毒药，其作用机制可能是乙酰胺在体内水解成乙酸，与氟乙酸竞争活性基团，干扰氟柠檬酸的形成，消除氟乙酰胺对三羧酸循环的阻断作用。成人每次 2.5～5.0g，每日 2～4 次肌内注射，或每日 0.1～0.3g/kg，分 2～4 次肌内注射，首次剂量为全日总量的一半，重度中毒患者一次可给予 5.0～10.0g。一般连续应用 5～7 天，肌内注射时可与 20～40mg 普鲁卡因混合使用，以减轻注射时疼痛。其他解毒药有乙醇和醋精等，但临床上基本不用。

（3）积极控制抽搐　有效控制抽搐是抢救成功的前提，可给予地西泮、苯巴比妥等药物治疗。对于难以控制的癫痫持续状态，在有气道保护的情况下，可考虑丙泊酚等麻醉药治疗。

（4）开展早期血液灌流　血液灌流可以迅速清除血液中氟乙

酰胺,对于中重度中毒患者尽早给予血液灌流治疗,病情稳定后即可停止。

(5)脏器支持治疗 呼吸、心跳停止者立即给予心肺复苏,注意避免口对口人工呼吸。昏迷患者应注意防止脑水肿,血压低者给予升压药物,窒息及呼吸衰竭者应尽快建立人工气道,并给予机械通气治疗。其他治疗包括维持水电解质平衡、纠正酸中毒、防止继发感染、营养支持等。

第十二章
传染性疾病

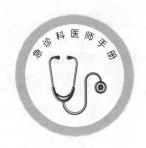

第一节　新型冠状病毒感染

　　新型冠状病毒感染是一种急性感染性疾病，其病原体是一种新型冠状病毒。目前传染源主要是新型冠状病毒感染的患者以及无症状感染者，经呼吸道飞沫和直接接触进行传播。

一、临床表现

　　（1）潜伏期多为 2～4 天。

　　（2）主要表现为发热、咽痛、干咳、乏力等；部分患者可伴有肌肉酸痛、嗅觉与味觉减退、鼻塞、流涕、腹泻、结膜炎等。少数患者出现肺炎相关表现。

　　（3）重症患者多在发病 5～7 天后出现呼吸困难和（或）低氧血症。严重者可快速进展为急性呼吸窘迫综合征、脓毒血症休克、难以纠正的代谢性酸中毒、凝血功能障碍及多器官功能衰竭等。极少数患者还可有中枢神经系统受累等表现。

　　（4）大多数患者预后良好，病情危重者多见于老年人、有慢性基础疾病者、晚期妊娠和围生期女性、肥胖人群等。

二、诊断

（一）诊断原则

主要根据流行病学史、临床表现、实验室检查等，综合分析做出诊断。新冠病毒核酸检测阳性为确诊的首要标准。

（二）诊断标准

（1）具有新冠病毒感染的相关临床表现。

（2）具有以下一种或以上病原学、血清学检查结果 ① 新冠病毒核酸检测阳性；② 新冠病毒抗原检测阳性；③ 新冠病毒分离、培养阳性；④ 恢复期新冠病毒特异性 IgG 抗体水平为急性期 4 倍或以上升高。

三、鉴别诊断

（1）新冠病毒感染主要与流感病毒、腺病毒、呼吸道合胞病毒等其他已知病毒性肺炎及肺炎支原体感染鉴别。

（2）要与非感染性疾病，如血管炎、皮肌炎和机化性肺炎等鉴别。

（3）儿童病例出现皮疹、黏膜损害时，需与川崎病鉴别。

四、治疗

（一）一般治疗

（1）按呼吸道传染病要求隔离治疗。充分保证能量和营养摄入，维持水、电解质平衡，以及内环境稳定。高热者可进行物理降温、应用解热药物。咳嗽、咳痰严重者给予止咳祛痰。

（2）对重症高危人群应进行生命体征监测，特别是血氧饱和度以及相关基础疾病指标的监测。

（3）根据病情进行必要的检查，如血常规、尿常规、C反应蛋白、生化指标（肝酶、心肌酶、肾功能等）、凝血功能、动脉血气分析、胸部影像学等。

（4）根据病情给予规范有效氧疗措施，包括鼻导管、面罩给氧和经鼻高流量氧疗。

（5）抗菌药物治疗　避免盲目或不恰当使用抗菌药物，尤其是联合使用广谱抗菌药物。

（6）有基础疾病者给予相应治疗。

（二）抗病毒治疗

（1）奈玛特韦片/利托那韦片组合包装　适用人群为发病5天以内的轻至中型且伴有进展为重症高风险因素的成年患者。用法：奈玛特韦300mg与利托那韦100mg同时服用，每12h1次，连续服用5天。使用前应详细阅读说明书，不得与哌替啶、雷诺嗪等药物联用。不建议在妊娠期和哺乳期使用。中度肾功能损伤者应将奈玛特韦减半服用，重度肝肾功能损伤者不应使用。

（2）阿兹夫定片　用于治疗中型新冠病毒感染的成年患者。用于治疗中型新冠病毒感染的成年患者。用法：空腹整片吞服，每次5mg，每日1次，疗程至多不超过14天。使用前应详细阅读说明书，注意与其他药物的相互作用、不良反应等问题。不建议在妊娠期和哺乳期使用，中重度肝肾功能损伤患者慎用。

（3）莫诺拉韦胶囊　适用人群为发病5天以内的轻、中型且伴有进展为重症高风险因素的成年患者。用法：800mg，每12h口服1次，连续服用5天。不建议在妊娠期和哺乳期使用。

（4）单克隆抗体　安巴韦单抗/罗米司韦单抗注射液。联合用于治疗轻至中型且伴有进展为重症高风险因素的成人和青少年（12~17岁，体重≥40kg）患者。用法：二药的剂量分别为1000mg。在给药前两种药品分别以100mL生理盐水稀释后，经静脉序贯输注给药，以不高于 4mL/min 的速度静脉滴注，之间使用生理盐水 100mL 冲管。在输注期间对患者进行临床监测，并在输注完成后对患者进行至少 1h 的观察。

（5）静注 COVID-19 人免疫球蛋白　可在病程早期用于有重症高风险因素、病情进展较快的患者。使用剂量为轻型 100mg/kg，中型 200mg/kg，重型 400mg/kg，静脉输注，根据患者病情改善情况，次日可再次输注，总次数不超过 5 次。

（6）康复者恢复期血浆　可在病程早期用于有重症高风险因素的患者。输注剂量为 200～500mL（4～5mL/kg），可根据患者个体情况及病毒载量等决定是否再次输注。

（三）免疫治疗

（1）糖皮质激素　建议地塞米松 5mg/d 或甲泼尼龙 40mg/d，避免长时间、大剂量使用糖皮质激素，以减少副作用。

（2）白介素 -6（IL-6）抑制剂　托珠单抗。对于重型、危重型且实验室检测 IL-6 水平明显升高者可试用。用法：首次剂量 4～8mg/kg，推荐剂量 400mg，生理盐水稀释至 100mL，输注时间大于 1h；首次用药疗效不佳者，可在首剂应用 12h 后追加应用 1 次（剂量同前），累计给药次数最多为 2 次，单次最大剂量不超过 800mg。注意过敏反应，有结核等活动性感染者禁用。

（四）抗凝治疗

用于具有重症高风险因素的患者，无禁忌证情况下可给予治疗剂量的低分子量肝素或肝素。

（五）俯卧位治疗

具有重症高风险因素、病情进展较快的中型、重型和危重型患者，应当给予规范的俯卧位治疗，建议每天不少于 12h。

（六）心理干预

患者常存在紧张、焦虑情绪，应当加强心理疏导，必要时辅以药物治疗。

（七）重型、危重型支持治疗

（1）治疗原则 在上述治疗的基础上，积极防治并发症，治疗基础疾病，预防继发感染，及时进行器官功能支持。

（2）呼吸支持 鼻导管或面罩吸氧；经鼻高流量氧疗或无创通气；有创机械通气；气道管理；体外膜肺氧合（extracorporeal membrane oxygenation，ECMO）。

（3）循环支持 危重型患者可合并休克，应在充分液体复苏的基础上，合理使用血管活性药物，密切监测患者血压、心率和尿量的变化，以及乳酸和碱剩余。必要时进行血流动力学监测。

（4）急性肾损伤和肾替代治疗 在积极纠正病因的同时，注意维持水、电解质、酸碱平衡。

（5）营养支持 首选肠内营养，保证热量 25～30kcal/（kg·d）、蛋白质>1.2g/（kg·d）摄入，必要时加用肠外营养。

（6）儿童特殊情况的处理

① 急性喉炎或喉气管炎：药物治疗首选糖皮质激素，气道梗阻严重者应予气管插管、机械通气，维持气道通畅。

② 喘息、肺部哮鸣音：可在综合治疗的基础上加用支气管扩张药和激素雾化吸入。

（7）重型或危重型妊娠患者 应多学科评估继续妊娠的风险，必要时终止妊娠，剖宫产为首选。

（八）中医治疗

使用中成药配合针灸联合治疗。中成药有藿香正气胶囊、疏风解毒胶囊（颗粒）、清肺排毒颗粒、化湿败毒颗粒、宣肺败毒颗粒、散寒化湿颗粒、金花清感颗粒、连花清瘟胶囊（颗粒），高热者可使用安宫牛黄丸。

第二节　肺结核

结核病是由结核分枝杆菌引起的慢性传染病，可侵及许多脏器，以肺部结核感染最为常见。传染源主要是结核病患者，尤其是痰菌阳性者，主要通过把含有结核菌的微粒排到空气中进行飞沫传播。人体感染结核菌后不一定发病，当抵抗力降低或细胞介导的变态反应增高时，才可能引起临床发病。若能及时诊断，并予合理治疗，大多可获临床痊愈。

一、临床表现

（一）症状

起病可急可缓，多为午后低热、盗汗、乏力、食欲缺乏、消瘦、女性月经失调等；呼吸道症状有大量咯血、咳嗽、咳痰、胸痛、不同程度胸闷或呼吸困难。

（二）体征

早期小范围的结核不易查到阳性体征，病变范围较广者叩诊呈浊音，语颤增强，肺泡呼吸音低和湿啰音。晚期结核形成纤维化，局部收缩使胸膜塌陷和纵隔移位。结核性胸膜炎患者早期有胸膜摩擦音，形成大量胸腔积液时，胸壁饱满，叩诊浊音，语颤和呼吸音减低或消失。

（三）肺结核的分型和分期

1. 分型

有原发型肺结核、血行播散型肺结核、继发性肺结核、结核性胸膜炎等。

（1）原发型肺结核（Ⅰ型）　肺内渗出病变、淋巴管炎和肺门淋巴结肿大的哑铃状改变的原发复合征，儿童多见，或仅表现为肺门和纵隔淋巴结肿大。

（2）血行播散型肺结核（Ⅱ型）　包括急性粟粒型肺结核和慢性或亚急性血行播散型肺结核两型。急性粟粒型肺结核：双肺散在的粟粒大小的阴影，大小一致密度相等。慢性或亚急性血行播散型肺结核：两肺出现大小不一、新旧病变不同，分布不均匀。

（3）继发性肺结核（Ⅲ型）　浸润型肺结核，慢性纤维空洞型肺结核和干酪样肺炎等。

（4）结核性胸膜炎（Ⅳ型）　患侧胸腔积液，少量积液表现为肋膈角变浅，中等量以上积液为致密阴影，上缘呈弧形。

2. 分期

分三期即进展期、好转期、稳定期。

（1）进展期　新发现的活动性肺结核，随访中病灶增多增大，出现新的空洞或空洞扩大，痰菌检查阴转阳性，临床症状加重。

（2）好转期　随访中病灶吸收好转，空洞缩小或消失，痰菌转阴，临床症状改善。

（3）稳定期　空洞消失，病灶稳定，痰菌持续转阴性（1个月1次）达6个月以上；或空洞仍然存在，痰菌连续转阴1年以上。

二、诊断

1. 病史及临床表现

有密切的肺结核患者接触史以及低热，消瘦，乏力，盗汗，咳嗽，咳痰等临床表现可诊断。

2. 实验室检查

（1）痰结核分枝杆菌检查　是简单、快速、易行和较可靠的方法，对诊断肺结核具有极重要的意义。但欠敏感，通常菌量≥10^4条/mL方能检测阳性，一般至少检测2次。

（2）结核菌素皮肤试验　是判断是否存在结核菌感染的主要检测方法。皮内注射5U结核菌纯蛋白衍生物，48～72h后观察皮肤硬结直径大小，一般以≥5mm作为阳性判断标准，≥15mm或局部水疱为强阳性。

（3）胸腔积液检查　可行胸腔穿刺术抽取胸腔积液进行胸腔积液常规、生化、结核菌等相关检查。结核性胸膜炎的胸腔积液为渗出液，单核细胞为主，胸腔积液腺苷脱氨酶（ADA）常明显升高，通常≥40U/L。

（4）影像学检查　胸部X线检查为诊断肺结核的常规首选方法，病变多位于上叶尖后段、下叶背段和后基底段，呈多态性。有斑片状浸润影、增殖的结节影、条索影和钙化影，密度不均匀，边缘较清楚，易形成空洞和播散灶。

（5）特异性抗体测定　酶联吸附试验，血中抗PPD-IgG阳性对诊断有参考价值。

（6）支气管镜检查　常用于支气管结核的诊断。

三、鉴别诊断

（1）肺炎　肺结核多为午后低热，可有夜间盗汗、乏力、咯血等。肺炎起病一般较急，可有寒战、高热，一般抗菌治疗后症状可很快缓解。胸部X线片和结核菌素试验等可鉴别。

（2）慢性阻塞性肺疾病（COPD）　典型症状为气促和呼吸困难，活动后加重。一般晨起咳嗽明显，多为白色黏痰或浆液性泡沫样痰。肺功能检查可有阻塞性通气功能障碍。

（3）支气管扩张　慢性咳嗽、咳大量脓痰或反复咯血；收集痰液后可分层，第一层为泡沫，第二层为浑浊黏液，第三层为脓性成分，最下层为坏死组织。高分辨CT（HRCT）能清晰地显示支气管腔囊性或柱状扩张，可鉴别。

（4）肺癌　肺癌与肺结核的临床症状、X线征象都很相似，可通过多次痰脱落细胞和结核分枝杆菌检查、病理检查等鉴别。

（5）肺脓肿　典型特征为高热、咳嗽、咳大量脓臭痰，可有口腔手术、异物吸入和昏迷、呕吐史。胸部X线片表现为带有液平面的空洞，伴周围浓密的炎性阴影；血白细胞和中性粒细胞增高。

（6）伤寒　易与急性血行播散型肺结核混淆，有高热（体温持续在39～40℃）、白细胞计数减少及肝脾大等临床表现，皮肤有玫瑰疹。血、尿、粪培养和肥达试验可以鉴别。

（7）白血病　白血病多有明显出血倾向，骨髓涂片及动态X线胸片随访有助于鉴别。

四、治疗

（一）化学治疗

1. 常用抗结核病药物

（1）异烟肼（isoniazid，INH，H）　异烟肼是一线抗结核药物中单一杀菌力最强的药物，特别是早期杀菌力。成人剂量为每日300mg，顿服；儿童5～10mg/kg，最大剂量每日不超过300mg。偶发生药物性肝炎、周围神经炎等不良反应。

（2）利福平（rifampicin，RFP，R）　成人剂量为每日8～10mg/kg，体重在50kg及以下者极量为450mg，50kg以上者极量为600mg，顿服。儿童剂量为每日10～20mg/kg。主要不良反应为肝损害和过敏反应。

（3）吡嗪酰胺（pyrazinamide，PZA，Z）　具有独特的杀菌作用。成人每日20～30mg/kg，儿童每日30～40mg/kg。常见不良反应为高尿酸血症、肝损害、皮疹、食欲缺乏、关节痛、恶心。

（4）乙胺丁醇（ethambutol，EMB，E）　成人口服剂量为

0.75g/d。不良反应为球后视神经炎，用于儿童时需密切观察视野、视力变化。

（5）链霉素（streptomycin，SM，S） 肌内注射，注射前需进行皮试，阴性者方可使用，每日量为0.75～1.00g。不良反应主要为耳毒性、前庭功能损害和肾毒性。

2. 标准化学治疗方案

化学治疗是治疗肺结核最基本的治疗手段，主要作用是杀菌，防止耐药菌产生，可缩短传染期、降低死亡率，根除结核分枝杆菌。原则为早期、联用、适量、规律和全程。

常用的抗结核药物有异烟肼（H）、利福平（R）、吡嗪酰胺（Z）、乙胺丁醇（E）、链霉素五种药物。强化期用异烟肼、利福平、吡嗪酰胺和乙胺丁醇，每日一次，持续2个月；巩固期用异烟肼、利福平，每日一次，持续4个月。简写为2HRZE/4HR。

（1）初治活动性肺结核 常用方案为2HRZE/4HR。即强化期用异烟肼、利福平、吡嗪酰胺、乙胺丁醇，每日一次，持续2个月；巩固期用异烟肼、利福平，每日一次，持续4个月。

若强化期第2个月末痰涂片仍阳性，强化方案可延长1个月，总疗程6个月不变。对粟粒型肺结核或结核性胸膜炎上述疗程可适当延长，强化期为3个月，巩固期6～9个月，总疗程9～12个月。

（2）复治活动性肺结核 常用方案为2HRZSE/6HRE、3HRZE/6HR、2HRZSE/1HRZE/5HRE。复治结核应进行药敏试验，对上述方案治疗无效的复治肺结核应参考耐多药结核可能，需按耐药结核或耐多药结核治疗。

（3）耐药结核和耐多药结核 对至少包括异烟肼和利福平在内的2种以上药物产生耐药的结核为耐多药结核（MDR-TB）。WHO根据药物的有效性和安全性将治疗耐药结核的药物分为A、B、C、D 4组，其中A、B、C组为核心二线药物，D组为非核心的附加药物。

A 组：喹诺酮类，包括高剂量左氧氟沙星（≥750mg/d）、莫西沙星及加替沙星。

B 组：二线注射类药物，包括阿米卡星、卷曲霉素、卡那霉素、链霉素。

C 组：其他二线核心药物，包括乙硫异烟胺（或丙硫异烟胺）、环丝氨酸（或特立齐酮）、利奈唑胺和氯法齐明。

D 组：可以添加的药物，但不能作为 MDR-TB 治疗的核心药物，分为 3 个亚类，D1 组包括吡嗪酰胺、乙胺丁醇和高剂量异烟肼，D2 组包括贝达喹啉和德拉马尼，D3 组包括对氨基水杨酸、亚胺培南西司他丁、美罗培南、阿莫西林克拉维酸、氨硫脲。

耐药结核治疗的强化期应包含至少 5 种有效抗结核药物，包括吡嗪酰胺及 4 个核心二线抗结核药物：A 组 1 个、B 组 1 个、C 组 2 个。如果以上的选择仍不能组成有效方案，可以加入 1 种 D2 组药物，再从 D3 组选择其他有效药物，从而组成含 5 种有效抗结核药物的方案。

（二）对症治疗

（1）咯血 少量咯血时多以安慰和消除紧张情绪、卧床休息为主，可用氨基己酸、凝血酶、卡络磺钠等药物止血。大咯血可危及生命，迅速畅通气道是抢救大咯血窒息的首要措施，包括体位引流、负压吸引、气管插管；大咯血时可应用垂体后叶素 8～10U 缓脉静脉推注。血压正常者可使用酚妥拉明 10～20mg 加入生理盐水 250mL 中缓慢静脉滴注。支气管动脉破坏造成的大咯血可采用支气管动脉栓塞术。

（2）发热 有效治疗后发热大多在 1 周内消退，少数发热不退者可应用布洛芬。糖皮质激素适用于急性血行播散型肺结核，或伴有高热等严重毒血症症状或高热持续不退者，一般用泼尼松每日 20～30mg。必须在充分、有效抗结核药物治疗的前提下使用。

（3）气管支气管结核所致气道狭窄　需在全身抗结核化学治疗基础上，同时给予冷冻、球囊扩张等气道介入治疗。

（三）免疫治疗

对于经历长期不规则服药或者长期治疗效果欠佳而慢性排菌的耐多药、广泛耐药的患者，在常规化学治疗的基础上可以酌情加用免疫辅助治疗。目前使用的免疫治疗及免疫制剂包括：母牛分枝杆菌、细胞因子（IL-2、γ 干扰素）、胸腺活性提取物（胸腺肽或胸腺五肽）等。

（四）中医治疗

① 中药饮片：百部、冬虫夏草、阿胶、黄芪等。

② 中成药：芪甲利肺胶囊、白百抗痨颗粒、抗痨胶囊、蛤蚧治痨丸等。

（五）手术治疗

外科手术已较少应用于肺结核治疗。只有药物治疗失败无效时才考虑手术。手术治疗禁忌证有：支气管黏膜活动性结核病变而又不在切除范围之内者，全身情况差或有明显心、肺、肝、肾功能不全者。手术前后，患者也需要应用抗结核药物治疗。

第三节　狂犬病

狂犬病是由狂犬病病毒引起的一种侵犯中枢神经系统为主的急性人兽共患疾病。狂犬病病毒通常通过唾液以咬伤方式传给人。潜伏期多数为 1～3 个月，极少在 1 周以内或 1 年以上，潜伏期长短与年龄、伤口部位、伤口深浅、入侵病毒数量和毒力等因素相关。临床表现有狂躁型和麻痹型，狂躁型占 80% 以上，麻痹型少于 20%。该病至今尚无特效药物治疗，一旦发病，病死率几乎达100%。

一、临床表现

潜伏期长短不一，一般为 1~3 个月，极少数短至 1 周以内或长至 1 年以上，从暴露到发病前无任何症状，此时期内无任何诊断方法。

临床经过分三期即前驱期、兴奋期和麻痹期。

（1）前驱期 持续 2~4 天。表现低热、倦怠、乏力、头痛、恶心、烦躁、恐惧、易怒、失眠或抑郁等症状。50%~80% 的患者在已愈合的伤口周围出现麻木、发痒、灼热、刺痛等症状或虫爬、蚁走感等异常感觉。

（2）兴奋期 持续 1~3 天。表现为恐水、怕风、极度恐惧。33%~50% 的患者出现恐水症。恐水是本病的特征，水、风、声音的刺激出现咽喉肌痉挛。咽肌痉挛发作时可导致窒息和呼吸停止。约 50% 患者表现为极度兴奋、易激惹和攻击行为、严重失眠或睡眠丧失。部分患者可出现全身肌肉阵发性抽搐。部分表现为构音障碍、幻视、幻听。约 25% 患者出现流涎、流泪、多汗、皮肤起"鸡皮疙瘩"、瞳孔扩大、排尿排便困难、高热与低温交替、心律失常和心肌炎等自主神经功能紊乱表现。少数患者表现为异常的性兴奋。

（3）麻痹期 持续 6~18h。肌肉痉挛停止，进入全身迟缓性瘫痪，由安静进入昏迷状态，死于呼吸、循环衰竭。无生命支持治疗，绝大多数患者在首次出现临床症状 7~14 天内死亡。

二、实验室检查

1. 血常规、尿常规及脑脊液

① 白细胞总数轻至中度增多，中性粒细胞比例＞80%。

② 轻度蛋白尿。

③ 脑脊液压力稍增高，细胞计数一般不超过 $200 \times 10^6/L$，淋巴细胞为主，蛋白轻度升高，糖及氯化物正常。

2. 病原学检查

（1）抗原检查　脑脊液或唾液直接涂片、角膜印片检测抗原；咬伤部位组织、脑组织免疫荧光检测抗原，阳性率达98%；亦可用快速狂犬病酶联免疫吸附法检测抗原。

（2）病毒分离　唾液、脑脊液、皮肤、脑组织细胞培养；乳小白鼠接种法分离病毒。

（3）内氏小体检查　动物或死者的脑组织切片染色，镜检找内氏小体，阳性率70%～80%。

（4）核酸测定　新鲜唾液、尿液、脑组织和皮肤活检组织行反转录聚合酶链反应（RT-PCR）法测定狂犬病病毒RNA。

3. 抗体检查

未接种过狂犬病疫苗者且存活1周以上者做小鼠脑内中和试验或快速荧光灶实验检测患者血清或脑脊液中的中和抗体，效价上升者有诊断意义。

三、诊断

1. 诊断原则

结合流行病学史、临床表现和实验室检查结果作出诊断。

2. 临床诊断

有流行病学史，并符合狂犬病临床症状者，诊断为临床病例。

3. 确立诊断

临床诊断基础上，满足以下任意一项，诊断为确诊病例。

（1）脑组织及唾液狂犬病病毒分离阳性。

（2）脑组织、颈后部皮肤毛囊狂犬病病毒抗原检测阳性。

（3）唾液、脑脊液、脑组织、颈后部皮肤毛囊狂犬病病毒核酸检测阳性。

（4）未接种过狂犬病疫苗者血清、脑脊液狂犬病病毒中和抗体检测阳性，适合存活 1 周以上者。

四、鉴别诊断

（1）**类狂犬病性癔症**　由狂犬病事件作用于癔症个体引起的一种少见的精神障碍，发病与精神因素和患者的性格特征有关。有攻击行为、咬人、吼叫甚至恐水等部分狂犬病的表现，但无典型恐水、恐风、流涎、发热、瘫痪等体征。神经系统体征阴性，特异性的实验室检查阴性。

（2）**破伤风**　由破伤风梭状芽孢杆菌通过伤口侵入人体，产生神经毒素引起的中毒性疾病。临床可表现为张口困难、吞咽困难、牙关紧闭、苦笑面容、角弓反张和呼吸困难。发病过程中神志清，无恐水等表现。

（3）**病毒性脑炎**　由病毒感染引起的脑实质炎症，主要表现为高热、头痛、精神障碍和神经症状、行为改变，无恐水表现。可出现意识障碍、脑膜刺激征、运动功能障碍等阳性体征。脑脊液病毒核酸检测、病毒培养或特异性抗体检测阳性，恢复期血清特异性抗体滴度较急性期升高 4 倍及以上时有诊断价值。

（4）**病毒性脑膜炎**　由病毒感染引起的软脑膜弥漫性炎症综合征。主要表现为发热、头痛、呕吐、颈项强直等，无恐水、恐风、喉咙紧缩等症状，为自限性疾病，病程 2～3 周，预后较好。脑脊液压力升高，白细胞增多，以淋巴细胞为主，糖及氯化物正常。脑脊液病毒核酸检测、病毒培养或特异性抗体检测阳性，恢复期血清特异性抗体滴度较急性期升高 4 倍及以上有诊断价值。

（5）脊髓灰质炎　由脊髓灰质炎病毒侵犯中枢神经系统的运动神经细胞引起的急性传染病，主要以脊髓前角运动神经元损害为主。患者多为 1～6 岁儿童，主要症状是发热、全身不适、肢体或躯干非对称弛缓性瘫痪，又称为小儿麻痹症。脑脊液呈蛋白 - 细胞分离现象，以多形核粒细胞为主。粪便、咽部、脑脊液、脑或脊髓组织分离到病毒可确诊。

（6）吉兰 - 巴雷综合征　又称急性特发性多神经炎或对称性多神经根炎。急性或亚急性发病，表现为进行性上升性对称性麻痹、四肢软瘫及不同程度的感觉障碍。脑脊液检查为典型的蛋白 - 细胞分离。多数可完全恢复，少数严重者可引起致死性呼吸肌麻痹和双侧面瘫。

五、治疗

1. 隔离与监测

（1）单间隔离，保持安静，避免声、光、风等刺激，患者分泌物、排泄物严格消毒。

（2）医护人员严格执行标准预防措施，如戴外科口罩、帽子、隔离衣、乳胶手套，行气管插管、吸痰等操作时，加戴护目镜或面屏。

（3）床边设置护栏，防止患者坠床，防范压疮和深静脉血栓发生。

（4）开放静脉通路，保证静脉药物输注和补充营养。

（5）心理支持。

（6）监测生命体征和实验室检查，保持内环境稳定，定期评估神经功能。

（7）采集唾液、血清、脑脊液，监测狂犬病病毒核酸、血清学变化。

2. 对症支持和姑息治疗

（1）镇静和镇痛　保持患者安静，防止痉挛发作。躁狂、痉挛患者可用地西泮、咪达唑仑等镇静药，优选咪达唑仑。躁动不安、兴奋过度、谵妄、幻觉和有攻击性者，可肌注或静滴氟哌啶醇。疼痛明显者，可皮下或静注吗啡、静注或静滴芬太尼等。

（2）减少唾液分泌　皮下或肌注氢溴酸东莨菪碱。

（3）发热处理　高热者予物理降温结合解热镇痛药物，如对乙酰氨基酚、布洛芬等。高热不退者采用控制性低温治疗。

（4）营养支持　维持酸碱、水、电解质平衡，保证营养充足。

3. 脏器支持

（1）脑水肿处置　出现脑水肿和颅内高压时，予20%甘露醇（0.5～1g/kg）快速静滴。静滴3%～5%高张盐水控制脑水肿，间断静推呋塞米。严重颅内高压者行侧脑室或腰大池引流脑脊液。

（2）神经保护　目前无有效狂犬病神经保护药，可试用控制性低温治疗，减少神经元损伤。

（3）呼吸支持　咽肌或呼吸肌痉挛影响通气时，行气管插管或气管切开，呼吸机辅助正压通气，定期监测血气分析。并发细菌性肺炎者应用抗菌药物。

（4）循环支持　低血压者在充分补液基础上使用多巴胺、多巴酚丁胺、去甲肾上腺素等血管活性药物。心力衰竭者限制液体入量，予扩血管、利尿、正性肌力等药物。必要时体外循环支持。

4. 抗病毒和免疫调节治疗

目前没有对狂犬病有效的抗病毒药物和免疫调节药。

六、预防

1. 管理传染源

捕杀野犬，管理和免疫狂犬病宿主动物，焚烧或深埋病死动物。

2. 暴露前预防（pre-exposure prophylaxis，PrEP）的处置建议

（1）适用人群

① 所有持续、频繁暴露于狂犬病危险环境的个体，如接触狂犬病病毒的实验室工作人员、狂犬病病例管理的医护人员、狂犬病病例的密切接触者、兽医、动物收容机构工作人员、接触野生动物的研究人员、猎人、动物驯养师以及经常接触动物的农学院学生等。

② 到偏远、难以获得及时暴露后预防处置的地区且存在暴露风险的游客。

③ 前往狂犬病流行高风险国家和地区的人员。

（2）基础免疫

① 免疫程序及剂量：第 0、7、21（或 28）天各肌内注射接种 1 剂次狂犬病疫苗。

② 接种部位：2 岁及以上受种者在上臂三角肌肌内注射；2 岁以下小儿在大腿前外侧肌内注射，避免臀部注射。

（3）加强免疫

① 适用人群：因职业原因存在持续、频繁或较高的狂犬病病毒暴露风险者，如接触狂犬病病毒的实验室工作人员和兽医。

② 免疫程序和剂量：在没有动物致伤情况下，1 年后加强 1 剂次，以后每隔 3～5 年加强 1 剂次。

（4）使用禁忌　对疫苗中任何成分曾有严重过敏史者。对一种疫苗过敏者，告知相关风险，取得患者签字同意后可更换使用另一种基质的疫苗。妊娠、患急性疾病、慢性疾病的活动期、使用类固醇和免疫抑制药者可酌情推迟暴露前免疫。

3. 暴露后预防处置

包括判定暴露分级、伤口处理、狂犬病疫苗接种和使用狂犬病被动免疫制剂。

（1）暴露分级　见表 12-1。

表 12-1　狂犬病暴露分级

暴露分级	接触方式
Ⅰ级	接触或者喂饲动物，或者完好的皮肤被舔舐
Ⅱ级	裸露的皮肤被轻咬，或者无明显出血的轻微抓伤、擦伤
Ⅲ级	单处或者多处贯穿性皮肤咬伤或者抓伤，或者破损皮肤被舔舐，或者开放性伤口、黏膜被唾液或者组织污染，或者直接接触蝙蝠

注：确认为Ⅱ级暴露且严重免疫功能低下者，或者Ⅱ级暴露者其伤口位于头面部且不能确定致伤动物健康状况时，按照Ⅲ级暴露者处置。

（2）伤口处置　目的是尽可能清除伤口中的狂犬病病毒和细菌。

① 伤口冲洗　用肥皂水（或者其他弱碱性清洁剂、专业冲洗液）和一定压力的流动清水交替彻底冲洗所有咬伤和抓伤处约 15min，然后用生理盐水将伤口洗净，最后用无菌脱脂棉将伤口处残留液吸尽，避免在伤口处残留肥皂水或者清洁剂。较深伤口冲洗时，可用注射器或者专用冲洗设备对伤口内部进行灌注冲洗，做到全面彻底。

② 特殊部位伤口处置　建议有条件的狂犬病预防处置门诊在相关专业医师协助下完成。眼部：处置眼内伤口时，要用无菌生理盐水冲洗，一般不用任何消毒剂。口腔：冲洗口腔伤口时，要注意保持患者头低位，以免冲洗液流入咽喉部造成窒息。外生殖器或肛门部黏膜：伤口处置、冲洗方法同普通伤口，注意冲洗方向应向外，避免污染深部黏膜。

③ 消毒处理　伤口冲洗后用稀释碘伏或其他具有病毒灭活效果的皮肤黏膜消毒剂（如季铵盐类消毒剂等）涂擦伤口。如伤口

碎烂组织较多，应首先予以清创。

④ 清创与缝合　综合暴露动物类型、伤口大小和位置、创面血运、污染情况以及暴露后时间间隔等因素对伤口进行区别处理。伤口轻微时，用透气性敷料覆盖创面。伤口较大或者面部重伤影响面容或者功能时，应尽量一期闭合伤口，术中仔细探查伤口，避免遗漏肌腱、神经、骨骼等深部组织损伤和伤口内残留异物，根据需要进行伤口引流。闭合伤口前应完成清创及被动免疫制剂浸润注射。根据需要进行伤口引流。

⑤ 抗生素使用　根据伤口污染或感染情况，合理使用抗生素，减少狂犬病病毒以外的其他感染。推荐使用含有 β- 内酰胺酶抑制剂的 β- 内酰胺类抗生素、头孢洛林酯和第四代喹诺酮类抗生素。如果伤口已感染则根据伤口分泌物的细菌培养及药物敏感试验结果选择对应抗生素。

⑥ 破伤风预防　狂犬病暴露后破伤风的预防处置应遵照非新生儿破伤风诊疗规范有关规定。如需同时注射狂犬病疫苗和破伤风疫苗，应分别注射在左、右上臂三角肌；如在同侧三角肌注射，需间隔至少 2.5cm。建议按表 12-2 进行破伤风预防。

a. 无破伤风风险：狂犬病Ⅰ级暴露伤口。

b. 破伤风低风险：狂犬病Ⅱ级暴露伤口。

c. 破伤风高风险：狂犬病Ⅲ级暴露伤口。

表 12-2　狂犬病暴露后破伤风疫苗免疫接种程序

既往免疫接种史	注射最后 1 剂含破伤风类毒素疫苗	伤口类型	破伤风疫苗	破伤风被动免疫制剂
全程免疫	≥ 5 年	低、高风险	无需接种	无需接种
全程免疫	≥ 5 年且 < 10 年	低风险	无需接种	无需接种
全程免疫	≥ 5 年且 < 10 年	高风险	加强 1 剂	无需接种
全程免疫	≥ 10 年	低、高风险	加强 1 剂	无需接种

续表

既往免疫接种史	注射最后 1 剂含破伤风类毒素疫苗	伤口类型	破伤风疫苗	破伤风被动免疫制剂
非全程或不详	—	低风险	全程免疫	无需接种
非全程或不详	—	高风险	全程免疫	需要 HTIG 或 TAT/F(ab')2

注：1.CD4$^+$T 淋巴细胞计数 ≥ 300/μL 的艾滋病、实体器官移植手术后使用常规抗排异药物、服用糖皮质激素和常规免疫抑制药、慢性肾功能不全进行透析治疗的患者，破伤风主动免疫后抗体滴度较正常人群衰减快，所有伤口均将加强免疫的时间间隔缩短至 5 年。有条件的可考虑检测破伤风抗体水平。

2.CD4$^+$T 淋巴细胞计数 < 300/μL 的艾滋病、实体器官移植后使用抗 CD20 单克隆抗体的患者、非实体肿瘤化疗患者，破伤风主动免疫后的效果不可靠。有条件的可考虑检测破伤风抗体水平，无检测条件时予 HTIG 或 F（ab'）2/TAT 进行保护。

（3）狂犬病疫苗接种

① 应用人群：II 级和III级暴露者。

② 接种部位：2 岁及以上受种者在上臂三角肌肌内注射；2 岁以下小儿在大腿前外侧肌内注射，避免臀部注射。

③ 免疫程序

a.5 针法：第 0、3、7、14、28 天各接种 1 剂，共接种 5 剂。

b.2-1-1 法：第 0 天接种 2 剂（左、右上臂三角肌各注射 1 剂次），第 7 和 21 天各注射 1 剂次，共注射 4 剂次。

④ 狂犬病疫苗接种不分体重和年龄，每剂次均接种 1 个剂量。

⑤ 不能确定致伤动物健康状况时，已暴露数月未接种狂犬病疫苗者可按照免疫程序接种狂犬病疫苗。

⑥ 正在进行国家免疫规划疫苗接种的儿童可按照正常免疫程序接种狂犬病疫苗。接种狂犬病疫苗期间也可按照正常免疫程序接种其他疫苗，但优先接种狂犬病疫苗。注射了狂犬病人免疫球蛋白者，应按要求推迟接种其他减毒活疫苗。

⑦ 接种延迟：应按时完成狂犬病疫苗全程接种，全程、规范接种狂犬病疫苗可刺激机体产生抗狂犬病病毒的免疫力。当某一

剂次出现延迟，其后续剂次接种时间按原免疫程序作相应顺延，无需重启疫苗免疫程序。

⑧ 疫苗品牌更换：尽量使用同一品牌狂犬病疫苗完成全程接种。若无法实现，可用不同品牌的狂犬病疫苗替换，并按替换疫苗的免疫程序继续完成剩余剂次。狂犬病疫苗不得交由受种者保存或携带至其他门诊接种。

⑨ 使用禁忌：狂犬病病死率几乎达 100%，暴露后狂犬病疫苗接种无禁忌证。接种后少数人可能出现轻微不良反应，一般无需特殊处理。极个别人员不良反应可能较重，应及时就诊。发现受种者对狂犬病疫苗有严重不良反应时，重新评估暴露风险并签署知情同意书后，更换不同种类的狂犬病疫苗，按替换疫苗的免疫程序继续完成剩余剂次。

（4）被动免疫制剂注射

① 应用人群

a. 首次暴露的Ⅲ级暴露者。

b. 存在严重免疫功能缺陷的Ⅱ级暴露者及再次暴露的Ⅱ级和Ⅲ级暴露者；首次暴露未使用被动免疫制剂，7天内（含7天）发生再次暴露的Ⅲ级暴露者。

② 应用剂量：按体重计算，一次性全部使用。狂犬病人免疫球蛋白按照 20IU/kg 计算；抗狂犬病血清按照 40IU/kg 计算；单克隆抗体按照批准的剂量使用。

③ 应用方法

a. 注射抗狂犬病血清前必须严格按照产品说明书进行过敏试验。

b. 直接浸润注射在所有伤口周围。如总剂量不足以浸润注射全部伤口，可用生理盐水适当稀释后浸润注射全部伤口。手指、脚趾、鼻尖、耳郭及男性外生殖器等特殊暴露部位，则按照局部可接受的最大剂量进行浸润注射，以避免出现骨筋膜室综合征。

如所有伤口均按最大剂量浸润注射后仍有被动免疫制剂剩余，则将剩余被动免疫制剂注射到远离疫苗注射部位的肌肉内。

c. 对于黏膜暴露者，如解剖学结构允许，应尽可能将被动免疫制剂进行局部浸润注射，将少量被动免疫制剂滴注或涂抹在黏膜表面。

d. 建议被动免疫制剂和狂犬病疫苗同一天使用。如未能实现，接种首针狂犬病疫苗 7 天内（含 7 天）仍可注射被动免疫制剂。不得将被动免疫制剂和狂犬病疫苗注射在同一部位；禁止用同一注射器注射狂犬病疫苗和被动免疫制剂。

（5）再次暴露后的处置

① 伤口处理：任何一次暴露后均应首先、及时、彻底地进行伤口规范处置。

② 疫苗接种：再次暴露发生在免疫接种过程中，继续按照原有免疫程序完成剩余剂次的接种。全程接种后 3 个月内再次暴露者一般不需要加强接种；全程接种后 3 个月及以上再次暴露者，应于 0、3 天各加强接种 1 剂次狂犬病疫苗。

③ 被动免疫制剂：按暴露前或者暴露后程序全程接种狂犬病疫苗者，除严重免疫功能低下者外，暴露或者再次暴露后无需使用被动免疫制剂。

（6）狂犬病疫苗不良反应的临床处置

① 轻度不良反应

a. 局部反应：接种疫苗后 24h 内，注射部位可出现红肿（直径<15mm）、疼痛和发痒，一般不需处理。

b. 全身性反应：轻度发热、无力、头痛、眩晕、关节痛、肌肉痛、呕吐、腹痛等，一般不需处理。

② 罕见不良反应

a. 中度以上发热反应：先物理降温，必要时使用解热镇痛药。

b. 过敏性皮疹：接种疫苗 72h 内出现荨麻疹，予抗组胺药物。

③ 极罕见不良反应

a. 过敏性休克：启动急救流程，保持呼吸道通畅和保持有效血液循环，强调肾上腺素的紧急使用。

b. 过敏性紫癜：卧床休息，注意出入液量、营养及保持电解质平衡。对腹痛严重、重度关节痛（活动受限）、消化道出血、精神状态改变、有显著肾脏病的证据（肌酐升高、高血压和蛋白尿等）的过敏性紫癜病例，应住院进一步治疗。

c. 血管神经性水肿：可应用抗组胺药物，必要时联合糖皮质激素类药物。

第四节　艾滋病

获得性免疫缺陷综合征（acquired immune deficiency syndrome，AIDS）简称艾滋病，是由人类免疫缺陷病毒（human immunodeficiency virus，HIV）引起的慢性传染病。HIV 感染者和艾滋病患者是本病唯一的传染源，血清病毒核酸（HIV-RNA）阳性而抗 -HIV 抗体阴性的窗口期感染者是重要的传染源，窗口期通常为2~6 周。传染源主要经性接触、血液及母婴传播，接受 HIV 感染者的器官移植、被 HIV 污染的针头刺伤或破损皮肤黏膜受污染可受感染。目前无证据表明可经食物、水、昆虫或生活接触传播。HIV主要侵犯破坏 $CD4^+T$ 淋巴细胞，导致机体免疫细胞功能受损乃至缺陷，最终并发各种严重机会性感染和肿瘤。具有传播迅速、发病缓慢、病死率高的特点。

一、临床表现

（一）分型

HIV 分为 HIV-1 型和 HIV-2 型，两者氨基酸序列同源性为

40%～60%。全球及我国以 HIV-1 为主要流行株。

（二）分期

为三期即急性期（Ⅰ期）、无症状期（Ⅱ期）、艾滋病期（Ⅲ期）。

1.急性期（Ⅰ期）

发生在初次感染 HIV 的 6 个月内。以发热最为常见，可伴有咽痛、盗汗、恶心、呕吐、腹泻、皮疹、关节疼痛、淋巴结肿大及神经系统症状，大多数临床症状轻微，持续 1～3 周后缓解。此期血清可检出 HIV-RNA 和 P24 抗原。HIV 抗体在感染数周后才出现。

2.无症状期（Ⅱ期）

持续时间一般为 4～8 年，时间长短与感染病毒的数量、病毒分型、感染途径、机体免疫力、营养及卫生条件、生活习惯等因素有关。HIV 在感染者体内不断复制，具有传染性。免疫系统受损，CD4$^+$T 淋巴细胞计数逐渐下降。可出现淋巴结肿大等症状或体征。

3.艾滋病期（Ⅲ期）

为 HIV 感染的终末期。HIV 病毒载量高，CD4$^+$T 淋巴细胞计数多＜200 个 /μL。主要临床表现为 HIV 相关症状、体征、各种机会性感染及肿瘤。

（1）HIV 相关症状　持续 1 个月以上的发热、腹泻，6 个月内体重减轻 10% 以上等。

（2）机会性感染　① 呼吸系统：肺孢子菌肺炎（PCP）；结核分枝杆菌、鸟复合分枝杆菌感染引起肺结核；巨细胞病毒（cytomegalovirus，CMV）引发病毒性肺炎；隐球菌、假丝酵母菌引发真菌性肺炎。② 中枢神经系统：新型隐球菌脑膜炎、结核性脑膜炎、弓形虫脑病和病毒性脑膜脑炎。③ 消化系统：细菌、病毒或真菌感染后引发鹅口疮、巨细胞病毒性食管炎、白色念珠菌食管炎、沙门菌肠炎等，表现为口腔溃疡、食管炎或溃疡、腹泻、直肠炎。④ 皮肤：带状疱疹、真菌性皮炎、甲癣。⑤ CMV 视网膜脉络膜炎、弓形虫视网膜炎，表现为眼底絮状白斑。

（3）肿瘤　主要为淋巴瘤、卡波西肉瘤。卡波西肉瘤侵犯下肢皮肤和口腔黏膜，出现紫红色或深蓝色浸润斑或结节，融合成片，表面溃疡并向四周扩散。

二、实验室检查

主要包括 HIV 抗体检测、HIV 核酸定性和定量检测、$CD4^+T$ 淋巴细胞计数、HIV 耐药检测等。

（1）HIV-1/2 抗体检测　是 HIV 感染诊断的金标准，包括筛查试验和补充试验（确证试验）。

① 筛查试验：阴性反应报告见于未被 HIV 感染的个体。窗口期感染者也可呈阴性反应。

② 补充试验：无 HIV 特异性条带产生，报告抗体阴性；出现条带但不满足诊断条件的报告不确定，进行核酸检测或 2～4 周后随访；抗体确证试验阳性，出具 HIV-1/2 抗体阳性确证报告。

（2）$CD4^+T$ 淋巴细胞检测　判断疾病进展、临床用药、疗效和预后的重要指标。$CD4^+T$ 淋巴细胞检测频率：治疗前检测 1 次；治疗后 2 年内每 3～6 个月检测 1 次；治疗 2 年后，$CD4^+T$ 淋巴细胞计数在 300～500 个 /μL 的每 12 个月检测 1 次，>500 个 /μL 的选择性进行检测；ART 启动延迟、ART 失败更换药物方案、多次病毒载量>200 拷贝 /mL，3～6 个月检测 1 次。

（3）HIV 核酸检测　预测疾病进程、评估 ART 疗效、指导 ART 方案调整；作为窗口期及晚期患者及 HIV 感染的诊断。

（4）耐药检测　包括基因型和表型检测，以基因型检测为主。启动 ART 前、病毒载量下降不理想或病毒学失败时进行检测。

三、诊断

（一）诊断原则

HIV/AIDS 患者的诊断需结合流行病学史（不安全性生活史、静脉注射毒品史、HIV 抗体阳性者所生子女或职业暴露史等）、临床表现和实验室检查进行综合分析，慎重做出诊断。流行病学史是诊断急性期和婴幼儿 HIV 感染的重要参考；HIV 抗体和病原学检测是确诊 HIV 感染的依据；CD4$^+$T 淋巴细胞检测和临床表现是 HIV 感染分期诊断的主要依据；AIDS 的指征性疾病是 AIDS 诊断的重要依据。HIV 感染者是指感染 HIV 后尚未发展到艾滋病期的个体；AIDS 患者是指感染 HIV 后发展到艾滋病期的患者。

成人、青少年及 18 月龄以上儿童，符合下列一项者即可诊断 HIV 感染。

① HIV 抗体筛查试验阳性和 HIV 补充试验阳性（抗体补充试验阳性或核酸定性检测阳性或核酸定量大于 5000 拷贝 /mL）。

② 有流行病学史或艾滋病相关临床表现，两次 HIV 核酸检测均为阳性。

③ HIV 分离试验阳性。

18 月龄及以下儿童，符合下列一项者即可诊断 HIV 感染。

① 为 HIV 感染母亲所生和两次 HIV 核酸检测均为阳性（第二次检测需在出生 4 周后采样进行）。

② 有医源性暴露史，HIV 分离试验结果阳性或两次 HIV 核酸检测均为阳性。

③ 为 HIV 感染母亲所生和 HIV 分离试验阳性。

（二）诊断标准

1.急性期

（1）15 岁（含 15 岁）以上青少年 HIV 感染者，符合下列一项即可诊断。

① 3～6 个月内有流行病学史和（或）有 HIV 急性感染综合征和或有持续性全身性淋巴结肿大。

② 抗体筛查试验无反应，两次核酸检测均为阳性。

③ 1 年内出现 HIV 血清抗体阳转。

（2）15 岁以下儿童需根据 $CD4^+T$ 淋巴细胞数和相关临床表现来进行。

2. 无症状期

（1）成人及 15 岁（含 15 岁）以上青少年 HIV 感染者，符合下列一项即可诊断。

① $CD4^+T$ 淋巴细胞计数为 200～500 个 /μL。

② 无症状或符合无症状期相关临床表现。

（2）15 岁以下儿童需根据 $CD4^+T$ 淋巴细胞数和相关临床表现来进行。

3. 艾滋病期

（1）成人及 15 岁（含 15 岁）以上青少年，HIV 感染加下列任何一项，即可确诊为艾滋病期。

① 不明原因的持续不规则发热 38℃以上，＞1 个月。

② 腹泻（大便次数＞3 次 / 日），＞1 个月。

③ 6 个月内体重下降 10% 以上。

④ 反复发作的口腔白色念珠菌感染。

⑤ 反复发作的单纯疱疹病毒感染或带状疱疹病毒感染。

⑥ 肺孢子菌肺炎。

⑦ 反复发生的细菌性肺炎。

⑧ 活动性结核病或非结核分枝杆菌病。

⑨ 深部真菌感染。

⑩ 中枢神经系统占位性病变。

⑪ 中青年人出现痴呆。

⑫ 活动性巨细胞病毒感染。

⑬ 弓形虫脑病。

⑭ 马尔尼菲蓝状菌病。

⑮ 反复发生的败血症。

⑯ 卡波西肉瘤、淋巴瘤。

⑰ $CD4^+T$ 淋巴细胞数<200 个 /μL。

（2）15 岁以下儿童符合下列一项者即可诊断为艾滋病期。

① HIV 感染和 $CD4^+T$ 淋巴细胞百分比<25%（<12 龄）或<20%（12～36 月龄）或<15%（37～60 月龄）或 $CD4^+T$ 淋巴细胞计数<200 个 /μL（5～14 岁）。

② HIV 感染和伴有至少一种儿童 AIDS 指征性疾病。

四、鉴别诊断

（1）原发性 $CD4^+T$ 淋巴细胞减少症（ICL） 少数 ICL 可并发严重机会性感染与 AIDS 相似，但无 HIV 感染流行病学资料，以及 HIV-1 和 HIV-II 病原学检测阴性可与 AIDS 区别。

（2）继发性 $CD4^+T$ 淋巴细胞减少 多见于肿瘤与自身免疫性疾病经化学或免疫抑制治疗后，根据病史常可区别。

五、治疗

（一）成人及青少年抗病毒治疗时机

成人及青少年启动 ART 的时机：一旦确诊 HIV 感染，无论 $CD4^+T$ 淋巴细胞水平高低，建议开始治疗。

出现妊娠、AIDS、急性机会性感染、$CD4^+T$ 淋巴细胞<200 个 /μL、HIV 相关肾脏疾病、急性期感染、合并活动性 HBV 或 HCV 感染情况时，机会性感染控制病情稳定后尽快启动 ART 治疗。启动 ART 后，需终身治疗。

（二）抗反转录病毒药物

1. 核苷类反转录酶抑制药（NRTI）

（1）叠氮胸苷或齐多夫定（AZT 或 ZDV） 成人 300mg，2 次 / 日；儿童 160mg/m^2，3 次 / 日；新生儿 / 婴幼儿 2mg/kg，4 次 / 日。不能与司他夫定（d4T）合用。主要不良反应为骨髓抑制、严重贫血。

（2）拉米夫定（LAM） 成人 150mg，2 次 / 日；儿童 4mg/kg，2 次 / 日；新生儿 2mg/kg，2 次 / 日。LAM 与 AZT 合用有协同作用。不良反应少且轻微，偶有头痛、恶心。

（3）阿巴卡韦（ABC） 成人 300mg/ 次，2 次 / 日；儿童 8mg/kg，2 次 / 日；新生儿 / 婴幼儿不建议用本药。HLA-5701 阳性者不推荐使用。主要不良反应为高敏反应、恶心、呕吐。

（4）替诺福韦（TDF） 成人 300mg/ 次，1 次 / 日，与食物同服。主要不良反应为骨质疏松、肾脏毒性。

（5）恩曲他滨（FTC） 成人 20mg/ 次，1 次 / 日，可与食物同服。主要不良反应为骨质疏松、肾脏毒性。

（6）combivir（AZT+3TC） 1 片 / 次，2 次 / 日。主要不良反应为骨髓抑制、严重贫血。

（7）trizivir（AZT+3TC+ABC） 1 片 / 次，2 次 / 日。主要不良反应为骨髓抑制、严重贫血、高敏反应。

（8）truvada（FTC+TDF） 1 片 / 次，1 次 / 日，随食物或单独服用。主要不良反应为骨质疏松、肾脏毒性。

2. 非核苷类反转录酶抑制药（NNRTI）

（1）奈韦拉平（NVP） 成人 200mg/ 次，2 次 / 日。8 岁以上儿童 7mg/kg，2 次 / 日；8 岁以下儿童 4mg/kg，2 次 / 日。新生儿 / 婴幼儿 5mg/kg，2 次 / 日。初始治疗 14 天为导入期，从治疗量一半开始（每天 1 次），无严重不良反应，增加至足剂量（2 次 / 天）。

主要不良反应为皮疹、肝损害。

（2）依非韦伦（EFV） 成人 600mg/d，1 次 / 日。体重 15～25kg 儿童 200～300mg/d，1 次 / 日；体重 25～40kg 儿童 300～400mg/d，1 次 / 日；体重＞40kg 儿童，600mg/d，1 次 / 日，睡前服用。主要不良反应为中枢神经系统毒性、皮疹、肝损害和高脂血症。

（3）艾诺韦林（ETV） 150mg/d，1 次 / 日，饭后服用。主要不良反应为肝损害、多梦。

（4）利匹韦林（RPV） 25mg/ 次，1 次 / 日，随进餐服用。主要不良反应为抑郁、失眠和头痛。

3. 蛋白酶抑制药（PI）

洛匹那韦 / 利托那韦（LPV 与 RTV 的复合制剂，含 LPV 200mg、RTV 50mg）：成人 2 片 / 次，2 次 / 日。体重 7～15kg 儿童 LPV 12mg/kg 和 RTV 3mg/kg，2 次 / 日；体重 15～40kg 儿童 LPV 10mg/kg 和 RTV 2.5mg/kg，1 次 / 日。常见的不良反应为腹泻、恶心、血脂异常。

4. 整合酶抑制药

（1）拉替拉韦（RAL） 400mg/ 次，2 次 / 日。常见的不良反应为腹泻、恶心、头痛。

（2）多替拉韦（DTG） 成人及 12 岁以上的青少年 50mg/ 次，1 次 / 日；6～12 岁儿童根据体重计算剂量。常见的不良反应为失眠、头痛等精神神经系统症状。

5. 融合抑制药（FI）

艾博韦泰（ABT）320mg/ 次，第 1、2、3 天和第 8 天各用一次，1 次 / 日，静滴。主要不良反应为过敏性皮炎、发热。

（三）成人及青少年初始 ART 方案

一线方案：推荐 2 种 NRTI（TDF+FTC 或 3TC，FTC+TAF）

+1种NNRTI（EFV/NVP/RPV）或1种增强型PI（LPV/r或DRV/c）或1种INSTI（DTG或RAL）。

替代方案：2种NRTI（AZT或ABC+3TC）+1种NNRTI（EFV或NVP或RPV）或1种PI（LPV/r或DRV/c）或1种INSTI（DTG或RAL）。

注意：基线$CD4^+T$淋巴细胞$>250/\mu L$或合并HCV感染的患者尽量避免使用NVP的方案；利匹韦林仅用于病毒载量$<100\times10^3$拷贝/mL的患者。

（四）特殊人群的抗病毒治疗

（1）儿童　3岁以下的儿童首选一线治疗方案为ABC（AZT）+3TC+LPV/r，备选方案为ABC（AZT）+3TC+NVP。3～10岁儿童首选一线治疗方案为ABC+3TC+EFV，备选方案为AZT/TDF+3TC+NVP/EFV/LPV/r。10岁以上儿童首选一线治疗方案为ABC+3TC+EFV，备选方案为TDF/AZT+3TC+NVP/EFV/LPV/r。

（2）孕妇　不论$CD4^+T$淋巴细胞计数或临床分期，均终身维持治疗。推荐方案：AZT+3TC+LPV/r（Hb$\leqslant$90g/L或基线时中性粒细胞计数$<0.75\times10^9/L$，可使用TDF替换AZT）。

（3）哺乳期妇女　母乳喂养必须在哺乳期坚持抗病毒治疗，治疗方案同孕妇。新生儿在6月后停止母乳喂养。

（4）静脉药物依赖者　与普通者相同，有条件者可考虑首选含拉替拉韦（RAL）的抗病毒方案。

（5）合并HBV感染者　方案中至少包含两种对HBV有抑制作用的药物，推荐拉米夫定联合替诺福韦。

（6）合并HCV感染者　避免使用NVP。$CD4^+T$淋巴细胞>350个/μL时，先抗HCV治疗；$CD4^+T<200$个/μL时，先抗HIV治疗；$CD4^+T$淋巴细胞<200个/μL，同时有肝炎活动（ALT$\geqslant$2倍正常上限值）可考虑先进行抗HCV治疗，用药方案

同单纯抗 HCV 治疗，注意与抗反转录病毒治疗用药的相互作用。

（五）抗病毒治疗监测

（1）病毒学指标　多数抗病毒治疗 4 周内病毒载量应下降 1log 以上；3～6 个月后病毒载量应低于检测水平。

（2）免疫学指标　抗病毒治疗 3 个月，CD4$^+$T 淋巴细胞计数增加 30%，或 12 个月后，CD4$^+$T 淋巴细胞计数增加 100 个 /μL，提示有效。

（六）免疫重建（IRSI）

发生 IRSI 时，继续抗病毒治疗，针对治疗出现的机会性感染，症状严重者可短期使用糖皮质激素。

（七）治疗机会性感染及肿瘤

1. 结核分枝杆菌感染

（1）治疗原则同非艾滋病患者，抗痨方案 2HREZ/4HR，建议抗结核治疗后 2 周内启动 ART 治疗。

（2）耐多药结核病（MDR-TB）或泛耐药结核病（XDR-TB），使用二线抗结核药物 8 周内开始 ART 治疗。

（3）中枢神经系统结核病，建议抗结核后 4～8 周启动 ART 治疗。注意药物之间的相互作用及配伍禁忌。

2. 鸟型分枝杆菌感染

克拉霉素 500mg/ 次，2 次 / 日，或阿奇霉素 500mg/d+ 乙胺丁醇 15mg/（kg·d）+ 利福布汀 300～600mg/d，治疗 2 周后启动抗病毒治疗。

3. 口腔念珠菌感染

（1）首选口服氟康唑 100～200mg/d，共 7～14 天。

（2）替代疗法　伊曲康唑口服液 200mg，1 次 / 日，共 7～14

天；或制霉菌素局部涂抹加碳酸氢钠漱口水漱口。

4. 食管念珠菌感染

口服或静脉注射氟康唑 100～400mg/d，或者伊曲康唑口服液 200mg，1 次 / 日，或伏立康唑 200mg，2 次 / 日，口服，共 14～21 天。抗真菌感染的同时进行 ART 治疗。

5. 肺孢子菌肺炎

（1）首选复方磺胺甲噁唑（SMZ-TMP），轻中度口服 TMP 15～20mg/（kg·d），SMZ 75～100/（kg·d），分 3～4 次服用，疗程 3 周；重症患者静脉用药，剂量同口服。

（2）替代治疗　克林霉素 600～900mg，静滴，1 次 /8h，或 450mg 口服，1 次 /6h；联合应用伯氨喹 15～30mg，口服，1 次 / 日，疗程 21 天。氨苯砜 100mg，口服，1 次 / 日；联合应用甲氧苄胺嘧啶 200～400mg，口服，2～3 次 / 日，疗程 21 天。或喷他脒，3～4mg/kg，1 次 / 日，疗程 21 天。

（3）激素治疗　中重度患者（PaO_2＜70mmHg 或肺泡 - 动脉血氧分压差＞35mmHg），72h 内可应用激素治疗，泼尼松 40mg，2 次 / 日，口服 5 天；改 20mg，2 次 / 日，5 天；20mg，1 次 / 日，至疗程结束。

（4）辅助通气　进行性呼吸困难明显，予无创或有创呼吸机辅助通气。

（5）ART　抗 PCP 治疗后 2 周内启动 ART 治疗。

6. 马尔尼菲蓝状菌病

（1）诱导期　首选两性霉素 B 0.5～0.7mg/（kg·d）或两性霉素 B 脂质体 3～5mg/（kg·d）。替代方案：伏立康唑 6mg/kg（首日），1 次 /12h，此后 4mg/kg，1 次 /12h，疗程 2 周。

（2）巩固期　伏立康唑或伊曲康唑 200mg/ 次，2 次 / 日，疗程 10 周。

（3）有效抗真菌治疗1～2周内启动ART治疗。

7. 新型隐球菌性脑膜炎或脑膜脑炎

（1）降颅压治疗 药物降压、腰穿引流、腰大池置管引流、侧脑室外引流、脑室-腹腔分流术、留置Ommaya囊。

（2）药物治疗

① 诱导期：两性霉素B 0.5～0.7mg/(kg·d) + 氟胞嘧啶100mg/(kg·d)，疗程至少4周。

② 巩固期：氟康唑600～800mg/d，疗程至少6周。

③ 维持期：氟康唑200mg/d，至CD4$^+$T淋巴细胞计数＞100个/μL并持续＞6个月方可停药。④ 抗真菌治疗4～6周后启动ART治疗。

8. 巨细胞病毒感染

（1）首选更昔洛韦5mg/kg 静滴，1次/12h，连续14～21天，然后5mg/kg静滴，1次/日，或缬更昔洛韦900mg，口服，1次/日，或更昔洛韦1.0g，口服，3次/日。

（2）替代方案 膦甲酸钠60mg/kg静滴，1次/8h或90mg/kg静滴，1次/12h，14～21天，而后改为90～120mg/kg静滴，1次/日，或更昔洛韦1.0g，口服，3次/日。

（3）抗CMV治疗2周内启动ART治疗。

9. 弓形虫病

（1）首选乙胺嘧啶（负荷量100mg，口服，2次/日，此后50～75mg/d维持）+磺胺嘧啶（1～1.5g，口服，4次/日）。

（2）替代方案 SMZ-TMP（3片/次，3次/日）+克林霉素（600mg/次，静滴，q6h）或阿奇霉素（0.5g/d），疗程至少6周。

（3）同时予降颅压、抗惊厥、抗癫痫等对症支持治疗。

10. 艾滋病相关肿瘤

主要有淋巴瘤和卡波西肉瘤。个体化综合治疗，根据免疫状态及时调整化疗方案或放射线的剂量，注意化疗药及抗病毒药物之间相互作用。

（八）对症治疗

营养支持，心理疏导。

（九）HIV 暴露前预防（PrEP）

（1）定义　当人面临 HIV 感染高风险时，通过服用药物以降低被感染概率的生物学预防方法。

（2）适合人群　男男性行为者（MSM）、与男女发生性关系的男性和不使用安全套的男性、变性人、性工作者、多性伴者、性传播感染患者、共用针具或注射器或其他器具者。

（3）用药原则　① 每日服药：所有高风险人群推荐 TDF/FTC，1 片 / 次，1 次 / 日。② 按需服药（2-1-1 方案）：仅推荐用于 MSM。预期性行为发生前 2～24h 口服 2 片 TDF/FTC；性行为后，距上次服药 24h 服药 1 片，48h 再服药 1 片。

（4）随访和监测　PrEP 后 1 个月检测 HIV 抗原抗体，此后每 3 个月随访检测一次。

（十）HIV 暴露后预防（PEP）

1. 定义

针对 HIV 抗体检测阴性个体在发生可能的 HIV 高暴露风险后，及时（72h 内）预防性服用药物阻断 HIV 感染的方法。

2. 适用人群

所有与明确的或潜在 HIV 感染者发生了可能导致 HIV 感染行为的人，均推荐尽早使用 PEP。包括男男性行为者及跨性别女性、HIV 感染者的阴性性伴、静脉注射吸毒者、其他有高风险的异性性行为者、性侵受害者等。

3.PEP 使用的纳入标准（全部符合以下 5 条）

① 年龄 18 周岁及以上，不足 18 岁需监护人同意。

② HIV 抗体检测阴性。

③ 暴露时间不超过 72h。

④ 暴露源及行为评估分析提示求询者 HIV 感染风险较高。

⑤ 同意按时服药、保证依从性、按时参加随访检测。

4. 行为风险度评估

（1）感染风险较高（下列任何一项）

① 性伴 HIV 抗体检测阳性，但未治疗或病毒未抑制，且未使用安全套。

② 性伴未检测或感染状况未知，且未使用安全套。

③ 性伴为静脉注射吸毒者，或者与他人共用针具。

（2）感染风险较低（下列任何一项）

① 性伴 HIV 抗体检测阴性，且排除窗口期。

② 性伴 HIV 抗体检测阳性，且已经治疗成功，即治疗后病毒载量处于检测限之下。

③ 当事双方没有发生体液交换。

④ 性接触时全程正确使用安全套。

5. 实验室检测和处理

（1）检测项目　主要为 HIV 抗体、梅毒抗体、乙肝两对半、丙肝抗体、尿常规、血清肌酐。

（2）判断和处理

① HIV 抗体阴性，临床检验结果合格，建议使用 PEP，按时随访。

② HIV 抗体阴性，临床检验结果不合格，建议调整 PEP 方案。

③ HIV 抗体阳性，不建议使用 PEP，进行确证检测后转入抗病毒治疗。

6. 排除 HIV 急性期感染

50%～90% 的 HIV 急性期感染者存在发热、疲劳、肌痛、皮疹、头痛等感冒样症状。注意询问患者近 1 个月内有无 HIV 高暴露风险，如有，是否出现感冒样症状或体征，便于尽可能排除。

7.PEP 的用药原则与方案

（1）服药时间　暴露后 2h 内服药效果最佳，最长不应超过 72h。

（2）服药方案　三种抗病毒药物联合使用，常用方案：（TDF 或 TAF）+（FTC 或 3TC）+（DTG 或 RAL），（TDF/FTC 或 3TC/TDF）+（DTG 或 RAL），连续服药 28 天。ABC 和 NVP 不用于暴露前预防。

8. 服药后随访

（1）服药的第 2 周，评估药物不良反应，不良反应严重者应更换药物方案。

（2）服药 4 周、8 周、12 周和 24 周后检测 HIV 抗体。

（3）HIV 抗体阳性，经过确证试验，确诊感染后及时转介到抗病毒治疗机构。

第五节　登革热

登革热是登革病毒（dengue virus，DENV）经伊蚊传播的急性传染病，是世界上分布最广的虫媒病毒病，主要在热带和亚热带地区流行。临床特点为突起发热，全身肌肉、骨、关节痛，极度疲乏，皮疹，淋巴结肿大及白细胞减少。登革热患者、隐性感染者、带病毒的非人灵长类动物是登革热的主要传染源。登革热主要是经媒介伊蚊叮咬吸血传播，在我国传播媒介主要为白纹伊蚊和埃及伊蚊。人群普遍易感，20～50 岁人群多见，无性别差异，感染后部分人发病。根据抗原性不同，DENV 分为 DENV-1、DENV-2、DENV-3、DENV-4 四个血清型。DENV 后，人体对同型病毒产生持久免疫力，异型病毒不能形成有效保护。治疗原则是早发现、早诊断、早防蚊隔离、早治疗。目前尚无特效抗病毒药物，主要采取一般处理、对症支持及预防性治疗措施。目前尚无登革热疫苗，主要预防措施是防蚊灭蚊，切断传播途径，及早发现患者（发热5天内），防蚊隔离。

一、临床表现

潜伏期1~14天，多数5~9天，分为急性发热期、极期和恢复期。

（1）急性发热期　持续3~7天。急性起病，骤起高热，可伴畏寒，眼眶痛，全身肌肉、骨骼和关节疼痛，乏力、恶心、呕吐、食欲缺乏、腹痛、腹泻等。病程第3~6天在颜面、四肢出现充血性皮疹或点状出血疹，典型皮疹为见于四肢的针尖样出血点及"皮岛"样表现，皮疹分布于四肢躯干或头面部，多有痒感，不脱屑，持续3~4天。可出现不同程度的皮下或黏膜出血、注射部位瘀点瘀斑、牙龈出血、鼻衄及束臂试验阳性等出血现象。

（2）极期　病程第3~8天。可出现腹部剧痛、持续呕吐、球结膜水肿、四肢渗漏征、胸腔积液和腹水等，严重者可引起休克、严重出血、代谢性酸中毒、多器官功能障碍和弥散性血管内凝血等。重症登革热患者死亡通常发生于极期开始后24~48h。

（3）恢复期　极期后2~3天。胃肠道症状减轻，白细胞及血小板计数回升，部分患者可见针尖样出血点，可有皮肤瘙痒。

（4）重症登革热的高危人群　二次感染患者；老人、婴幼儿和孕妇；肥胖或严重营养不良者；伴有糖尿病、高血压、冠心病、消化性溃疡、哮喘、慢阻肺、慢性肾病及慢性肝病等基础疾病者；伴有免疫缺陷病者。

（5）重症预警指征　退热后病情恶化或持续高热1周不退；

发病早期血小板快速下降；昏睡或烦躁不安；明显出血倾向（黏膜出血或皮肤瘀斑等）；胸腔积液、腹水或胆囊壁增厚等；血清白蛋白降低；少尿；HCT升高；心律失常；严重腹部疼痛；持续呕吐；胸闷、心悸。

二、实验室检查

（1）血常规　白细胞和血小板计数减少，HCT升高。

（2）血生化　半数以上出现谷丙转氨酶（ALT）、谷草转氨酶（AST）轻至中度升高，AST升幅明显；部分患者B型钠尿肽（BNP）、心肌酶谱、肌钙蛋白、血肌酐升高。

（3）病原学及血清学检测　病程早期进行DENV核酸、NS1抗原、IgM/IgG抗体检测，有条件可进行病毒分型和病毒分离。阳性结果只能说明受检者可能曾存在DENV感染；血清抗体效价达1：80或以上者有诊断参考意义；恢复期血清抗体效价比急性期升高≥4倍可确诊最近感染DENV。采集的血清标本置于4℃冰箱保存，24h内送检，实验室接到标本后应尽快检测。

三、影像学检查

（1）头颅CT或MRI　可发现脑水肿、颅内出血等。

（2）胸腹部CT　可发现胸腔积液、心包积液、心脏扩大、腹水、皮下血肿或渗出。

（3）腹部B超　可发现胆囊壁增厚、腹水、肝脾大。

（4）心脏B超　可发现心肌搏动减弱，心脏扩大，左心室射血分数降低。

（5）心电图　可发现心律失常、传导阻滞、非特异性ST段抬高、T波倒置等。

四、诊断

1. 流行病学史

发病前 14 天内曾经到过登革热流行区，或居住场所或工作场所周围 1 个月内曾出现过登革热病例。

2. 临床表现

急性起病，突发高热，明显疲乏、厌食、恶心等，常伴有较剧烈的"三痛"（头痛、眼眶痛、全身肌肉和骨关节痛），可伴面部、颈部、胸部潮红，结膜充血等。

3. 疑似病例

① 符合流行病学史＋临床表现。

② 临床表现＋白细胞计数减少和（或）血小板减少。

4. 临床诊断病例

① 符合登革热流行病学史＋临床表现＋白细胞计数减少和（或）血小板减少＋皮疹或出血倾向。

② 登革热流行病学史＋临床表现＋登革病毒 IgM 抗体阳性或发病 5 天内的登革病毒 NS1 抗原检测阳性。

③ 符合登革热临床表现＋白细胞计数减少和（或）血小板减少＋登革病毒 IgM 抗体阳性或发病 5 天内的登革病毒 NS1 抗原检测阳性。

5. 实验室确诊病例

疑似或临床诊断病例，且符合以下任意一项。

① 恢复期血清特异性 IgG 抗体阳转或滴度呈 4 倍以上升高。

② 急性期病人血液、脑脊液或组织等中分离到登革病毒。

③ 应用 RT-PCR 或实时荧光定量 RT-PCR 检出登革病毒核酸。

6. 重症登革热

在登革热诊断标准基础上出现下列严重表现之一者。

（1）严重出血　皮下血肿、肉眼血尿、咯血、消化道出血、阴道出血及颅内出血等。

（2）休克　心动过速、肢端湿冷、毛细血管充盈时间延长＞3s、脉搏细弱或测不到、脉压减小，血压＜90/60mmHg或较基础血压下降20%或血压测不到等。

（3）严重器官损伤　急性呼吸窘迫综合征（ARDS）或呼吸衰竭，急性心肌炎或急性心力衰竭，急性肝损伤（ALT或AST＞1000U/L），急性肾功能不全，脑病或脑炎等重要脏器损伤。

五、鉴别诊断

（1）麻疹　咳嗽、流涕、流泪、眼结合膜充血、畏光、咽痛、全身乏力。病程的第2～3天，90%以上患者口腔出现科氏斑。皮疹为斑丘疹，先见于耳后发际，逐渐蔓延至前额、面、颈、胸、腹、背及四肢，2～3天内遍及全身，最后见于手掌与足底。

（2）猩红热　急性咽喉炎较明显，表现为咽痛、吞咽痛，局部充血并有脓性分泌物，颌下及颈淋巴结肿大、触痛。发热24h后开始出疹，始于耳后、颈部及上胸部，迅速蔓及全身。皮疹为弥漫充血性针尖大小的丘疹，压之退色，伴有痒感。面部充血而口鼻周围充血不明显，形成口周苍白圈。咽拭子培养可有A群β型溶血性链球菌生长。

（3）流行性出血热（肾综合征出血热）　患者主要表现为发热、中毒症状、充血、出血、休克、少尿、高血容量综合征，休克常于退热时发生，血液白细胞计数增高，异型淋巴细胞常超过10%，血小板减少，尿中出现大量蛋白质和膜状物，血清中可检出抗流行性出血热病毒的IgG、IgM抗体。

（4）伤寒　持续发热1周以上，伴全身中毒症状，如表情淡漠、食欲缺乏、腹胀、便秘、相对缓脉、肝脾大、右下腹压痛等。病程的第2周胸腹部皮肤出现颜色淡红、直径为2～5mm、压之退色、数目常在10个以下的玫瑰疹。外周血白细胞数减少，淋巴细胞比例相对增多，嗜酸性粒细胞减少或消失。肥达反应（伤寒杆菌血清凝集反应）中"O"抗体效价可在 1∶80 以上，"H"抗体效价可在 1∶160 以上。血液和骨髓培养可有伤寒杆菌生长。

（5）流行性乙型脑炎 高热、头痛、呕吐、意识障碍、抽搐，病理反射征与脑膜刺激征阳性。血液白细胞及中性粒细胞明显增高。脑脊液细胞数轻度增加，压力和蛋白质增高，糖与氯化物正常。血清免疫学检查，特异性 IgM 抗体阳性有明确诊断意义。

六、治疗

治疗原则是早发现、早诊断、早防蚊隔离、早治疗。目前尚无特效抗病毒药物，主要采取一般处理、对症支持及预防性治疗。

1. 一般处理

① 卧床休息，清淡半流质饮食。

② 防蚊隔离至退热及症状缓解。

③ 监测神志、生命体征、液体入量、尿量，血常规、肝肾功能、心肌酶及重症预警指征等。

2. 对症治疗

（1）退热 物理降温为主，可用温水擦浴，高热不耐受者服用对乙酰氨基酚，慎用阿司匹林、布洛芬和其他非甾体抗炎药物（NSAID），避免加重胃炎或出血。

（2）补液 口服补液为主，少量多次口服补液盐或汤和果汁防止电解质失衡，慎用碳酸饮料，避免高血糖症；对频繁呕吐、进食困难或血压低患者，及时用 0.9% 氯化钠溶液等补液，纠正电解质紊乱。

（3）镇静止痛 可予地西泮等对症处理。

（4）老年人、孕妇、伴有基础疾病者应及时住院诊治，密切观察及输液治疗。

（5）根据患者意愿给予中医药辨证治疗。

3. 重症登革热的治疗

（1）原则　重症登革热患者需住院，密切监测神志、尿量、生命体征、血乳酸水平。危重病例需转 ICU 治疗。对出现严重血浆渗漏、休克、ARDS、严重出血或其他重要脏器功能障碍者应积极治疗。

（2）补液　原则是维持良好的组织器官灌注。根据患者HCT、血小板计数、电解质、尿量及血流动力学及时调整补液的种类和数量，尿量达约 5mL/（kg・h）后适当控制静脉补液量。

（3）抗休克和预防性治疗　对重症登革热的高危人群补液治疗是关键。出现休克时快速液体扩容复苏，以等渗晶体液（0.9%氯化钠溶液等）为主，无反应或休克加重可加用胶体溶液、血管活性药物，同时积极纠正酸碱失衡。

（4）出血的预防和治疗　严重鼻衄给予局部止血；胃肠道出血给予制酸药；慎用有创检查或肌注以免发生出血风险，尽量避免插胃管、尿管等侵入性诊断及治疗；血红蛋白低于 7g/L，及时输注红细胞；严重出血伴血小板计数 $<30 \times 10^9$/L，可输注新鲜血小板。

（5）急性心肌炎和急性心力衰竭　卧床休息，低或中流量吸氧，保持大便通畅，控制输液量和滴速，适当利尿，每日液体负平衡 500~800mL，保持血压不低于 90/60mmHg；频发房性或室性早搏，予抗心律失常药物，慎用有诱发心肌缺血加重及心律失常风险的强心苷类药物（地高辛）。

（6）脑病和脑炎　降温、吸氧，控制输液量和滴速，根据病情予甘露醇或利尿药减轻脑水肿；出现中枢性呼吸衰竭予辅助通气治疗。

（7）急性肾功能衰竭　参考急性肾损害标准进行分期，及时血液净化治疗。

（8）肝衰竭　按肝衰竭常规处理。

第六节　猴痘

猴痘是一种由猴痘病毒（monkeypox virus，MPXV）感染所致的人兽共患病毒性疾病。主要流行于中非和西非，病死率为1%～10%。主要宿主为非洲松鼠、树松鼠、冈比亚袋鼠、睡鼠等非洲啮齿类动物。主要传染源为感染猴痘病毒的啮齿类动物，猴、黑猩猩等灵长类动物感染后也可成为传染源。人主要通过接触感染动物体液或被感染动物咬伤、抓伤，病毒经黏膜和破损的皮肤侵入人体。猴痘患者和动物是人类猴痘疫情的主要传染源。人与人之间主要通过密切接触传播，也可通过飞沫、接触污染物品、性行为和胎盘垂直传播。社区传播是当前猴痘的主要传播方式。发疹期间传染性最强。未接种过天花疫苗的人群普遍易感。主要临床表现为发热、皮疹、淋巴结肿大。目前国内尚无特异性抗猴痘病毒药物，主要是对症支持和并发症的治疗。

一、临床表现

潜伏期5～21天，多为6～13天。

早期出现寒战、发热，体温多>38.5℃，可伴头痛、嗜睡、乏力、背部疼痛和肌痛等症状。多数患者出现颈部、腋窝、腹股沟等部位淋巴结肿大。

发病后1～3天出现皮疹，由面部逐渐蔓延至全身，呈离心性分布，面部和四肢较躯干多，数量从数个到数千个不等。皮疹经历斑疹、丘疹、疱疹、脓疱疹、结痂的变化，不同形态的皮疹可同时存在，疱疹和脓疱疹可伴明显痒感和疼痛。发病至结痂脱落为2～4周。可遗留红斑或色素沉着甚至瘢痕。

部分患者出现皮损部位继发细菌感染、支气管肺炎、脑炎、角膜感染、脓毒血症等并发症。

二、实验室检查

1. 一般检查

① 白细胞正常或升高，血小板正常或减少。

② 部分患者出现转氨酶升高、血尿素氮降低、低蛋白血症等。

2. 病原学检查

（1）核酸检测　皮疹、疱液、痂皮、口咽或鼻咽分泌物等标本中可检测出猴痘病毒核酸。

（2）病毒培养　采集上述标本进行病毒培养、分离猴痘病毒。

三、诊断

1. 疑似病例

出现上述临床表现，同时具备以下任一项流行病学史。

① 发病前 21 天内有境外猴痘病例报告地区旅居史。

② 发病前 21 天内与猴痘病例有密切接触。

③ 发病前 21 天内接触过猴痘病毒感染动物的血液、体液或分泌物。

2. 确诊病例

疑似病例且猴痘病毒核酸检测阳性或培养分离出猴痘病毒。

四、鉴别诊断

（1）天花　由天花病毒感染所致，出现寒战、高热、乏力、头痛、四肢及腰背部酸痛、昏迷等严重毒血症状，皮肤成批依次出现斑疹、丘疹、疱疹、脓疱、结痂、脱痂，遗留痘疤。天花来势凶猛，病情发展迅速，未免疫人群感染后 15～20 天内致死率高达 30%。

（2）水痘　皮疹主要分布在躯干，面部及四肢较少，呈向心性分布。开始为粉红色帽针头大的斑疹，数小时内变为丘疹，再经数小时变为疱疹，多数疱疹数日后结痂。部分皮疹从斑疹—丘疹—疱疹—开始结痂，仅需 6～8h，皮疹发展快、四种皮疹同时存在（"四世同堂"）是该病特征之一。

（3）麻疹 咳嗽、流涕、流泪、眼结合膜充血、畏光、咽痛、全身乏力。病程的第 2～3 天，90% 以上患者口腔出现科氏斑。皮疹为斑丘疹，先见于耳后发际，逐渐蔓延至前额、面、颈、胸、腹、背及四肢，2～3 天内遍及全身，最后见于手掌与足底。

（4）猩红热 急性咽喉炎较明显，表现为咽痛、吞咽痛，局部充血并有脓性分泌物，颌下及颈淋巴结肿大、触痛。发热 24h 后开始出疹，始于耳后、颈部及上胸部，迅速蔓及全身。皮疹为弥漫充血性针尖大小的丘疹，压之退色，伴有痒感。面部充血而口鼻周围充血不明显，形成口周苍白圈。咽拭子培养可有 A 群 β 型溶血性链球菌生长。

五、治疗

目前尚无特异性抗猴痘病毒药物，主要是对症支持和并发症的治疗。

1. 对症支持治疗

① 卧床休息，补充营养及水分，维持水、电解质平衡。

② 发热时，以物理降温为主，体温 >38.5℃，予解热镇痛药退热，提防大量出汗引发虚脱。

③ 保持皮肤、口腔、眼及鼻等部位清洁及湿润。避免搔抓皮疹部位皮肤，避免继发感染。

④ 皮疹部位疼痛明显时予镇痛药物。

2. 并发症治疗

（1）继发皮肤细菌感染 予有效抗菌药物治疗，根据病原菌培养和药敏试验结果调整。不建议预防性应用抗菌药物。

（2）角膜病变 应用滴眼液，维生素A辅助治疗。

（3）脑炎 予镇静、脱水降颅压、保护气道等治疗。

3. 心理支持治疗

患者常存在紧张、焦虑、抑郁等心理问题，加强心理支持、疏导和相关解释工作，及时请心理专科医师会诊，必要时药物辅助治疗。

4. 中医治疗

按"审因论治""三因制宜"原则辨证施治。

① 发热者推荐升麻葛根汤、升降散、紫雪散等。

② 高热、痘疹密布、咽痛、多发淋巴结肿痛者推荐使用清营汤、升麻鳖甲汤、宣白承气汤等。

第十三章
急诊常用操作

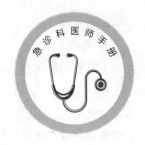

第一节　心肺复苏术

【适应证】

适用于抢救各种原因引起的猝死者，即突然发生心跳和（或）呼吸骤停，并伴有大动脉搏动消失的患者。

【操作前准备】

（1）评估周围环境是否安全　进行现场评估，并去除手上戒指、手表或装饰品。

（2）判断患者意识　双膝打开与肩同宽，膝盖位置跪在距离患者肩膀一拳头位置。轻拍患者双肩，双耳呼唤："先生／女士，你怎么了"双耳都要试并且声音要大些。

（3）判断患者有无颈动脉搏动　左手手指并拢，轻度屈曲，小鱼际肌置于患者额部，右手食指和中指指尖触及病人气管正中部，旁开两指，至胸锁乳突肌前缘凹陷处，触及同侧颈动脉判断有无搏动，判断时间为5~10s。10s内快速判断有无意识（默读1001，时间1s）："1001、1002、1003、1004、1005、1006、1007"。

（4）体位摆放　使患者仰卧于硬质平面上。

【操作方法】

现场心肺复苏术包括四个主要步骤，即胸外心脏按压

（circulation）、开放气道（airway）、人工呼吸（breathing）和除颤（defibrillator）。

1.胸外心脏按压

（1）抢救者的位置　单人抢救时，抢救者跪于患者肩部位置，双腿自然分开，与肩同宽，双膝分别位于患者的颈部和胸部位置，这样有利于进行吹气和按压，而不用来回移动膝部。双人抢救时，两人相对，一人跪于患者头部水平，负责人工呼吸，另一人跪于患者胸部水平，负责胸外心脏按压。

（2）定位　取两乳头连线中点作为按压点，然后将双手十指交叉互扣，两手掌根重叠，掌根贴于胸壁，保持下压力量集中于胸骨上。

（3）抢救者的上半身前倾，双臂位于患者胸骨正上方，双肘关节伸直，双臂与患者垂直成90°角，以髋关节作为支点，利用上身重量垂直下压，按压深度5～6cm，而后迅速放松，使患者的胸廓完全反弹。但放松时手掌根不可离开胸壁，以免因位置改变而使按压无效或造成骨折损伤。

（4）如此反复，按压与放松时间大致相等，按压频率为100～120次/分。边按压边数数：01、02、03.......30。按压同时观察患者面部情况（如有面色回血、指压回血红润，立即停止）。次数：按压30次/循环（时间15～18s最佳）。

2. 开放气道

（1）检查口腔是否有异物，是否有义齿。

（2）清除口腔异物　双手护在患者耳朵位置，头轻轻偏向一侧；扣住下颌打开口腔，将手指伸入口中清除异物；头部归位。

（3）开放气道（仰头举颏法）　一手五指并拢，放在额头位置；一手示指和中指并拢，放在下巴硬骨位置，双手同时用力将气道打开。

3. 人工呼吸

（1）再次开放气道　右手抬起患者颈部，使其头后仰，左手按压患者前额保持其头部后仰位置，使患者下颌和耳垂连线与地面垂直，右手将患者的下颌向上抬起。

（2）左手以拇指和食指捏紧患者的鼻孔，抢救者深吸一口气，深而快地把气体吹入患者的肺脏，应持续 1s 以上，直至患者胸廓向上抬起。

（3）然后使患者的口张开，并松开捏鼻的手指，观察胸部恢复状况，再进行下一次人工呼吸。每胸外按压 30 次进行 2 次人工呼吸，至少做 5 组心肺复苏。

【注意事项】

（1）按压部位、姿势要正确，每次按压后必须完全放松，使患者的胸部恢复原位，但手掌根不离开胸部。

（2）按压应平稳、规律，用力要均匀、适度。

（3）为避免按压时呕吐物反流至气管，应适当放低患者的头部。

（4）心脏按压必须同时配合人工呼吸。只有一人单独操作时，可先做胸外心脏按压 30 次，再行口对口人工呼吸 2 次；两人操作时，可一人先做胸外心脏按压 30 次，另一人接着行口对口人工呼吸 2 次。如此反复进行。

（5）操作过程中，抢救者每隔 2min 可轮换一次，但不得使复苏抢救中断时间超过 10s。

（6）按压期间　密切观察病情，判断治疗效果。可每做 5 个周期后检查一次呼吸、脉搏。胸外心脏按压有效的指标是按压时可触及颈总动脉搏动或肱动脉搏动（婴儿）。

（7）对意识清醒或仍有呼吸、心跳或脉搏等体征者，不宜施行胸外心脏按压。

第二节　海姆立克法

【适应证】

（1）气道异物　食物、呕吐物、玩具零件等卡在气道。

（2）溺水　溺水者在水中遭受意外吸入水或其他异物。

（3）窒息　失去意识或无法自主咳嗽的患者，如昏迷、麻醉后或脑损伤患者。

【相对禁忌证】

（1）孕妇　腹部冲击可能对胎儿造成风险。

（2）患有严重心脏病、肺部疾病或其他并发症的患者。

（3）小于1岁的儿童。

【操作方法】

1. 腹部冲击法

（1）站在患者身后，两脚与肩同宽，双手环绕患者腰部。

（2）一只手握拳，大拇指朝内，放在患者的上腹中部与剑突之间。

（3）另一只手压在前一只手的拳头上，有节奏快速地、连续有力地向内、向上推压患者腹部。

（4）连续操作数次（5～6次），使肺内产生一股强大气流，将异物从气管推入口腔，从而解除窒息。

2. 卧位腹部冲击法

（1）让昏迷患者仰卧，急救者分开双腿跪下，把患者夹在双腿中间。

（2）用双手掌根重叠于腹中线脐上两横指处，向上、向后有节奏地冲击患者的腹部；或将患者放在抢救者的半跪大腿上，拍打其背部。

（3）一旦异物被迫排至口中，就立即将之取出。

3. 婴儿救治法

（1）救护者应立即将患儿倾斜 60°，俯伏于救护者的前臂上，使之头低脚高。

（2）同时一手掌固定婴儿下颌角，使头部轻度后仰，打开气道，保持头与颈部的位置稳定。

（3）救护者的前臂应紧靠自己身体，保持固定不动，用另一只手叩击婴儿左右肩胛骨之间的背部数次（4～6 次），促使异物排出。

（4）若上述方法无效，可尝试让婴儿翻转，仰卧于救护者前臂上，救护者用两根手指迅速、连续挤压胸骨 4～6 次，促使异物排出。

4. 自救

用椅子背、桌子角或栏杆突出部位抵压上腹部，促使异物吐出。

【注意事项】

（1）操作时要迅速、有力，不要犹豫。

（2）在进行海姆立克法之前，先检查患者是否还有呼吸，如无呼吸，先进行心肺复苏（CPR）。

（3）重复进行海姆立克法，直至异物排出。

第三节　心脏非同步电复律（电除颤术）

【适应证】
室颤、室扑、无脉性室速。

【禁忌证】
洋地黄中毒或严重电解质紊乱（低钾血症）引起的室颤。

【操作步骤】

（1）心电图确认室颤、室扑、无脉性室速等。

（2）打开除颤器电源，按钮置于非同步位置。

（3）放置电极板：电极板涂抹耦合剂，一个置心尖部（左侧第 5 肋间与腋前线交界处），另一个放在胸骨右缘锁骨下位置（约 2～3 肋间）。

（4）单相波电击能量设于 360J 或双相波电击能量设于 200J，放电时所有人员不得接触病人、病床，除颤后必须立即重新开始心肺复苏，并观察心电图是否转复窦性心律。

（5）若室颤为细颤波形，可静脉注射肾上腺素 1mg，使细颤转为粗颤后再行除颤。

第四节　心脏同步电复律

【适应证】

（1）新发的对因处理无效的房扑或房颤，非洋地黄中毒的室上速。

（2）抗心律失常药难以控制且血流动力学不稳定的室性心动过速。

【禁忌证】

（1）洋地黄中毒，病因未处理的心律失常。

（2）伴有病窦综合征或高度房室传导阻滞者。

（3）未恰当抗凝治疗的房颤、房扑或未排除心房是否存在血栓。

【操作步骤】

（1）术前　纠正水、电解质紊乱，建立血管通路，完善心电图资料。

（2）吸氧、镇静　用短效镇静药（如丙泊酚），避免呼吸抑制。

（3）放置电极板　同第三节。

（4）接通电源，检查同步性能，用 R 波高的导联作放电触发信号。

（5）选择复律电量　房颤推荐双相波能量 120～200J。初始不成功者应逐步增加能量。房扑和其他室上速的电转复初始能量 50～100J，如果初始电转复失败，须逐渐增加能量。反复电击 3 次或使用能量达 300J 以上，则应停止电复律治疗。

（6）放电　所有人员不接触病人、病床以及与病人相连接的仪器设备。放电后立即听诊心脏并记录心电图，如未能转复可再次进行电击。

（7）如转复为窦性心律，立即听诊心脏、记录心电图与术前对照，观察有无 ST 段抬高及 T 波变化，监测生命体征直至清醒。

第五节　环甲膜穿刺术

【适应证】

（1）急性上呼吸道梗阻。

（2）喉源性呼吸困难（如白喉、喉头严重水肿等）。

（3）头面部严重外伤。

（4）气管插管有禁忌或病情紧急而需快速开放气道时。

（5）牙关紧闭，经鼻气管插管失败者。

（6）3 岁以下小儿不宜行环甲膜切开者。

【禁忌证】

（1）凝血功能障碍有出血倾向者。

（2）下呼吸道严重梗阻。

（3）颈部严重畸形。

【准备工作】

（1）患者准备　向患者或家属说明实施环甲膜穿刺术意义及目的，消除患者及家属顾虑，并签字表示同意手术。

（2）物品准备　7~9 号注射器针头或粗号通气针头，5mL 无菌注射器，利多卡因 5mL，抢救药品。

（3）心电监护仪、电除颤设备。

【操作方法】

（1）体位　患者仰卧位，头部保持正中位，垫肩，尽量后仰。

（2）常规消毒、铺洞巾、局部麻醉（紧急情况无需局部麻醉）。

（3）位置　环甲膜位于甲状软骨和环状软骨之间。

（4）操作　左手拇指和示指固定环甲膜处皮肤，右手持针头垂直刺入环甲膜，到达喉腔时有落空感，抽出针芯，用带有生理盐水的注射器回抽见空气抽出，穿刺成功，予套件固定。

【注意事项】

（1）该手术是一种急救措施，应争分夺秒，在尽可能短的时间内进行。

（2）穿刺针透过皮肤 5mm 基本可达气管内。

（3）避免损伤环状软骨，以免术后引起喉狭窄。

（4）穿刺针滞留时间不宜过长，一般不超过 24h。

第六节　胸腔闭式引流术

【适应证】

（1）气胸　中等量气胸或张力性气胸。

（2）外伤性中等量血胸。

（3）持续渗出的胸腔积液。

（4）脓胸，支气管胸膜瘘或食管瘘。

（5）开胸术后。

【准备工作】

（1）药品　2%利多卡因及各种抢救药品。

（2）胸腔穿刺包或穿刺套件、碘伏消毒液、水封瓶或引流袋、注射器、生理盐水。

（3）心电监护仪。

（4）术前行DR或超声定位。

（5）向患者及家属说明手术风险、目的及方法，取得患者及家属理解并签署手术知情同意书。

【操作方法】

（1）体位　患者取半卧位（生命体征未稳定者，取平卧位）。

（2）选取穿刺点　积液（或积血）引流选腋中线第5～6肋间进针，气胸引流选锁骨中线第2～3肋间。包裹性积液可在超声定位下选取穿刺点。

（3）消毒　消毒局部皮肤，术者及助手戴无菌手套、铺洞巾。

（4）麻醉　在穿刺点进行局部浸润麻醉，自皮肤逐层麻醉达壁层胸膜后，进针少许突破壁层胸膜，再次回抽确认是否有气体或积液、积血。

（5）操作

① 沿肋间定位点作2～3cm的切口，依次切开皮肤及皮下组织。用弯止血钳钝性分离胸壁肌层达肋骨上缘，于肋间穿破壁层胸膜进入胸膜腔，此时可有明显的突破感，同时切口中有液体溢出或气体喷出。立即将尾部夹闭的引流管顺止血钳置入胸膜腔中。其侧孔应位于胸内2～3cm。切口间断缝合1～2针，并结扎固定引流管，消毒纱布覆盖。助手将引流管接于水封瓶，各接口处必须严密，避免漏气。引流瓶应较胸膜腔低50～60cm，观察患者呼吸时水封瓶内水柱变化。

② 也可用套管针穿刺置管。切开皮肤后，右手握套管针，示指固定于距针尖 4～5cm 处，作为刺入胸内深度的标志，左手固定切口处皮肤，穿刺针进入胸膜腔时，可有明显的突破感。退出针芯，置入导管，然后边置管边退出套管针，固定引流管，连接水封瓶。

【注意事项】

（1）胸膜腔大量积气、积液者，开放引流时应缓慢。引流液体首次勿超过 1000mL，防止发生纵隔的快速摆动移位或复张性肺水肿的发生。待病情稳定后，再逐步开放止血钳。

（2）保持引流管通畅。

（3）对引流的液体量、性质或气体溢出情况要准确记录。

（4）咳嗽有利引流，鼓励病人咳嗽，以尽早排出肺内痰液和陈旧性血块，使肺复张，肺复张有利于胸腔内积气和积液的排出。

（5）使用负压吸引装置时，吸引器不可开得过大，只要调节管有气泡溢出即可。

（6）拔管指征　胸腔闭式引流术后 48～72h，观察引流液少于 50mL，无气体溢出，胸部 X 线摄片呈肺膨胀或无漏气，病人无呼吸困难或气促时，可考虑拔管。拔管时指导患者深吸一口气，吸气末迅速拔管，用凡士林纱布封住伤口，包扎固定。拔管后注意观察患者有无胸闷、呼吸困难等症状，以及切口漏气、渗液、出血和皮下血肿等表现。

第七节　吸痰术

【适应证】

（1）危重、老年、昏迷及麻醉后未苏醒者。

（2）病人因咳嗽无力、咳嗽反射迟钝或会厌功能不全，不能自行清除呼吸道分泌物或误吸呕吐物的患者。

（3）各种原因引起病人窒息的紧急情况下，如溺水、吸入羊水等。

（4）正在行机械通气的患者出现以下情况：① 出现明显痰鸣音或从人工气道观察到有痰液冒出。② 血氧饱和度和动脉血氧分压明显下降。③ 呼吸机显示气道峰压明显增加或潮气量明显下降。④ 压力 - 时间曲线中，吸气相和呼气相同时出现锯齿样图形。

【禁忌证】

（1）绝对禁忌证　通常无，但对颅底骨折患者禁忌经鼻腔吸痰。

（2）相对禁忌证　严重缺氧者，严重心律失常者。

【准备工作】

（1）物品准备　手电筒、棉签、负压吸引器、一次性吸痰管（2 个或以上）、治疗碗（2 个）、治疗巾、一次性无菌手套、弯盘、生理盐水、压舌板、纱布等。

（2）患者准备　检查患者意识状态及口腔、鼻腔，若有义齿应取出。

（3）操作者准备　洗手，戴口罩，将所用物品携至床旁，核对患者信息，向患者解释操作目的，取得患者同意以配合操作。

【操作方法】

（1）先连接　接通电源，打开开关，检查吸引器的性能是否良好，调节负压（一般成人 40.0～53.3kPa，儿童＜40.0kPa）。

（2）再吸水　将生理盐水倒入治疗碗，撕开一次性吸痰管，暴露末端，戴手套。右手持吸痰管与左手持吸引管连接，用生理盐水试吸，检查导管是否通畅并湿润导管。

（3）再吸痰　协助患者将头偏向一侧，略向后仰，铺治疗巾于颌下。嘱患者张口（昏迷者用压舌板协助张口），一手反折吸痰管末端（使用控制侧孔装置的，打开侧孔），另一手持吸痰管前端，插入口咽部（插入深度约为 15cm），然后松开吸痰管末端反折（使用控制侧孔装置的，按压侧孔），吸尽口腔和咽喉部分泌物；更换吸痰管，再次反折吸痰管末端（使用控制侧孔装置的，打开侧孔），另一手持其前端，在无负压的状态下经一侧鼻孔在患者吸气时插入至气管深部（插入深度约为 25cm），松开末端反折处，以轻巧的动作左右旋转、上下提插，以便吸尽气管内的痰液。

（4）再吸水　吸痰完毕，抽吸生理盐水冲洗管道，关闭吸引器开关。将手套反折，包住吸痰管，与吸引器分离，手套及吸痰管按一次性用物处理。拭净病人脸部分泌物，取下治疗巾，协助病人取舒适卧位，询问病人感受。

【注意事项】

（1）严格执行无菌操作。

（2）吸痰动作要轻柔，以防止损伤黏膜。

（3）痰液黏稠时，可配合叩背、蒸汽吸入、雾化吸入等方法使痰液稀释；吸痰中患者如发生发绀、心率下降等缺氧症状时，应当立即停止吸痰，待症状缓解后再吸。

（4）小儿吸痰时，吸痰管应细些，吸力要小。

（5）贮液瓶内液体不得超过 2/3 满度，以防损坏机器。

（6）每次吸痰时间小于 15s，以免缺氧；一次未吸尽时，间隔 3～5min 后再吸。

第八节　心电图

【适应证】

（1）对各种心血管疾病、特别是对心律失常和心肌梗死的诊断和鉴别诊断。

（2）帮助了解某些药物（如洋地黄、奎尼丁等）和电解质紊乱对心肌的作用。

【准备工作】

（1）核对好患者信息，向患者说明检查目的。

（2）器械准备　心电图机、心电图记录纸、检查床、酒精棉球、夹酒精棉球用的止血钳。

【操作方法】

1. 体位

嘱患者平静仰卧床上，暴露四肢和胸壁。

2. 导联连接

（1）用酒精棉球消毒、湿润安放电极的部位。

（2）正确连接各导联。

① 肢体导联：RA—右腕（红色）；LA—左腕（黄色）；LL—左内踝（绿色）；RL—右内踝（黑色）。

② 胸导联：V_1—胸骨右缘第 4 肋间（男性平乳头）；V_2—胸骨左缘第 4 肋间；V_3—V_2 与 V_4 连线中点；V_4—左锁骨中线第 5 肋间；V_5—左腋前线平 V_4 水平；V_6—左腋中线平 V_4 水平。

③ 十八导联：比十二导联多出 6 个导联。

④ 右胸导联：V_{3R}、V_{4R}、V_{5R}。

⑤ 左后胸壁导联：V_7、V_8、V_9。

⑥ 右胸导联的放置与相应左胸导联关于胸骨轴对称，左后胸壁导联的放置位置依次为左侧第 5 肋间腋后线、肩胛下线和脊柱旁线。

3. 心电图描记

输入病人性别、年龄等。观察心电图波形是否平稳，有无干扰。待波形稳定后即可记录。常规导联应包括 Ⅰ、Ⅱ、Ⅲ、aVR、aVL、aVF、V_1、V_2、V_3、V_4、V_5、V_6 共 12 个导联。还应根据临床需要和心电图变化决定描记时间的长短和是否加做导联。

4. 分析及报告

描记完毕后应马上在心电图记录纸上注明姓名、科室等。然后结合临床进行分析，出具检查报告结果。

【注意事项】

（1）必须用校检合格、性能良好的心电图机进行检查。

（2）为避免交流电和外来电的干扰，心电图机附近不宜有大型的带电设备。

（3）尊重病人的隐私，保证检查环境的私密性。

（4）室内温度适中，以避免肌肉震颤而引起伪差。为避免基线漂移，描图时病人不宜说话、移动肢体及过度呼吸。

第九节　生命体征监护、SpO_2、$ETCO_2$

【适应证】

病情危重且需要进行持续不间断地监测心搏的频率与节律、呼吸、血压、脉搏及经皮血氧饱和度等患者。

【准备工作】

（1）操作者准备　着装整齐、洗手、戴口罩。

（2）用物准备　心电监护仪、一次性粘贴电极、棉签、75%乙醇、纱布，必要时备电源插板。

（3）病人准备　解释目的、取得配合。

（4）环境准备　注意遮挡和保暖、保护隐私。

【操作方法】

（1）体位　协助患者取适宜体位。

（2）连接导线　连接电源，打开电源开关。检查心电监护仪是否正常，将电极片连接至监测仪导联线上。

（3）清洁皮肤　暴露患者前胸，用棉签蘸酒精清洁粘贴电极部位皮肤，再用纱布擦净。

（4）连接监测仪

① 按照监测仪标识要求贴于患者胸部正确位置，避开伤口，必要时避开除颤部位。右上（RA）：胸骨右缘锁骨中线第一肋间。左上（LA）：胸骨左缘锁骨中线第一肋间。右下（RL）：右锁骨中线剑突水平处。左下（LL）：左锁骨中线剑突水平处。胸导（C）：胸骨左缘第四肋间。心率的正常值 60～100 次/分。

② 露出上臂，手掌向上，肘部伸直，将袖带平整置于上臂中部，下缘距肘窝 2～3cm，松紧以能插入一指为宜。收缩压的正常值 90～139mmHg，舒张压的正常值 60～89mmHg。

③ 检查手指有无损伤，将手指插入指夹式光电传感器。SpO_2 正常值 96%～100%。

④ 校正归零监护界面的 $ETCO_2$ 选项，将监测仪与气管导管连接，$PETCO_2$ 正常值 35～45mmHg。

（5）调节报警值　根据情况选择导联；调节振幅、报警上下限。保证监测波清晰、无干扰。

（6）观察生命体征　观察心电示波性质，有无心律失常。观察血压、SpO_2、$PETCO_2$ 的数值，有无异常。

【注意事项】

（1）根据病情取平卧或半卧位。观察心率、心律波形、血压、SpO_2、$PETCO_2$ 的数值，发现异常及时报告医生。

（2）患者更换体位时，妥善保护导联线。

（3）注意保暖。正确设定报警界限，不能关闭报警铃声，注意观察电极周围皮肤。

（4）避免在监测仪附近使用手机，以免干扰监测波形。

（5）避免在骨折肢端测量血压。

第十节　止血、包扎、固定、搬运术

一、止血

1. 确定破损的血管类型

（1）毛细血管出血　浸润型，小出血。

（2）静脉血管出血　以"流"的方式出现，且血流不止。

（3）动脉血管出血　以"喷"的方式出现，颜色鲜红。

2. 出血量的判断

（1）失血量<5%（200～400mL）时，能自行代偿，无异常表现。

（2）失血>20%（约800mL）时，面色苍白、肢凉，脉搏增快达100次/分，出现轻度休克。

（3）失血20%～40%（800～1600mL）时；脉搏达100～120次/以上，出现中度休克。

（4）失血>40%（1600mL）时，心慌、呼吸快，脉搏血压测不到，造成重度休克，可导致死亡。

3. 止血方法

（1）指压法。

（2）敷料加压包扎法。

（3）填塞止血法。

（4）屈肢加压法。

（5）止血带法。

（6）钳夹止血法。

（7）其他　止血海绵、腹膜外骨盆填塞技术、复苏性主动脉球囊阻断术（REBOA）等。

二、包扎

1. 目的

帮助止血、保护伤口、固定敷料、防止污染、减轻疼痛、利于转运。

2. 常用的包扎用品

创可贴、尼龙网套、绷带、三角巾及多头带等，就地取材：衣服、毛巾等。

3. 包扎方法

（1）绷带包扎法

① 环形包扎法。

② 螺旋包扎法。

③ 螺旋反折包扎法。

④ 8字形包扎法。

⑤ 回返包扎法。

（2）三角巾包扎法

① 头面部包扎：三角巾帽式包扎。

② 胸部三角巾包扎。

③ 侧胸部三角巾包扎。

④ 肩部三角巾包扎。

⑤ 腋下三角巾包扎。

⑥ 腕关节、肘关节三角巾包扎。

⑦ 上肢三角巾包扎。

⑧ 小腿和足三角巾包扎。

⑨ 膝关节三角巾包扎。

三、固定

1. 目的

针对骨折，防止骨折移位而损伤血管神经及软组织，并不是骨折复位。所以动作要轻、固定要牢、松紧适宜、要有衬垫。

2. 固定原则

（1）先止血，后包扎，再固定。

（2）夹板长短与肢体长短相对称。

（3）骨折突出部位要加垫。

（4）先固定骨折上下端，后固定两关节。

（5）四肢固定时露指（趾）尖，胸前挂标志。

3. 固定材料

木质夹板，充气夹板，钢丝夹板，负压夹板，塑料夹板，医用支具，石膏。紧急情况时就地取材：竹棒、木棍、树枝等。

4. 固定方法

（1）头部固定。

（2）胸部固定（锁骨骨折固定，肋骨骨折固定）。

（3）四肢骨折固定（肱骨骨折固定，肘关节固定，尺桡骨骨折固定，指骨固定）。

（4）骨折固定（股骨骨折固定，胫腓骨骨折固定）。

（5）脊柱固定（颈椎骨折固定，胸腰椎骨折固定）。

（6）骨盆固定（骨盆骨折固定）。

四、搬运

1. 目的

（1）使受伤病人脱离危险区，实施现场救护。

（2）尽快使伤病人获得专业医疗。

（3）防止损伤加重。

（4）最大限度地挽救生命，减轻伤残。

2. 担架的种类

（1）折叠楼梯担架　便于在狭窄走廊、楼梯搬运。

（2）折叠铲式担架　为医用专业担架，两侧均可以打开，常用于脊柱损伤病人的现场搬运。

3. 搬运方法

（1）单人搬运法　用搀扶、背、拖等方法。

（2）双人搬运法　用双人椅式、平托式、拉车式等方法。

（3）三人同侧法　脊柱脊髓损伤搬运，防止扭曲脊髓部，造成脊髓的二次损伤。

4. 护送途中注意事项

（1）严密观察病情　途中应观察伤病人意识、呼吸、脉搏、瞳孔、血压、面色以及主要伤情变化。

（2）处理危及生命的情况　若呼吸、心跳突然出现危象或骤停，则应毫不犹豫地在救护车等环境中，进行心肺复苏。在运送病人的途中，若病人病情出现了明显恶化，也需要进行紧急处理。如对肢体包扎过紧，造成肢体缺血使手、足发凉发紫，则应立即调整包扎。

第十一节　洗胃术

【适应证】

解毒，清除胃内毒物；减轻胃黏膜水肿；减轻幽门梗阻；为某些手术或检查做准备。

【禁忌证】

腐蚀性毒物中毒（强酸、强碱）；食管静脉曲张；主动脉瘤；严重心脏病；上消化道出血；胃肠穿孔。

1. 用物准备

（1）电动洗胃机以及附件（进水管、出水管、进胃管）。

（2）橡皮围裙、胶布、洗胃液（根据中毒物选择合适洗胃液）。

（3）手套、石蜡油、污物桶、水温计，必要时备开口器、压舌板。

2. 操作步骤

（1）患者准备　向病人及家属（昏迷者）做好解释工作取得理解和配合，签好相关医疗文书。

（2）按要求将洗胃液倒到药液桶中，洗胃机进水管放在液面之下，污水管放入污物桶内，接通电源。

（3）病人体位　取坐位或半卧位，中毒较重的病人取左侧卧位或平卧位，将治疗巾置于病人胸前，弯盘放于口角处（石蜡棉球放置弯盘内）有义齿者应取下。

（4）插胃管　润滑胃管，插入长度为前额发际至剑突（55～70cm）。插到咽喉部（14～16cm）时，嘱病人作吞咽动作，昏迷病人抬起头部，轻轻插入胃管，并确定胃管是否在位，固定好胃管。再次检查患者生命体征，确保呼吸道通畅。

（5）洗胃操作　胃管与机器进胃管进行连接，根据具体情况选择好单次进液量（250～300mL）按启动键，进行反复冲洗，直至洗出液无色无味为止，过程中要观察进出液是否平衡，量及性质，有无液体潴留，要注意观察病情腹部体征和生命体征（发生堵管分离进胃管，再连接进胃管，必要时重置胃管）。

（6）洗胃完毕，遵医嘱胃管内注入药物，反折胃管，在病人吸气末拔出胃管。

（7）协助病人擦净面部，安置好病人，整理好床单。

（8）用物处置　消毒洗胃机、管道及附件（有效氯消毒液）。

（9）洗手，记录洗胃液量以及病人情况。

3. 注意事项

（1）对于急性中毒者，应采用口服催吐法，减少毒物吸收。

（2）服毒后 6h 内洗胃最佳。有机磷农药中毒的病人保留胃管24h 以上。

（3）洗胃液的温度一般为 35～37℃。严格掌握每次的灌洗量，即 250～300mL。

（4）毒物不明时，应抽取胃内容物，及时送检，同时选用温开水或生理盐水洗胃，毒物性质明确后，再采用对抗剂洗胃。

（5）强腐蚀性毒物中毒（如服用硫酸、强碱）者禁止洗胃，并按医嘱给予药物及物理性对抗剂，如牛奶、蛋清、米汤、豆浆等保护胃黏膜。

（6）昏迷病人洗胃时，采用去枕平卧，头偏向一侧，防止分泌物误吸，而引起窒息。

（7）严禁灌入过多的洗胃液，以免超过胃容量，造成急性胃扩张。

（8）呼吸、心跳骤停者，先复苏、后洗胃；昏迷、严重喉头水肿、呼衰病人，先插管后洗胃。洗胃中密切观察病情变化，配合抢救。若出现腹痛或吸出血性液体、血压下降等症状，立即停止洗胃，并通知医师，积极处理。

（9）幽门梗阻病人，应饭后 4～6h 或空腹时洗胃，并记录胃内潴留量。

（10）电动吸引器洗胃时，应保持吸引器通畅、不漏气、压力适中。

4. 洗胃机的日常维护

保持清洁，定时检查机器各管路衔接是否正确且牢固，功能是否正常，用完立即清洁、消毒。

第十二节　经口气管插管术

【适应证】

（1）患者自主呼吸突然停止，紧急建立人工气道，机械通气和治疗。

（2）严重呼吸衰竭患者。

（3）不能自主清除上呼吸道分泌物，随时有误吸的患者。

（4）存在有上呼吸道损伤、狭窄、堵塞等影响正常通气的患者。

（5）麻醉手术。

【禁忌证】

相对禁忌证：喉头水肿，气管横断性损伤，不稳定颈椎损伤。

【术前准备及操作方法】

1. 物品准备

（1）药品　2% 利多卡因，地西泮或丙泊酚，维库溴铵注射液、肾上腺素等。

（2）物品　负压吸引、球囊面罩、喉镜、插管及管芯、牙垫、润滑剂。

2. 氧储备

插前 5min 开始纯氧球囊面罩给氧。

3. 病人准备

插前 3min，利多卡因 1.5mg/kg，咽喉部表面麻醉（注射器喷入）。

4. 诱导麻醉

（1）镇静

① 血压不稳定：咪达唑仑 0.1～0.4mg/kg 或丙泊酚 0.5mg/kg iv 慢推。

② 血压稳定：丙泊酚，1～2mg/kg iv 慢推。

（2）肌松　维库溴铵 0.1mg/kg iv。

5. 保护

病人仰卧位，头后仰，面罩加压给氧至 SpO_2＞90%。

6. 插管

（1）30s 内插入，否则球囊加压给氧后再插。

（2）左手持喉镜自舌右侧插入，将舌推至左侧，镜身至会厌谷时向前上提下颌，暴露声门，右手执笔式持气管导管自口右侧插入，直视下将气管插管送入声门，插入深度以门齿为准，一般22～24cm。

7. 插管后确认位置

（1）望　气管插管内有雾气、胸廓起伏度。

（2）听　气管插管内有气流声、双肺呼吸音对称。

（3）查　CO_2 浓度［呼气末二氧化碳浓度或者分压（$ETCO_2$）的检测］、胸部 X 线片、纤维支气管镜检查导管位置。

第十三节　经鼻腔纤维支气管镜气管插管术

【适应证】

颈椎不稳定，下颌骨折，颌面部或口腔手术、张口受限等不能经口插管者。

【禁忌证】

相对禁忌证：喉头水肿、气管横断性损伤、鼻咽部占位、严重凝血异常、颅底骨折。

【术前准备】

（1）药品　利多卡因、地西泮或丙泊酚、维库溴铵等。

（2）物品　纤支镜、吸引器、润滑剂、气管插管（软）等。

（3）患者准备

① 术前禁食 4h 或胃肠减压。

② 清洁鼻孔，滴入利多卡因、呋麻液滴鼻各 2mL，最后滴入润宝 2mL。

③ 镇静镇痛：咪达唑仑或丙泊酚，可联用芬太尼或舒芬太尼等镇痛。

【操作步骤】

（1）润滑纤支镜及气管插管，将气管插管套在纤支镜上。

（2）面罩球囊通气至 $SpO_2>90\%$。

（3）操作　镜至会厌时镜内滴入利多卡因 2mL，入气管后再滴 2mL；至气管中段后将导管沿镜身推出（导管开口斜面与声门裂平行）。

（4）定位　纤支镜确定气管导管距离隆突 3～5cm，固定导管。

第十四节　气管切开术

【适应证】

（1）喉阻塞。

（2）各种原因造成下呼吸道分泌物阻塞。

（3）某些口、鼻、咽、喉手术。

（4）各种原因造成呼吸功能减退。

（5）呼吸停止时，气管切开行正压人工呼吸。

（6）下呼吸道异物导致病情危急时，可经气管切开取出异物。

【术前准备】

（1）征得家属同意，说明手术必要性及可能发生的意外。

（2）准备好手术照明灯、吸引器、直接喉镜和气管插管。

（3）准备好气管包、气管套管、局麻药、注射器等。

【手术步骤】

1. 常规消毒及麻醉

一般应用 2% 利多卡因 + 肾上腺素少许局麻。显露气管后做气管穿刺时，可向内滴入利多卡因 0.2～0.3mL，进行气管黏膜麻醉。情况紧急或病人已处于昏迷状态时，可不用麻醉。

2. 体位

仰卧位，肩部与颈下垫枕，并保持颈后仰位，头部正中，病情不许可时可采用半坐位。

3. 手术方法

（1）切口　有纵、横两种。多采用纵切口，特别是紧急气切时。

① 纵切口：颈前正中，自环状软骨下缘至接近胸骨上窝处，沿颈前正中线切开皮肤和皮下组织。

② 横切口：在颈前环状软骨下约 3cm 处，沿皮纹做 4cm 长横切口。

（2）切开皮下组织　将皮下组织颈浅筋膜和颈阔肌切开，直至颈前肌。用小拉钩将切口向两侧对称拉开，一一结扎、切断皮下组织内的较大浅静脉。在呼吸困难的患者，这些小静脉怒张变粗，必须结扎，以免术中出血而影响手术。

（3）分离气管前组织　纵行切开白线；血管钳沿中线分离胸骨舌骨肌及胸骨甲状肌；暴露甲状腺峡部，可在其下缘稍加分离，用小钩将峡部向上牵引，必要时也可将峡部夹持切断缝扎，以便暴露气管；分离过程中，两个拉钩用力应均匀，使手术野始终保持在中线；经常以手指探查环状软骨及气管是否保持在正中位置。

【注意事项】

（1）气管前筋膜、胸骨上窝及气管旁组织不需过多分离，以免发生纵隔气肿或气胸。如气管前有小血管妨碍气管切开时，可用止血钳夹小纱布球轻轻将小血管推向一侧，使其离开气管前方；如有出血点，应予结扎止血。

（2）切开气管环　用尖刀在气管前正中线切开气管的第 2～3 或第 3～4 软骨环，切开时刀刃应朝上，自下向上挑开，刀尖不可刺入太深，以 2～3mm 为宜。当咳嗽时，食管前壁连同气管后壁可挤向气管腔内，因此，应趁咳嗽声刚停止的吸气过程中迅速切开。

（3）插入气管套管　切开气管前壁软骨环后，即用弯止血钳或气管插管扩张器扩开气管切口，随即插入带芯气管套管。如病人有强烈咳嗽，应立即拔出管芯，并用吸引器吸尽气管内分泌物及血性液体，再放入内套管。证实套管已插入气管内后，方可将两侧拉钩取出；如无气体进出，应拔出气管套管重新放置。

（4）创口处理　气管套管上的带子系于颈部，打成死结以固定。切口一般不予缝合，以免引起皮下气肿。切口过长时也可于上、下端适当缝合 1～2 针，但不宜缝合过紧，最后用一块开口纱布垫于伤口与套管之间。

第十五节　呼吸机的使用

一、无创呼吸机的使用

【适应证】

支气管哮喘、呼衰；心源性肺水肿；有创 - 无创通气序贯治疗和辅助脱机。

基本条件：意识清楚、有自主咳痰和自主呼吸能力，血流动力学稳定并且能接受无创通气。

【禁忌证】

（1）绝对禁忌证　无自主呼吸、窒息、呕吐、误吸风险大、颜面损伤、畸形等。

（2）相对禁忌证　腹胀、消化道出血或穿孔、血流动力学紊乱、严重颅脑病变、躁动不合作等。

【操作步骤】

（1）物品准备　无创呼吸机，鼻（面）罩，连接管，出气阀等。

（2）患者注意事项告知。

（3）设置通气参数（BIPAP 模式为例）。

① 初始参数：EPAP 4cmH$_2$O，IPAP 8～12cmH$_2$O。

② 设置备用呼吸频率，防止窒息，设定呼吸机报警。

（4）湿化。

（5）适应性连接　戴鼻（面）罩，避免漏气；开动、连接呼吸机。

（6）调整（BIPAP 模式为例）。

① 调整鼻（面）罩，减少漏气，人机协调。

② 调整呼吸机参数，由低到高、逐步调节。

（7）床旁监测 漏气量（<20L/min）；人机协调性；评估通气效果。

（8）撤机 逐渐降低压力支持水平；逐渐延长停机时间。

参数设置见表 13-1。

表 13-1 参数设置

参数	初始设置	特殊情况（要求）
模式	S/T	
IPAP	10mmH₂O	最大不超过 25cmH₂O
潮气量	8 ～ 10mL/kg	
EPAP	4mmH₂O	Ⅰ型呼衰 4 ～ 12mmH₂O；COPD 患者 6 ～ 8cmH₂O；ARDS 患者 8 ～ 10cmH₂O
频率	12 次 / 分	ARDS 偏快（12 ～ 16BPM）；COPD 偏慢（8 ～ 12BPM）
吸气时间	0.8 ～ 1.2s	
吸气比例	33%	
吸气 / 呼气灵敏度	2 ～ 3 档	
压力上升时间	50mm s/1 档	
压力延迟上升时间	关	
压力上升压力	4cmH₂O	
管路断开报警时间	15s	
窒息报警时间	20s	
漏气量	小于 20L/min	

二、有创呼吸机的使用

【适应证】

呼吸衰竭，心跳、呼吸骤停，急性成人呼吸窘迫综合征等。

【禁忌证】

未经减压及引流的张力性气胸、大咯血、浸润性肺结核、肺大疱、严重肺出血等。

【操作步骤】

（1）连接电源、氧气源，检查呼吸管道、温度传感器的安装。

（2）湿化罐中加入灭菌注射水并安装。开湿化器，设定湿化温度 32～34℃。

（3）开机自检，按提示输入标准体重（IBW），Patient 栏选择 Adults，确认。

（4）在"基本设置"版面设置通气模式（A/C、SIWV、CPAP 等）；在"另外设置"版面设置流量触发等；在"报警设置"选择报警项目，参照表 13-2 设置通气的初始参数。连接模拟膜，观察呼吸机运行是否正常。

表 13-2　机械通气参数的初始设置

（目标：$SpO_2 \geqslant 88\%/PaO_2 \geqslant 55mmHg$, pH $7.25 \sim 7.45$）	
1. 模式　压控通气	7. 吸呼比（I：E）　为 1：（1.5～2.0）
2. 潮气量（Vt）　6～8mL/kg IBW	8. 吸氧浓度（FiO_2）　100%
3. 吸气压（PI）　5～30cmH_2O	9. 流速触发　2～5L/min
4. 呼吸频率（f）　12～20次/分	10. 呼气末正压（PEEP）3～5cmH_2O
5. 吸气流速（VI）　40～60L/min	11. 湿化器温度　34℃
6. 吸气时间（Tr）　0.8～1.2s	12. 报警范围　≤20% 正常值

（5）连接呼吸机与患者，观察 10min，0.5～1h 后复查血气分析。

第十六节　导尿术

【适应证】

（1）尿潴留、持续膀胱冲洗、神经源性膀胱间歇性减压、膀胱肿瘤患者行膀胱化疗等。

（2）协助临床诊断 如尿标本做细菌培养、测量膀胱压力、尿道或膀胱造影等。

【禁忌证】

下尿路外伤性损伤（如尿道撕裂）。

【准备工作】

（1）操作者准备 着装整齐、洗手、戴口罩。

（2）用物准备 一次性导尿包、手消毒液、弯盘、一次性垫巾、生活垃圾桶、医疗垃圾桶。

（3）病人准备 解释目的、取得配合。

（4）环境准备 注意遮挡和保暖、保护隐私。

【操作方法】

1.男性病人

（1）体位 患者平躺治疗床上，脱去裤腿，双腿外展，充分暴露外阴。

（2）垫巾 将一次性垫巾垫于病人臀下，弯盘置于外阴处，消毒双手，打开一次性导尿包，取出初步消毒用物。一手套上手套，将消毒液棉球倒入方盘内。

（3）初步消毒 一手持镊子夹取棉球，分别消毒阴阜、阴茎、阴囊。另一戴手套的手取无菌纱布包裹阴茎将包皮向后推暴露尿道口，旋转擦拭尿道口、龟头及冠状沟。用后物品置于床尾，脱手套。

（4）打开导尿包 消毒双手，将导尿包放于双腿之间，用无菌技术原则打开治疗巾。

（5）戴无菌手套，铺孔巾 无菌孔巾覆盖阴茎周围。

（6）整理用物，润滑尿管 润滑尿管前端，取消毒液棉球置于弯盘内，连接导尿管和集尿袋。

（7）再次消毒 一手用纱布包住阴茎并缩回包皮，暴露尿道口，另一只手持镊子消毒尿道口、龟头及冠状沟。

（8）导尿　一手用纱布固定阴茎，将阴茎与腹壁保持约 60°，另一手将导尿管缓慢地插入尿道 20～22cm，见尿液后再插入 1～2cm，尿液引入集尿袋内。

（9）取标本　无菌标本瓶接中段尿 5mL。

（10）拔除导尿管或根据需要留置导尿管　撤下孔巾、擦净外阴。整理床单元及用物。

（11）消毒双手，做记录，尿标本送检。

2. 女性病人

（1）～（2）同男性病人导尿术。

（3）初步消毒　一手持镊子夹取棉球消毒会阴，由内向外，自上而下。用后物品置于床尾，脱手套。

（4）打开导尿包　消毒双手，将导尿包放于双腿之间，用无菌技术原则打开治疗巾。

（5）戴无菌手套，铺孔巾　铺在病人的外阴处并暴露会阴。

（6）整理用物，润滑尿管　润滑尿管前端，取消毒液棉球置于弯盘内，连接导尿管和集尿袋。

（7）再次消毒　左手分开并固定小阴唇，右手夹取消毒棉球自上而下、由内向外分别消毒尿道口、双侧小阴唇、尿道口。

（8）导尿　左手继续固定小阴唇，右手将弯盘置于孔巾旁，用镊子夹取导尿管轻轻插入 4～6cm，见尿液后再插入 1cm，松开左手，固定导尿管，尿液引入集尿袋内。

（9）取标本　无菌标本瓶接中段尿 5mL。

（10）拔除导尿管或根据需要留置导尿管　撤下孔巾，擦净外阴。整理床单元及用物。

（11）消毒双手，做记录，尿标本送检。

【注意事项】

（1）按无菌操作进行，以防尿路感染。

（2）选择型号合适的导尿管，插管动作应轻柔，注意保护病人的隐私及采取保暖措施。

（3）若膀胱高度充盈且又极度虚弱的病人，第一次放尿不得超过 1000mL。大量放尿可使腹腔内压急剧下降，血液大量滞留在腹腔内，导致血压下降而虚脱。另外，膀胱内压突然降低，还可导致膀胱黏膜急剧充血，发生血尿。

（4）为女病人导尿时，如误入阴道，应更换导尿管，重新插入。

（5）加强对留置导尿管的护理

① 气囊固定时要注意不能过度牵拉尿管，以防膨胀的气囊卡在尿道内口压迫膀胱壁或尿道，导致黏膜组织的损伤。

② 注意保持导尿管的通畅，防止导尿管脱出、扭曲、受压，以利尿液引流。

③ 集尿袋的更换：及时排空集尿袋并记录尿量，每周更换 1～2 次。

④ 尿管的更换：定期更换导尿管，尿管的更换频率通常根据导尿管的材质决定，一般为 1～4 周更换一次。

⑤ 留置尿管期间，若病情允许，鼓励病人每日摄入 2000mL 以上水分。

⑥ 采用间歇式夹管方式，训练膀胱反射功能。

第十七节　换药术

换药主要是控制感染，去除坏死组织，通畅引流，保持创面清洁，促进伤口愈合和肉芽组织生长；了解伤口有无红、肿、热、痛等感染情况。

【适应证】

（1）手术后无菌伤口。

（2）需要拆线或拔引流管等特殊操作。

（3）感染伤口。

（4）敷料外观见渗血、渗液，或敷料被外物污染。

【准备工作】

（1）环境准备　尽量在换药室换药，病情不允许则床边换药。注意光线和温度。

（2）患者准备　心理、排空膀胱、取舒适体位。

（3）操作者准备　口罩、帽子、七步洗手、手套。

（4）伤口评估　用手揭开外层敷料，但不揭掉，查看伤口情况以便进行伤口换药物品准备，然后将敷料重新覆盖伤口以待换药。

（5）换药物品准备　在有效期内且包装完好的无菌换药碗（外层布用手打开，内层敷料用无菌持物钳打开），消毒棉球、生理盐水棉球、纱布、棉签各若干，遵循先用后拿顺序准备用物。

【操作方法】

（1）协助患者取舒适体位后充分暴露换药部位（注意保护患者隐私），用手揭掉外层敷料，内层敷料则用镊子沿伤口长轴撕掉（若敷料粘住创面，用生理盐水浸湿敷料慢慢揭开，避免暴力撕开引起患者疼痛及创面出血）。

（2）伤口清洗及消毒　用生理盐水棉球清洗创面，消毒棉球消毒伤口周围 5cm 范围，消毒 3 次，每次更换棉球，消毒过程不要来回消毒；清洁伤口从内而外消毒，污染伤口从外而内消毒。沾有分泌物的棉球不能擦洗其他部位，擦洗皮肤的棉球不能沾洗创面。

（3）覆盖敷料　一般伤口覆盖 8～12 层，创口早期比较湿润的环境利于肉芽组织的生长，所以开始几天敷料可以多用几层，保持创面的相对湿润。后期主要是角质的生长，此时创面需要相对干燥的环境，所以起到隔离作用的前提下敷料尽可能薄。盖敷料时，接触伤口的敷料光洁面朝下。内层敷料选择：皮肤红肿的闭合伤口，可以用酒精湿敷；肉芽组织，可以予凡士林纱或生肌油纱；如果肉芽组织水肿，可以予高渗盐水湿敷。

（4）胶带固定　贴胶布方向应与肢体或躯干长轴垂直或垂直伤口。胶布尽量覆盖纱布边缘，避免纱布卷起。

（5）医疗垃圾分类处理。

【注意事项】

（1）镊子使用注意事项　有齿镊用于传递无菌物品，无齿镊子用于接触伤口，不可混用。操作过程始终使镊子头保持向下。传递无菌物品时两把镊子不能接触，清洁镊子稍高于污染镊子。如果酒精棉球酒精过多需要拧干，同样需要注意两把镊子不接触，同时不要上翘。

（2）注意手卫生　查看患者伤口前、查看伤口后、无菌操作前、伤口处理后。

（3）注意观察伤口愈合情况，对于清洁干燥伤口可 3 日换药一次；对于渗出较多的伤口需要每日换药，对于伤口下积液、化脓要及时切开引流排脓。

第十八节　清创术

【适应证】

（1）6～8h 伤口应行清创术。

（2）8～24h 之间的伤口，位于血运丰富、伤口无明显污染处，仍可行清创术，但一期闭合与否应依伤口情况而定。

【禁忌证】

（1）合并有失血性休克者首先纠正休克。

（2）重要脏器损伤严重危及生命者应优先抢救，不宜立即行清创术。

【准备工作】

（1）药品　2% 利多卡因及各种抢救药品。

（2）手术器械。

（3）心电监护仪设备。

（4）术前根据伤口情况完善相关检查如 DR、CT、凝血功能等。

（5）向患者告知手术风险及方案，取得患者理解并签署手术知情同意书。

【操作方法】

（1）创面清洗消毒　选用无菌敷料掩盖创面，剃去伤口周围毛发，清洗创面周围皮肤，油垢可先用汽油清除，再用肥皂水刷洗皮肤，最后用蒸馏水清洗。周围皮肤清洗完后再清洗创面。用生理盐水充分冲洗。冲洗时可清除明显的异物、脱落的坏死组织。创面冲洗后进行皮肤消毒，目前常用碘伏消毒液，对皮肤刺激性小，可用于创面内冲洗。消毒后按常规铺无菌单、局部麻醉等。

（2）扩创探查　清创应在充分暴露后进行，对较深的伤口需扩大伤口，必要时将创口扩大，四肢创口可沿肢体长轴切开，关节处创口可做 S 形、Z 形或弧形切开，以免瘢痕挛缩影响功能。探查皮肤及皮下组织、肌肉、肌腱、血管、神经、骨骼等是否有异物残留。探查要由浅入深、先外而内，分片分层切除坏死组织，有次序进行，以免遗漏。

（3）失活组织和异物清除　创面内坏死失活的组织应予切除，操作要按照组织的解剖层次由浅及深逐层进行。创面内的异物应尽量取出，有些小的金属异物远离伤道且不影响功能者可不予清除。

（4）止血　坏死组织清除后创面应彻底止血，止血的意义不仅在于避免失血过多。更重要的是，外渗的血液会形成血肿，血肿是一种异物和细菌培养基。凝固后会形成空腔，造成组织无法对合和继发感染。不能指望术后的引流能把渗血完全引流出来，因为血液会凝固。此外，手术后还有可能会出现迟发性出血。因此，术中反复、细致止血是重要的，应当观察一段时间以后，再次止血。

（5）闭合　清创后立即闭合创口称一期闭合，适用于污染程度轻、血供丰富的创伤，如头面部伤口。胸腹腔、关节腔也应一期关闭。神经、肌肉和血管组织应以皮肤被盖。污染重的伤口、已发生感染的伤口、火器伤口一般不予一期闭合，而应待感染控制后做二期闭合。

（6）引流　较深的创口应放置引流，引流物可选用橡皮片、橡皮管等，片状引流物可将创腔内液体（血液、渗出液）引出至敷料上；管状引流物外接引流袋，可加用负压或冲洗以使引流更充分。

（7）包扎　伤口的包扎不仅是为了加个保护层，更重要的作用是止血和引流。伤口表面有一定的压力，里面的血才能止住，分泌物才能被挤压出来。包扎的纱布要足够厚，一般来说至少 8 层以上。

【注意事项】

（1）伤口清洗是清创术的重要步骤，应使用生理盐水充分冲洗，务必使伤口清洁后再做清创术。选用局麻者只能在清洗伤口后麻醉。

（2）清创时既要彻底切除已失去活力的组织，又要尽量爱护和保留存活的组织，这样才能避免伤口感染，促进愈合保存功能。

（3）组织缝合必须避免张力过大，以免造成缺血或坏死。

（4）观察伤口引流情况，如出血过多应及时检查伤口并止血。对放置有橡皮管或橡皮片引流的，术后24～48h内拔除。

（5）正确预防破伤风，根据伤口大小、部位及污染情况决定是否预防性地使用抗生素。

（6）指导患者做伤肢的早期活动，促进功能恢复。

第十九节　接产术

【适应证】

初产妇宫口开全、经产妇宫口扩张6cm以上且宫缩规律有力时。

【准备工作】

（1）操作者准备　着装整齐、洗手、戴口罩及消毒手套。

（2）用物准备　产包、碘伏。

（3）病人准备　将产妇送上分娩床作分娩准备。

（4）环境准备　向产妇做好分娩解释，取得产妇配合，提前打开新生儿辐射台预热。

（5）积极联系产房，助产士尽快到场。

【操作方法】

（1）体位　产妇头高脚低位仰卧于产床，双腿屈曲分开，露出外阴部。

（2）消毒铺巾　碘伏消毒外阴部2～3次，顺序依次为大阴唇、小阴唇、阴阜、大腿内上1/3、会阴及肛门周围，臀下铺消毒巾。

（3）接产

① 接产要领：接生者在产妇分娩时协助胎头俯屈，控制胎头娩出速度，适度保护会阴，让胎头以最小径线（枕下前囟径）缓

慢通过阴道口，减少会阴严重撕裂伤风险。

② 接产步骤

a. 接生者站在产妇正面，当宫缩来临产妇有便意感时指导产妇屏气用力。

b. 胎头着冠时，指导产妇用力和呼气。

c. 会阴水肿、过紧、炎症，耻骨弓过低，胎儿过大、娩出过快等，均易造成会阴撕裂。

d. 接产者应在接产前作初步评估，接生时个体化指导产妇用力，并用手控制胎头娩出速度，同时左手轻轻下压胎头枕部，协助胎头俯屈，使胎头双顶径缓慢娩出，此时若娩出过急则可能撕裂会阴。

e. 当胎头枕部在耻骨弓下露出时，让产妇在宫缩间歇时期稍向下屏气，左手协助胎头仰伸，使胎头缓慢娩出，清理胎儿口腔黏液。

f. 胎头娩出后，不宜急于娩出胎肩，而应等待宫缩使胎头自然完成外旋转复位，使胎肩旋转至骨盆出口前后径。

g. 再次宫缩时接生者右手托住会阴，左手将胎儿颈部向下牵拉胎头，使前肩从耻骨弓下顺势娩出，继之托胎颈向上，使后肩从会阴前缘缓慢娩出。

h. 双肩娩出后，保护会阴的右手放松，双手协助胎体娩出。

i. 胎儿娩出后用器皿置于产妇臀下计量产后失血量。

第二十节　深静脉穿刺术

【适应证】

（1）需立即抢救的急危重症患者，尤其是休克状态患者。

（2）预计全胃肠道外营养疗法超过 1 周。

（3）需要测中心静脉压。

（4）需长期静脉输液而周围血管塌陷、硬化、纤细脆弱致不易穿刺者。

（5）血液透析、血浆滤过和血浆置换等血液净化治疗。

【相对禁忌证】（无绝对禁忌证）

（1）穿刺部位感染。

（2）穿刺部位创伤。

（3）穿刺部位静脉血栓形成。

（4）严重凝血功能障碍。

【准备工作】

器具准备：一次性中心静脉穿刺套件、棉签、碘伏、5mL注射器 20mL 注射器、肝素盐水 50mL、利多卡因 5mL、无菌手套等。

【穿刺部位及静脉】

（1）颈部　颈内静脉。

（2）锁骨下　锁骨下静脉。

（3）大腿上段内侧　股三角区的股鞘内股静脉。

【操作方法】

1. 颈内静脉穿刺

（1）体位　平卧，头低 20°～30°或肩枕过伸位，头转向对侧（多选择右侧）。

（2）定位　找出胸锁乳突肌的锁骨头、胸骨头和锁骨三者形成的三角区，该区顶部为穿刺点。如解剖部位不明显，可平卧后将头抬起，显露胸锁乳突肌的轮廓。或取锁骨上 3cm 与正中线旁开 3cm 的交叉点为穿刺点。

（3）穿刺　常规消毒铺巾戴好无菌手套，在穿刺点进行局部浸润麻醉后，持穿刺针由穿刺点刺入，使其与矢状面平行，与冠状面呈 30°，向下后及稍向外进针，指向胸锁关节的下后方，边进针边抽吸，见有明显回血，即穿刺针前端已经进入颈内静脉，置入导丝，在导丝引导下置入中心静脉导管。

2. 锁骨下静脉穿刺

（1）体位　平卧，头低 20°～30°或肩枕过伸位，头转向对侧（多选择右侧）

（2）定位　取锁骨中点内侧 1～2cm 处（或锁骨中点与内 1/3 之间）锁骨下缘为穿刺点，一般多选择用右侧。

（3）穿刺　常规消毒铺巾戴好无菌手套，穿刺点局部浸润麻醉后穿刺点进针，针尖指向头部方向，与胸骨纵轴约呈 45°，与皮肤呈 10°～30°角，进针时针尖先抵向锁骨，然后回撤，再抬高针尾，紧贴锁骨下缘负压进针，深度一般 4～5cm，抽出暗红色静脉血后可置入导丝，在导丝引导下置入中心静脉导管。

【注意事项】（锁骨下及颈内静脉穿刺置管注意事项一致）

（1）躁动不安、无法约束、呼吸急促、不能配合的患者均不宜施行此术。

（2）操作不当容易诱发血肿、气胸、气栓、血胸、感染等并发症，注意掌握适应证及术后护理。

（3）抽出鲜红色血液，回撤穿刺针，穿刺点敷料按压直至无出血。

（4）穿刺置管成功后注意观察穿刺点渗血及皮肤情况。

（5）穿刺针注射器内注入少许肝素盐水，中心静脉导管置入前均需使用肝素盐水冲洗后方可使用。

（6）注意无菌操作，避免感染。

3. 股静脉穿刺

（1）体位　仰卧，穿刺侧大腿外旋，小腿屈曲 90°角。

（2）穿刺　常规消毒铺巾，戴好无菌手套，用左手示指在腹股沟韧带中部，扪准股动脉搏动最明显处并固定，右手持穿刺针，与皮肤呈直角或 45°角，在股动脉内侧 0.5cm 处穿刺，然后缓缓将穿刺针上提并抽吸，见抽出血液后即固定穿刺针针头位置，置入导丝，在导丝的引导下置入中心静脉导管。

【注意事项】

（1）股静脉多次穿刺不成功或抽出鲜红色血液，回撤穿刺针，穿刺点敷料按压直至无出血。

（2）穿刺前注意备皮，穿刺成功后导管固定，导管末端远离大腿内侧，方便使用及术后护理。

（3）穿刺置管成功后注意观察穿刺点渗血及皮肤情况。

（4）穿刺针注射器内注入少许肝素盐水，中心静脉导管置入前均需使用肝素盐水冲洗后方可使用。

（5）注意无菌操作，避免感染。

第二十一节　骨髓腔穿刺输液术

【适应证】

急需建立静脉通路，外周穿刺 2 次失败或 90s 内未建立静脉通路的患者。

（1）休克。

（2）心跳、呼吸骤停。

（3）呼吸系统疾病：呼吸衰竭、重症肺炎等。

（4）神经系统疾病：脑卒中、肝性脑病、脑出血等。

（5）其他疾病。

【禁忌证】

（1）穿刺部位假肢。

（2）穿刺部位骨折。

（3）穿刺部位感染。

（4）穿刺骨 48h 内已接受过骨内通路。

（5）缺少足够的解剖标志。

（6）严重骨质疏松、成骨不全。

【准备工作】

（1）操作者准备　着装整齐、洗手、戴口罩。

（2）用物准备　电驱动穿刺枪、一次性穿刺针套件、固定器、棉签、碘伏、20mL 注射器、0.9% 氯化钠注射液 50mL。

（3）病人或家属准备：解释目的、取得配合。

【操作方法】

（1）定位

① 胫骨近端　伸直下肢，穿刺点位于胫骨粗隆内侧约 2cm 的胫骨平坦处。

② 胫骨远端　内踝最突出位置的近端约 3cm 处。

③ 肱骨近端　外科颈上方 1～2cm。

（2）消毒　以穿刺点为中心，用碘伏由内向外消毒 2 遍，直径约 15cm。

（3）穿刺　穿刺针与电驱动穿刺枪衔接，左手固定穿刺部位，右手持电驱动装置，穿刺方向与穿刺平面成 90°（肱骨近端时针尖与人体解剖学水平面呈 45°角），扣动扳机进行穿刺，直至针柄紧贴皮肤后松开扳机。

（4）回抽　逆时针方向旋转针芯，外接注射器回抽有骨髓。

（5）冲管　必要时进行髓腔内注射 2% 利多卡因实施镇痛，生理盐水 5～10mL 冲管。

（6）拔管　顺时针拔除穿刺针，无菌敷料覆盖并按压穿刺点 5min，用胶布固定。

【注意事项】

（1）根据患者体重选择合适的穿刺针型号。

（2）尽早拔除，最长不宜超过 24h。

第二十二节　胸腔穿刺术

【适应证】

（1）诊断性　为明确胸腔积液的性质，需做胸腔穿刺抽液检查以助诊断。

（2）治疗性　对有大量积液或积气而产生肺压迫症状者，以及脓胸患者需抽液进行胸腔冲洗治疗时；需向胸腔内注射药物（抗肿瘤或促进胸膜粘连药物）等。

【禁忌证】

（1）体质衰弱、病情危重而难以耐受穿刺术者。

（2）对麻醉药过敏。

（3）大咯血、严重肺结核、肺气肿、凝血功能障碍、严重出血倾向，患者在未纠正前不宜穿刺。

（4）有精神疾病或不合作者。

（5）疑为胸腔包虫病患者，穿刺可引起感染扩散，不宜穿刺。

（6）穿刺部位或附近有感染。

【准备工作】

（1）了解、熟悉病人病情。

（2）与病人家属谈话，交代检查目的、大致过程、可能出现的并发症等，并签字。

（3）器械准备　胸腔穿刺包、无菌胸腔引流管及引流瓶、皮肤消毒剂、麻醉药、无菌棉球、手套、洞巾、注射器、纱布及胶布。

【操作方法】

1. 体位

患者取坐位面向背椅，两前臂置于椅背上，前额伏于前臂上。不能起床患者可取半坐位，患者前臂上举抱于枕部。

2. 选择穿刺点

选在胸部叩诊实音最明显部位进行，胸液较多时一般常取肩胛线或腋后线第 7～8 肋间；有时也选腋中线第 6～7 肋间或腋前线第 5 肋间为穿刺点。包裹性积液可结合 X 线或超声检查确定，穿刺点用蘸甲紫的棉签或其他标记笔在皮肤上标记。

3. 操作

（1）常规消毒皮肤　以穿刺点为中心进行消毒，直径 15cm 左右。

（2）打开一次性使用胸腔穿刺包，戴无菌手套，覆盖消毒洞巾，检查胸腔穿刺包内物品，注意胸穿针与抽液用注射器连接后检查是否通畅，同时检查是否有漏气情况。

（3）助手协助检查并准备 2% 利多卡因，术者以 5mL 注射器抽取 2% 利多卡因 2～3mL，在穿刺部位由表皮至胸膜壁层进行局部浸润麻醉。如穿刺点为肩胛线或腋后线，肋间沿下位肋骨上缘进麻醉针，如穿刺点为腋中线或腋前线则取两肋之间进针。

（4）将胸穿针与抽液用注射器连接，并关闭两者之间的开关保证闭合紧密不漏气。术者以一手示指与中指固定穿刺部位皮肤，另一只手持穿刺针沿麻醉处缓缓刺入，当针锋抵抗感突感消失时，打开开关使其与胸腔相通，进行抽液。助手用止血钳（或胸穿包的备用钳）协助固定穿刺针，以防刺入过深损伤肺组织。注射器抽满后，关闭开关（有的胸穿包内抽液用注射器前端为单向活瓣设计，也可以不关闭开关，视具体情况而定）排出液体至引流袋内，记录抽液量。

（5）抽液结束拔出穿刺针，局部消毒，覆盖无菌纱布，稍用力压迫片刻，用胶布固定。

【术后处理】

（1）术后嘱病人卧位或半卧位休息半小时，测血压并观察有无病情变化。

（2）根据临床需要填写检验单，分送标本。

（3）清洁器械及操作场所。

（4）做好穿刺记录。

【注意事项】

（1）操作前应向患者说明穿刺目的，消除顾虑，同时签好知情同意书；对精神紧张者，可于术前半小时给地西泮 10mg，或可待因 0.03g 以镇静止痛。

（2）操作中应密切观察患者的反应，如有患者头晕、面色苍白、出汗、心悸、胸部压迫感或剧痛、晕厥等胸膜过敏反应；或出现连续性咳嗽、气短、咳泡沫样痰等现象时，立即停止抽液，并皮下注射 0.1% 肾上腺素 0.3～0.5mL，或进行其他对症处理。

（3）一次抽液不应过多、过快。诊断性抽液，50～100mL 即可。减压抽液，首次不超过 600mL，以后每次不超过 1000mL。如为脓胸，每次尽量抽尽，疑有化脓性感染时，助手用无菌试管留取标本，行涂片革兰氏染色镜检、细菌培养及药敏试验。检查瘤细胞，至少需要 100mL，并应立即送检，以免细胞自溶。

（4）严格无菌操作，操作中要始终保持胸膜负压，防止空气进入胸腔。

（5）应避免在第 9 肋间以下穿刺，以免穿透膈肌损伤腹腔脏器。

（6）操作前、后测量患者生命体征，操作后嘱患者卧位休息 30min。

（7）对于恶性胸腔积液，可注射抗肿瘤药物或硬化剂诱发化学性胸膜炎，促使脏层与壁层胸膜粘连，闭合胸腔，防止胸液重新积聚。具体操作：于抽液 500～1200mL 后，将药物（如米诺环素 500mg）加生理盐水 20～30mL 稀释后注入。推入药物后回抽胸液，再推入，反复 2～3 次后，嘱病人卧床 2～4h，并不断变换体位，使药物在胸腔内均匀分布。如注入的药物刺激性强，可致胸痛，应在药物前给强痛定或哌替啶等镇痛药。

第二十三节　腹腔穿刺术

【适应证】

（1）抽液行化验或病理检查，以协助诊断。

（2）大量腹水引起严重胸闷、气短、呼吸困难、少尿等症状者，适量放液以缓解症状，减少静脉回流阻力，改善血液循环。

（3）行人工气腹作为诊断和治疗手段。

（4）腹腔内注射药物或腹膜透析治疗。

（5）进行诊断性穿刺，以明确腹腔内有无积脓、积血。

【禁忌证】

（1）躁动、不能合作和有肝性脑病先兆。

（2）严重胃肠胀气。

（3）妊娠中后期。

（4）因既往手术或炎症腹腔内有广泛粘连者，腹腔病灶被内脏粘连包裹。

（5）有棘球蚴病、卵巢囊肿。

（6）腹腔内巨大肿瘤，尤其是动脉瘤。

（7）有出血倾向者。

（8）穿刺点局部有感染者。

【准备工作】

（1）药品　消毒药品、2% 利多卡因及各种抢救药品。

（2）准备好心电监护仪、腹腔穿刺包、无菌手套、口罩、帽子、5mL 注射器、20mL 注射器、50mL 注射器、消毒用品、胶布、盛器、量杯、弯盘、500mL 生理盐水、腹腔内注射所需药品、无菌试管数只（留取血常规、生化、细菌、病理标本）、多头腹带等。

（3）术前完善血常规、凝血功能，必要时查心、肝、肾功能，术前 1 周停用抗凝药物，腹胀明显者可清洁灌肠或服用泻药。

（4）向患者及家属说明手术风险、目的及方法，取得患者及家属理解并签署手术知情同意书，术前嘱患者排空膀胱尿液，避免穿刺损伤膀胱。

（5）操作者准备

① 洗手：术者按七步洗手法清洗双手，戴口罩和帽子。

② 术前测量体重、腹围、脉搏、血压和腹部体征及完善超声检查定位及了解腹部基本情况。

【操作方法】

（1）体位　根据病情，安排病人适当的体位（平卧、半卧、稍左侧卧位或扶病人坐在靠椅上），协助病人解开上衣，松开腰带，暴露腹部，背部铺好腹带。

（2）穿刺点选择

① 脐和髂前上棘间连线外 1/3 和中 1/3 的交点作为穿刺点，放腹水时通常选用左侧穿刺点。

② 脐和耻骨联合的中点上方约 1cm，偏左或偏右 1～1.5cm。

③ 若进行诊断性腹腔灌洗术，在腹中线上取穿刺点。

④ 结合腹部叩诊浊音最明显区域或者超声引导下穿刺。

⑤ 急诊腹腔穿刺取压痛和肌紧张最明显部位为穿刺点。

（3）常规消毒皮肤　术者戴无菌手套，铺洞巾，用 1%～2% 利多卡因逐层麻醉至腹膜壁层（深达腹膜）。

（4）穿刺　医生左手固定穿刺处皮肤，右手持针经麻醉穿刺点斜行方向刺入皮下，然后再使穿刺针与腹壁呈垂直方向刺入腹膜腔，以防腹水自穿刺点流出，待感到针尖有突破感时表示针尖已穿过腹膜壁层，即可抽取和引流腹水，并置腹水于消毒试管中以备检验用，诊断性穿刺可直接用无菌的 20mL 或 50mL 注射器和 7 号针头进行穿刺。大量放液时可用针尾连接橡皮管的 8 号或 9 号针头，助手用消毒血管钳固定针头并夹持橡皮管，用输液夹调整放液速度，将腹水引流入容器中计量或送检。腹水不断流出时，应将预先绑在腹部的多头绷带逐步收紧，以防腹压骤然降低、内脏血管扩张而导致血压下降甚至休克等现象。放液结束后拔出穿刺针，常规消毒后，盖上消毒纱布，并用多头绷带将腹部包扎，如遇穿刺孔继续有腹水渗漏时，可用蝶形胶布封闭。

（5）术后的处理　术后测量血压、脉搏、腹围。交代病人注意事项。

【注意事项】

（1）术中密切观察患者，如有头晕、心悸、恶心、气短、脉搏增快及面色苍白等，应立即停止操作，并进行适当处理。

（2）放液不宜过快、过多，肝硬化患者一次放液一般不超过3000mL，过多放液可诱发肝性脑病和电解质紊乱。一般初次不宜超过1000mL，以后一般每次放液不超过3000～6000mL。一般放腹水1000mL需补充白蛋白6～8g。放液过程中要注意腹水的颜色变化。

（3）放腹水时若流出不畅，可将穿刺针稍作移动或稍变换体位。

（4）术后嘱患者平卧，并使穿刺孔位于上方以免腹水继续漏出。

（5）术中注意无菌操作，以防止腹腔感染，术后应严密观察穿刺点有无出血和继发感染等并发症。

（6）抽出物为胃肠内容物时需要鉴别是误穿胃肠还是自发胃肠穿孔，必要时改行对侧穿刺，仍能抽出相同内容物方可确认胃肠穿孔。疑为穿刺针误入胃肠道时，为促进破口闭合，应尽量抽净此处气体或胃肠液，降低胃肠道内压力。

（7）腹水为血性者在取得标本后，应停止抽吸或放液。

（8）嘱患者平卧休息8～12h，继续观察患者有无不良反应，穿刺点有无溢液，同时警惕诱发肝性脑病。术后穿刺处如有腹水外溢，可用火棉胶涂抹，及时更换敷料，防止伤口感染。

第二十四节　心包穿刺术

【适应证】

（1）大量心包积液出现心脏压塞症状需要穿刺抽液以解除压迫症状。

（2）抽取心包积液协助病因诊断。

（3）心包腔穿刺排脓引流、冲洗或心包内给药治疗。

【禁忌证】

（1）以心脏扩大为主而积液量少的病人。

（2）出血性疾病、严重血小板减少症及正在接受抗凝治疗者为相对禁忌证。

（3）拟穿刺部位有感染者或合并菌血症或败血症者。

（4）不能很好配合手术操作的患者。

【准备工作】

（1）药品　2% 利多卡因及各种抢救药品。

（2）器械　5mL 注射器、50mL 注射器、22G 套管针、胸穿包。如行持续心包积液引流则需要准备：穿刺针、导丝、尖刀、扩皮器、外鞘管、猪尾型心包引流管、三通、肝素帽、纱布等。

（3）心电监护仪、电除颤设备。

（4）术前行心脏彩超检查协助确定部位、进针方向与深度。同时测量从穿刺部位至心包的距离，以决定进针的深度。

（5）开放静脉通路。

（6）向患者及家属说明手术风险、目的及方法，取得患者及家属理解并签署手术知情同意书。

【操作方法】

（1）**体位** 患者一般取坐位或半卧位，充分暴露前胸、上腹部，用清洁布巾盖住面部，避免患者过度紧张。

（2）**选取穿刺点** 仔细叩出心浊音界，选好穿刺点。选择积液量多的位置，但应尽可能地使穿刺部位离心包最近，同时尽量远离、避免损伤周围脏器。目前主要以心脏床旁彩超引导来决定穿刺点、进针方向和进针深度。常用的穿刺部位有剑突与左肋弓缘夹角处或心尖部内侧。

（3）**消毒** 消毒局部皮肤，术者及助手戴无菌手套、铺洞巾，在穿刺点自皮肤至心包壁层做局部麻醉。

（4）将连于穿刺针的橡胶皮管夹闭，穿刺针在选定且局麻后的部位进针，具体方法如下。① 剑突下穿刺：在剑突与左肋弓夹角处进针，穿刺针与腹壁成30°～45°角，向上、向后并稍向左侧进入心包腔后下部。② 心尖部穿刺：在左侧第5肋间或第6肋间心浊音界内2cm左右的部位进针，沿肋骨上缘向脊柱方向缓慢进入心包腔。③ 超声定位穿刺：术中使用超声确定穿刺的部位、方向及进针深度。穿刺过程中针尖抵抗感突然消失时，提示穿刺针已进入心包腔，感到心脏搏动撞击针尖时，应稍退针少许，以免划伤心脏，同时固定针体。若达到测量的深度，仍无液体流出可退针至皮下，略改变穿刺方向后再试。

确认穿刺针进入心包腔后，助手立即用血管夹固定针体保持穿刺针方向和深度不变，将注射器接于橡皮管上，放开钳夹处，缓慢抽液，当针管吸满后，取下针管前，应先用止血钳夹闭橡皮管，以防空气进入。记录抽液量，留标本送检。如果患者需要持续引流，确认穿刺针位于心包腔内并有心包积液流出后，则沿穿刺针腔送入导丝，退出穿刺针，尖刀破皮后沿导丝置入扩张管，捻转前进，扩张穿刺部位皮肤及皮下组织后，退出扩张管。最后，沿导丝置入猪尾型心包引流管后，退出导丝，观察引流效果，必要时调整引流角度，保证引流通畅。固定引流管，覆盖无菌膜，连接引流袋，缓慢引流，记录引流量，留标本送检。根据病情及彩超评估决定拔引流管时机。拔出引流管或穿刺针后均需予消毒纱布压迫数分钟后胶布固定。

【注意事项】

（1）严格掌握适应证，应由有经验的医师操作或指导，并在心电监护下进行。

（2）术前需进行心脏超声检查，可以避免损伤周围组织、器官。

（3）术前应向病人作好解释，消除患者顾虑并嘱其在穿刺过程中切勿咳嗽或深呼吸。穿刺前半小时可服地西泮 10mg 或可待因 30mg。

（4）麻醉要完善，以免因疼痛引起神经源性休克。

（5）第一次抽液量不宜超过 100～200mL，重复抽液可逐渐增至 300～500mL。抽液速度要慢，如过快、过多，会使大量血液回心而导致肺水肿。

（6）如抽出鲜血，应立即停止抽吸，并严密观察有无心脏压塞症状出现。

（7）取下空针前应夹闭引流管，以防空气进入。

（8）术中、术后均需密切观察呼吸、血压、脉搏等的变化。

第二十五节　急诊创伤超声重点评估

创伤超声重点评估（focused assessment with sonography in trauma，FAST）是指急诊或创伤外科医师在创伤患者到达医院后，立即应用超声仪器快速判断病人有无胸腹腔及盆腔积液，中等以上积液提示内脏损伤大出血，可以指导临床医师立即做出急诊手术止血决策，从而缩短术前时间，改善病人救治效果。

【适应证】

① 躯干急性钝性伤或穿通伤。

② 妊娠期创伤。

③ 儿童创伤。

④ 亚急性损伤等。

【操作准备】

（1）操作者准备　向患者说明检查目的并取得同意。

（2）物品准备　超声机，超声探头，耦合剂，消毒剂，手套和外科口罩，手巾。

【操作方法】

（1）嘱患者仰卧位，暴露胸部和腹部。

（2）常规检查四个部位。

① 剑突下（心包）：用于探查心包积液，可显示右心室、左心室、右心房、左心房、心包及肝左叶。探头位置：探头置于剑突下，方向标志指向患者左侧，稍向上倾斜使超声束朝向患者左肩。

② 右上腹（肝脏）：用于探查右侧胸腔、右侧膈下、Morison陷凹（肝肾隐窝）、右肾下极（右结肠旁沟）有无游离积液。探头位置：右侧腋中线第 8～11 肋间及以后的位置，让探头面与肋骨平行，该方向与患者身体的长轴方向夹角大约是逆时针 45°，探头总是指向肋骨头部（连接到脊椎的一端）。

③ 左上腹（脾窗）：用于探查左侧胸腔、左膈下间隙、脾肾间隙、左肾下极（左结肠旁沟）有无游离积液。探头位置：左侧腋后线第 6～9 肋间，探头标记也是指向肋骨头部。为了能观察到左肾下端以及左侧结肠周边区域，往往需要将探头向脚部方向转动 1～3 个肋骨的距离。

④ 盆腔（膀胱）：男性——直肠膀胱陷凹；女性—— Douglas 陷凹（直肠子宫陷凹），如显示膀胱后或子宫后无回声区，提示盆腔出血可能。探头位置：耻骨联合上方。

a. 横截面：探头标记指向右侧，将探头从上向下扫查盆腔。

b. 矢状面：探头标记指向头侧，从左至右扫查盆腔。

【注意事项】

（1）如果患者的肝脏位置较低，可将探头放在锁骨中线肋缘下的位置，要求患者"深吸气和屏气"。

（2）有许多患者的肠道气体会积聚在肝脏和肾脏下端之间，这就需要将探头下移以看到这个区域。

（3）增益调节后能将横膈和肾窦脂肪显示为白色，低回声结构（如静脉腔、胆囊或肾静脉）则显示出黑色。

（4）探查左上腹区域时，通常将探头放置在腋后线或甚至更后一点；如果患者可以变换体位，可以使患者右侧卧位，以便探头在后方更靠近脾窗，评估左侧膈下和脾肾间隙。

（5）探查盆腔区域时，如果膀胱已经上导尿管引流，可注入温生理盐水后夹闭尿管扫查；如果未上尿管，膀胱空虚时可经临时尿管注水后扫查。

第二十六节　纤维支气管镜术

【适应证】

（1）不明原因咯血，需明确出血部位或反复大咯血内科治疗无效需急诊行局部止血治疗者。

（2）影像学提示肺部弥漫性病变、肺结节、肺部肿块或阴影，怀疑为肺癌者，需取病理标本或细胞学检查协助诊断者。

（3）原因不明的干咳或局限性喘鸣、反复发作肺炎、肺不张或胸腔积液者。

（4）肺部感染为明确细菌学诊断需用双套管吸取或刷取肺深部细支气管的分泌物作病原学培养，以避免口腔污染。

（5）用于治疗，如取咽喉部及支气管异物、肺化脓吸痰及局部用药、手术后痰液潴留吸痰、肺癌局部瘤体的放疗和化疗等。

（6）对于气道狭窄病人，可在纤支镜下行球囊扩张或放置镍钛记忆合金支架等介入治疗。

（7）肺部手术的术前评估。

【禁忌证】

（1）对麻醉药过敏者以及不能配合检查的受检者。

（2）有严重心肺功能不全、严重心律失常、频发心绞痛者。

（3）全身状况极度衰弱不能耐受检查者。

（4）凝血功能严重障碍以致无法控制的出血倾向者。

（5）主动脉瘤有破裂危险者。

（6）有上呼吸道感染或高热、哮喘发作、大咯血者需待症状控制后再考虑作纤维支气管镜。

【术前准备】

（1）签署知情同意书，告知检查目的、意义、大致过程和配合的方法，以消除病人紧张情绪，使检查顺利进行。

（2）查阅患者近期影像学图片，以确定病变位置。

（3）评估患者凝血功能及心肺功能是否耐受检查。

（4）术前受检者禁食 4h。术前予心电监护，术前半小时肌内注射阿托品 0.5mg 和地西泮 10mg。

（5）简易呼吸器、气管插管相关抢救物品及各种抢救药物。

【麻醉方式】

局部麻醉，常用 2% 利多卡因溶液，可咽喉喷雾，也可在纤支镜引导下气管插管后经气管插管滴入或经环甲膜穿刺注入。

【操作方法】

（1）病人一般取平卧位，不能平卧者可取坐位。

（2）术者用左手持纤维支气管镜的操纵部，拨动角度调节环和钮，持镜经鼻或口插入，找到会厌与声门，观察声门活动情况。

（3）当声门张开时，将镜快速送入气管，在直视下边向前推进边观察气管内腔，到达隆突后观察隆突形态。

（4）见到两侧主支气管开口后，先进入健侧再进入患侧，依据各支气管的位置，拨动操纵部调节钮，依次插入各段支气管，分别观察支气管黏膜是否光滑、色泽是否正常、有无充血水肿、糜烂、溃疡、增生、结节以及间嵴是否增宽、管壁有无受压、管腔有无狭窄等。

（5）对直视下的可见病变，可通过活检钳夹取病变部位组织进行病理活检，再用毛刷刷取涂片。或用10mL灭菌生理盐水注入病变部位进行支气管灌洗作细胞学或病原学检查。

（6）取完相关标本后缓慢退镜，边退镜边观察气管黏膜有无活动性出血，直至完全退镜。

【注意事项】

（1）术中注意观察患者各项生命体征，注意患者低氧血症的发生，随着纤支镜操作的进行，患者 PaO_2 下降，当其下降幅度在10mmHg 左右时操作时间越长，下降幅度越大。低氧血症可诱发心律失常、心肌梗死甚至心跳骤停。

（2）术中、术后出血，注意观察患者血压及凝血功能，必要时使用止血药物治疗。

（3）注意术中、术后气胸、支气管及喉痉挛的发生。

第二十七节　颅内血肿穿刺引流术

颅内血肿穿刺引流术指根据头颅 CT 定位，利用立体定向原理以血肿中心为靶点,精确计算到头皮距离。根据在头皮投影,选择血肿距离头皮最近、无大血管或重要功能区进行穿刺,引流血肿。目前最常用两种方式为定向软通道技术、硬通道技术。颅内血肿穿刺引流术属于二级手术,由经过专科技术培训的医生在重症监护条件下可以开展。

【适应证】

1. 高血压脑出血

(1)脑叶出血≥30mL。

(2)基底节区出血≥25mL。

(3)丘脑出血≥15mL。

(4)小脑出血≥10mL。

(5)脑室内出血,引起阻塞性脑积水、脑室铸型。

(6)颅内血肿出血量虽然未达到手术指征的容积,但出现严重神经功能障碍者。

2. 外伤性颅内血肿

(1)急性硬脑膜外、硬膜下血肿,幕上血肿≥30mL,幕下血肿≥10mL,病情较稳定,无发生高颅压危象危险的患者。

(2)亚急性、慢性硬脑膜下血肿。

(3)脑内血肿参照对高血压脑出血的手术指征处理。

(4)颅脑损伤并发有脑室出血和阻塞性脑积水者。

3. 其他类型的颅内血肿

如新生儿自发性颅内血肿、溶栓后脑内出血、烟雾病并发脑内血肿等。

4. 紧急救治

对各种脑血管病和外伤引起的颅内血肿导致脑疝、危及生命的,可立即手术,以解除或缓解脑疝。这种治疗可作为急性颅内血肿开颅手术前的重要施救措施,为开颅手术赢得时间(损伤控制神经外科理念)。

【禁忌证】

（1）脑干功能衰竭。

（2）凝血机制障碍、有严重的出血倾向，如血友病。

（3）明确的颅内动脉瘤及动静脉畸形引起的血肿。

如患者急救时抢救生命需要，无绝对禁忌证。

【准备工作】

1. 血肿冲洗液配方及应用

（1）常温生理盐水 500mL+ 肝素 12500U 冲洗液是最常用的冲洗液配方。

（2）单一常温生理盐水常用于急性硬膜外血肿、慢性硬膜下血肿、有出血倾向的血肿和脑室内血肿的冲洗。

（3）生理盐水 500mL+ 肾上腺素 1mg 的冲洗液用于有出血倾向的患者。

2. 血肿液化剂配方及应用

（1）复合液化剂生理盐水 1～2mL+ 尿激酶 3 万～5 万 U+ 肝素 12500U+ 透明质酸酶 1500U（配成 2～3mL）用于脑内血肿的液化。

（2）单一液化剂尿激酶 3 万～5 万 U+ 生理盐水 2～3mL 用于脑室血肿、与脑室相通的脑内血肿、急性硬膜下和硬膜外血肿。

【操作步骤】

以定向硬通道为例。

（1）根据血肿的部位选择仰卧位或侧卧位。

（2）常规消毒。

（3）穿刺点局部麻醉　2% 利多卡因 5mL 做皮内、皮下、肌肉和骨膜浸润麻醉。

（4）根据 CT 定位，测量头皮到血肿中心的距离，选定相应长度的穿刺针，最新型穿刺针均安装有一次性使用的限位器，以免钻颅时由于高速旋转的钻头穿刺入脑，造成脑组织损伤。

（5）将穿刺针的尾部钻轴，夹持在充电式电钻夹具头上固定，钻头垂直向上，扣动电钻，观察钻头转动，如发现钻头摆动，应重新安装，重复上述操作直至钻头转动平稳为止。

（6）根据定位画出最大层面线、穿刺点指向靶点的方向线，钻颅时始终让穿刺针严格对准此两线进针。因此，为了保证穿刺方向的准确，应将参照线充分暴露。钻颅时注意旋进方向为顺时针旋转，按设定的穿刺方向直线进针，避免在钻透颅骨外板后再调整角度，引起穿刺针断裂。

（7）钻透颅骨、硬脑膜后，用消毒后的无菌剪将与盖钻和三通针体连接的一次性外套卡箍最窄处剪断，拔出盖钻，三通针体不动，剪断限位器连接，取下限位器，将钝头塑料针芯插入三通针体内，与三通针体一起缓慢进入血肿内。

（8）血肿的处理 出血后血液开始凝固形成三种物理状态即液态、半固态或固态。前两种者占总量的 30%～50%。当穿刺针进血肿后，拔除塑料针芯，针体侧管连接塑料管，针体后端拧紧盖帽，经连接管进行抽吸。

（9）引流管接无菌引流袋，闭管 4h 后开放引流管，若病情危重，可根据情况提前开放引流，穿刺针尾用无菌敷料包扎。

【拔针的指征与方法】

1. 拔针指征

（1）血肿基本清除，无颅压增高症状。

（2）复查 CT，无明显中线结构移位及脑受压表现。

（3）引流管与脑室相通，可有大量脑脊液被引流，如果脑脊液基本变清，可闭管 24h。

（4）慢性硬膜下血肿微创穿刺术后，临床症状明显好转，引流液已清，颅内压已平稳，CT 复查虽受压脑组织并未复位，术后 3～5 天经闭管 24h，病情稳定者。

2. 拔针方法

（1）严格消毒，无菌下操作。

（2）敞开帽盖，分段拔针。即每拔出 0.5cm 时停 1min，无出血时再拔 0.5cm，直至拔出。

（3）当发现有新鲜出血时，应立即插入针型冲洗器，按再出血处理。

（4）若引流液为大量脑脊液，穿刺针口应缝合。

（5）伤口包扎。

第二十八节　体外膜肺氧合技术

体外膜肺氧合（extracorporeal membrane oxygenation，ECMO）是一种有效的机械循环支持方式，其将部分静脉血从患者体内引流至体外，经氧合器氧合后再由驱动泵泵入体内，可为各种原因导致的常规治疗无效的循环衰竭或呼吸衰竭患者提供数天或数周，甚至数月的持续支持，为原发病的救治赢得时间。ECMO 是针对严重心肺功能衰竭最核心的支持手段，被誉为"人工心肺""救命神器"，它代表一所医院、一个区域的急危重症救治水平。

【适应证】

保守治疗无法满足自身需要的心和（或）肺功能障碍的严重疾病。如：冠心病，严重缺血或坏死使心肌收缩及舒张障碍；不明原因心源性休克甚至心跳骤停，紧急 ECMO 实施 ECPR；心脏手术术后严重低心排；暴发性心肌炎，继发严重心衰及心律失常，药物无效；心脏移植患者过渡阶段；严重肺栓塞等。

【禁忌证】

恶性肿瘤晚期；不可复性脑损伤以及严重的不可逆性多脏器损害；心脏骤停时间超过 30min 以上。在挽救急危重症患者时无绝对禁忌证。

【准备工作】

ECMO 机器一套、膜肺一个、ECMO 套管一套、超声机、氧源、预充液、肝素盐水、消毒铺巾、手术器械等物品。

【操作方法】

1.V-A 模式

（1）定位　动脉穿刺点：股动脉（靠近腹股沟位置）；静脉穿刺点：股静脉（靠近腹股沟位置）

（2）体位摆放及消毒铺巾准备　穿刺侧大腿稍外展，显露穿刺点，备皮、消毒、铺巾。

（3）穿刺置管

① 超声引导下穿刺股静脉：回抽静脉血后置入超滑导丝，进行扩皮至与静脉导管大小匹配后，导丝引导下置入提前预充好肝素盐水的静脉导管，静脉导管前端置入至右心房开口处，备用。

② 超声引导下穿刺股动脉：回抽动脉血后置入超滑导丝，进行扩皮至与动脉导管大小匹配后，导丝引导下置入提前预充好肝素盐水的动脉导管，动脉导管前端置入至腹部主动脉，备用。

（4）转机　膜肺与套管连接形成密闭管道，使用预充液预充、充分排气，转机无异常后，分别连接动脉导管及静脉导管端固定牢固，转机，低转速开始逐渐提升转速直到流量达到预定流量。

2.V-V 模式

（1）定位　静脉穿刺点 1 为股静脉（靠近腹股沟位置）；静脉穿刺点 2 为颈静脉。

（2）体位摆放及消毒铺巾准备　穿刺股静脉侧大腿稍外展，穿刺颈内静脉，头低 20°～30°，头转向对侧，显露穿刺点，备皮、消毒、铺巾。

（3）穿刺置管

① 超声引导下穿刺股静脉：回抽静脉血后置入超滑导丝，进

行扩皮至与静脉导管大小匹配后，导丝引导下置入提前预充好肝素盐水的静脉导管，静脉导管前端置入至右心房开口处，备用。

② 超声引导下穿刺颈静脉：回抽静脉血后置入超滑导丝，进行扩皮至与静脉导管大小匹配后，导丝引导下置入提前预充好肝素盐水的静脉导管，静脉导管前端置入至上腔静脉右心房开口处，备用。

（4）转机　膜肺与套管连接形成密闭管道，使用预充液预充、充分排气，转机无异常后，分别连接股静脉导管及颈静脉导管端固定牢固，转机，低转速开始逐渐提升转速直到流量达到预定流量。

【撤机标准】

（1）ECMO 循环支持流量为患者正常心输出量的 20%。

（2）血流动力学稳定。

（3）无恶性心律失常。

ECMO 期间若出现下述情况应考虑终止：不可逆严重脑损伤；顽固性出血；心脏功能不可恢复；其他脏器功能严重衰竭；不可控感染。

【注意事项】

（1）上机后立即观察患者生命征尤其是指脉氧及血气分析氧分压的改善情况。

（2）观察导管及穿刺置管处渗血情况。

（3）注意管道、膜肺是否有凝血块形成。

（4）术前超声探查血管情况，选择合适管径导管。

（5）积极治疗原发病，心肺功能障碍疾病经过治疗好转后及时评估，尽早脱机。恢复机体自主循环呼吸。

（6）注意监测血红蛋白、红细胞、血小板、凝血功能及感染指标，出现异常及时处理。

第二十九节　人工真皮移植技术

人工真皮移植技术指把人工真皮材料移植于待修复的创面，目的是重建创面的真皮支架结构，待创面二期植皮时仅需移植刃厚自体皮片，若创面较小无需自体皮片移植亦可自身上皮化修复。人工真皮（皮耐克）是一种人工生物合成的真皮支架结构敷料，通常具有内外双层结构，外层为分子材料带微孔的硅胶模，内层为动物胶原蛋白组织。

【适应证】

① 深度烧伤创面；② 瘢痕整形与功能重建；③ 外伤性全层皮肤缺损创面；④ 骨外露创面；⑤ 肌腱外露创面；⑥ 慢性溃疡创面；⑦ 其他原因所致深度创面（如巨大黑色素痣、肿瘤切除后创面及供瓣区等）；⑧ 儿童创面修复中的应用。

【禁忌证】

① 严重感染和清创后仍有坏死组织残留的创面；② 恶性肿瘤晚期或放射治疗后形成的顽固性深度创面；③ 对胶原和硫酸软骨素有过敏反应的患者；④ 对于关节液渗出、关节腔或骨髓腔外露的创面。

【准备工作】

（1）器具准备　碘伏，棉签，人工真皮，0.9% 氯化钠注射液，手术剪，缝线，无菌纱布。

（2）患者准备　告知家属并取得知情同意书。

【操作方法】

（1）清创　严格按照植皮原则进行彻底清创。

（2）浸泡　将人工真皮置于无菌生理盐水中浸泡 3～4min。

（3）贴附和裁剪　将人工真皮放置于创面上，沿创面边缘缝合固定后，再剪去多余部分。

（4）固定　使用缝线或皮肤缝合器将人工真皮与创缘皮肤缝合。

（5）包扎　以无菌凡士林纱布覆盖硅胶层，再覆盖数层无菌纱布。

（6）换药　术后隔3～5天进行常规观察与护理。

（7）分离　揭除硅胶层。

（8）自体皮移植　在新生的真皮样组织上植入0.15～0.25mm的薄层表皮，操作方法同常规植皮方法。

【注意事项】

（1）防止感染　创面清创要彻底；用聚维酮碘纱布湿敷10min；向浸泡皮耐克的生理盐水中加入抗生素；全身使用抗生素。

（2）维持局部血供　扩创，去除失活组织，包括坏死骨皮质；可以在局部用一些生长因子。

第三十节　亚低温技术

【适应证】

（1）严重颅脑损伤患者，包括手术前后、脑水肿和颅内高压等情况。

（2）感染引起的高热、惊厥。

（3）中枢性高热患者。

【禁忌证】

相对禁忌证：年老体弱，妊娠，生命体征不平稳的患者。

【准备工作】

（1）心电监护仪和有创血流动力学设备，主要用于监测患者的生命体征等，并评估者的液体容量和肺水情况。

（2）实施中需要进行镇静和肌松治疗，因此应做好气管插管和呼吸机辅助通气设备，同时采用脑电双频指数监测仪等评估镇静深度。

（3）准备有温度的导管，如导尿管或食管探头等，获得核心体温。

【操作方法】

（1）诱导 使患者的体温在 30min 至 2h 内迅速达到目标核心体温。

（2）维持 达到目标核心体温后一般维持 12～24h，再进行复温。

（3）复温 要缓慢，可控地进行，对于心搏骤停患者以 0.2～0.5℃ /h 为宜，其他患者可以采用 0.1～0.2℃ /h 的复温策略。整个复温过程持续大约 12h，直至体温恢复到 37～38℃。

【注意事项】

（1）环境要求 安静、空气新鲜的单间里，室温控制在 20～25℃，同时应定时进行室内空气消毒，净化室内空气，以减少感染发生率。

（2）体温监测 若体温超过 36℃，亚低温治疗的效果较差，若低于 33℃，易出现呼吸、循环功能异常，体温低于 28℃易出现室颤。

（3）神经系统观察 低温可能掩盖颅内血肿的症状，应特别提高警惕。复温过快、发生肌颤易引起颅内压增高。因此，应注意颅内压的监测，严密观察意识、瞳孔、生命体征的变化，必要时给予脱水和激素治疗。

（4）呼吸监测 亚低温治疗时中枢神经系统处于抑制状态，因此呼吸频率相对较慢，但节律整齐。若呼吸中枢抑制过度，应立即停用冬眠合剂，必要时予呼吸中枢兴奋剂静脉滴入或行机械通气。

（5）人工气道护理　定时、及时吸痰，清除呼吸道分泌物，保持呼吸道通畅。

（6）循环监测　进行亚低温治疗的病人，应严密观察循环系统功能。若病人出现面色苍白、肢端发绀、血压下降、心律不齐，说明冬眠过深及体温太低，应立即停用冬眠药物并给予保暖，纠正水、电解质及酸碱平衡失调，必要时使用血管活性药物改善微循环。

第三十一节　连续性肾替代治疗技术

【适应证】

1. 绝对适应证

（1）对利尿药无反应的容量过负荷，如急性肺水肿等。

（2）严重的高钾血症（＞6.5mmol/L）或血钾迅速升高伴心脏毒性。

（3）严重代谢性酸中毒（pH＜7.1）。

2. 相对适应证

（1）肾脏疾病

① 急性肾损伤出现无尿、严重水潴留、电解质及酸碱代谢紊乱。

② 慢性肾脏病合并急性心肌梗死、急性卒中等急危重症。

（2）非肾脏疾病

① 多器官功能障碍综合征。

② 严重感染、败血症、感染中毒性休克。

③ 心肺手术、心肺旁路。

④ 急慢性心力衰竭，保守治疗无效者。

⑤ 急性坏死性胰腺炎。

⑥ 急性重型肝炎、肝性脑病、严重黄疸。

⑦ 严重创伤、挤压综合征。

⑧ 药物或毒物中毒。

⑨ 各种原因造成的严重浮肿、液体潴留、利尿药治疗无效者。

⑩ 保守治疗难以纠正的电解质及酸碱代谢紊乱。

⑪ 患传染性疾病而无条件开展隔离血液透析治疗。

【禁忌证】

无绝对禁忌证。

【相对禁忌证】

（1）对肝肾、血滤器、管路等严重过敏者。

（2）严重低血压：尽可能稳定血压 90/60mmHg 或者平均动脉压 70mmHg 以上。

（3）严重血小板减少：尽可能稳定血小板，大于（20～60）×10^9/L。

（4）严重贫血：尽可能稳定血红蛋白大于 60g/L。

（5）明显躁动、不能配合治疗者：应先适当约束或使用镇静药物，以免穿刺针或深静脉置管移位或脱出，危及生命或影响正常治疗。

（6）恶病质，如恶性肿瘤伴全身转移。

【准备工作】

CRRT 机器一台、滤器一套、一次性血滤穿刺套件、超声机、棉签、碘伏、5mL 注射器、20mL 注射器、肝素盐水 50mL、利多卡因 5mL、无菌手套、消毒铺巾等物品。

【治疗模式】

根据不同病因及病情危重程度选择相应的治疗模式及参数，见表 13-3。

表 13-3　CRRT 治疗模式及参数表

治疗模式	SCUF	CVVH	CVVHD	CVVHDF
血流量 /(mL/min)	50 ～ 100	50 ～ 200	50 ～ 200	50 ～ 200
透析液 /(mL/min)	—	—	20 ～ 30	10 ～ 20
置换液 /(mL/mim)	—	20 ～ 30	—	10 ～ 20
小分子清除能力	极弱	+++	+++	+++
中分子清除能力	极弱	+++	+	+++
溶质转运方式	对流	对流	弥散	对流 + 弥散
有效性	清除液体	清除液体及溶质	清除液体及溶质	清除液体及溶质

【治疗剂量】

根据患者治疗需求及残存肾功能水平选择适当的治疗剂量。推荐治疗剂量 20～25mL/(kg·h)。至少 24h 对 CRRT 的处方剂量和达成剂量至少大于 80%。预计治疗时间不足 24h 时，可增加治疗剂量以达到治疗目标。前稀释治疗模式时，治疗剂量可增加 5%～10%。

【血管通路】

（1）临时管道　可选择颈内静脉、股静脉、锁骨下静脉作为导管留置部位。其中右侧颈内静脉、股静脉作为首选。

（2）带涤纶套长期导管　不推荐常规使用。当留置时间超过 3 周时可选用。一般首选右侧颈内静脉。

【操作流程】

（1）定位　常用静脉穿刺点股静脉、颈内静脉。

（2）体位摆放及消毒铺巾准备　穿刺股静脉侧大腿稍外展。穿刺颈内静脉，头低 20°～30°，头转向对侧，显露穿刺点，备皮、消毒、铺巾。

（3）穿刺置管

① 超声引导下穿刺股静脉：见抽出静脉血液后即固定穿刺针

针头位置，置入导丝，在导丝的引导下置入血滤导管。

② 超声引导下穿刺颈静脉：见抽出静脉血液后即固定穿刺针针头位置，置入导丝，在导丝的引导下置入血滤导管。

（4）上机 CRRT 机与滤器连接形成密闭管道，使用肝素盐水预充、充分排气，自检无异常后，分别连接血滤导管的引血端及回血端，并按照设定好的治疗剂量治疗。

【注意事项】

（1）每小时观察并记录患者生命体征、CRRT 治疗参数、体外循环出入量、统计体外循环总出入量。

（2）专人监护，对意识不清、躁动、精神异常患者，视情况行约束。

（3）全身抗凝时，每 $6 \sim 8h$ 监测一次凝血功能，使用肝素或阿加曲班抗凝药物需监测部分活化凝血活酶时间及活化凝血时间。

（4）使用枸橼酸抗凝时，应监测体内及体外游离钙离子浓度，观察患者有无口唇麻木、四肢抽搐、恶心呕吐、心律失常等异常表现，及时调整抗凝药剂量。

（5）无抗凝药时，应 $15 \sim 30min$ 观察机器跨膜压及体外循环血液管理和滤器凝血情况。

（6）注意观察患者尿、便、痰、引流液、伤口等渗血情况，每小时观察皮肤瘀斑、压伤、出血点变化。

支持项目

1. 广西科技基地和人才专项（桂科 AD 22035052、19245183）；
2. 广西壮族自治区教育厅课题 2022JGB222；
3. 广西壮族自治区卫生健康委课题（S2020004、Z20200514）；
4. 国家重点研发计划项目（2022YFC3502200-1）；
5. 广西中医药重点学科（GZXK-Z-20-62）。
6. 广西医药卫生重点（培育）学科急诊医学。

主编简介

　　唐华民，广西国际壮医医院急诊科主任，主任医师，教授，硕士研究生导师，广西中医药大学急诊医学学术带头人，广西医疗卫生重点(培育)学科急诊医学带头人。现任广西医师协会急诊分会副主任委员、广西中医药学会急诊分会副主任委员、广西预防医学会伤害预防控制与救治专业委员会主任委员、广西动物致伤防治联盟主任委员、中国医师协会急诊医师分会第五届委员会全国委员、中华中医药学会急诊危重症分会全国委员、中国医学救援协会动物伤害救治分会常务理事、中华医学会急诊医学分会临床研究学组委员、中国急诊专科医联体中医急诊专科医联体常委，曾任中国医师协会创伤外科医师分会第二、三届全国委员。从事急诊创伤、危重症、动物致伤防治临床、教学及科研工作20余年；主持或完成国家自然科学基金1项，其他课题10余项。在《中华急诊医学杂志》《中华创伤杂志》《中国急救医学》《World J Surg》《Biomed Environ Sci》等国内外核心期刊发表论文50余篇，主编著作2部，作为主要成员发布团体标准29项、专家共识5项、国家规范1部，获国家专利11项；目前担任《中华创伤杂志》(英文版)特约编委。